Matthias Thöns
Patient ohne Verfügung

AF625968

PIPER

Zu diesem Buch

Während das Thema Sterbehilfe immer wieder breit in den Medien behandelt wird, bleibt das eigentliche Problem unangetastet: Todkranke werden durch sinnlosen Einsatz ausgefeilter Medizintechnik am Sterben gehindert. Der renommierte Palliativmediziner Dr. Matthias Thöns erläutert in diesem Buch anhand vieler Fallbeispiele Missstände und Probleme in unserem Gesundheitssystem. So wünschen sich 80 Prozent der Menschen, zu Hause im Kreise ihrer Angehörigen aus dem Leben zu scheiden, was jedoch nur in knapp 30 Prozent der Fälle eintritt. Stattdessen sterben viele Patienten einsam in der Anonymität der Intensivstation. Nicht Linderung von Leid und Schmerz, sondern finanzieller Profit steht dabei im Fokus des Interesses vieler Ärzte und Kliniken: Diese werden honoriert, wenn sie möglichst viele und aufwendige Eingriffe durchführen.
Der Autor legte seine Tätigkeit in der Anästhesiologie einer großen Klinik nieder, weil er die Art des Sterbens dort als nicht im Sinne der Patienten empfand. Seit knapp zwanzig Jahren ist er selbstständiger Palliativarzt und begleitet mit seinem Team Schwerstkranke zu Hause. Basierend auf diesen Erfahrungen leistet er in seinem Buch dringend notwendige Aufklärung zur Übertherapie am Lebensende.

Matthias Thöns, geboren 1967 in Witten, ist Anästhesist und seit 1998 als niedergelassener Palliativmediziner tätig. Er ist stellvertretender Sprecher der Landesvertretung NRW der Deutschen Gesellschaft für Palliativmedizin und war Sachverständiger im Rechtsausschuss des Deutschen Bundestags zur Sterbehilfe-Debatte. Sein Anliegen vertrat er u. a. bei Markus Lanz, im *Spiegel* und in der *ZEIT*.

Matthias Thöns

PATIENT OHNE VERFÜGUNG

Das Geschäft mit dem Lebensende

Mit 6 Tabellen

PIPER

Mehr über unsere Autorinnen, Autoren und Bücher:
www.piper.de

Inhalte fremder Webseiten, auf die in diesem Buch hingewiesen wird, macht sich der Verlag nicht zu eigen und übernimmt dafür keine Haftung. Wir behalten uns eine Nutzung des Werks für Text und Data Mining im Sinne von § 44b UrhG vor.

MIX
Papier | Fördert gute Waldnutzung
FSC® C021394

PRODUZIERT MIT VERANTWORTUNG

Ungekürzte Taschenbuchausgabe
1. Auflage Oktober 2018
5. Auflage Juni 2025
ISBN 978-3-492-31219-6
© 2016 Piper Verlag GmbH, Georgenstraße 4,
80799 München, *www.piper.de*
Für einen direkten Kontakt und Fragen zum Produkt
wenden Sie sich bitte an: *info@piper.de*
Umschlaggestaltung: BÜRO JORGE SCHMIDT, München
Umschlagabbildung: Miroslaw Oslizlo/Getty Images
Satz: psb, Berlin
Gesetzt aus der Minion und Neue Helvetica LT
Gedruckt von ScandBook in Litauen
Printed in the EU

Inhalt

Vorwort zur Taschenbuchausgabe 7

Einleitung 17

1 **Lungenversagen: Der letzte Atemzug ist kein Grund zu sterben** 27

2 **Chemotherapie ohne Wenn und Aber** 43

3 **Chirurgische Eingriffe: Deutschland als OP-Weltmeister** 65

4 **Herzversagen: Paradedisziplin für teure Hightechmedizin** 75

5 **Wehrlos im Wachkoma** 89

6 **Dialyse: Lohnende Blutwäsche** 105

7 **Demenz: Vergessen und abkassiert** 113

8 **Strahlentherapie: Quelle strahlender Gewinne** 125

9 **Künstliche Ernährung: Lukrativ, aber oft sinnlos** 135

10 Schmerzen: Weniger ärztliches Eingreifen ist mehr 143

11 Notarztdienst: Vom Nicht-sterben-Lassen 159

12 Palliativversorgung: Mehr Lebensqualität, weniger Umsatz 179

13 Reden wir über Geld 199

14 Das Sterbeverlängerungskartell 251

15 Ausblick oder Lichtblick 257

Anhang I: Patientenverfügung 275

Anhang II: Schriftliche Stellungnahme vor dem Ausschuss für Recht und Verbraucherschutz des Deutschen Bundestages 287

Danke 295

Anmerkungen 297

Stichwortverzeichnis 329

Vorwort zur Taschenbuchausgabe

Ehrlich gesagt – mit so viel strengem Gegenwind hatte ich nicht gerechnet, als »Patient ohne Verfügung« im September 2016 erschienen ist. Viele Kollegen waren aufgebracht, vor allem in meiner Heimatstadt Witten. Ich wurde zu einem Krisengespräch in die örtliche Zeitungsredaktion zitiert – es waren mit die unangenehmsten 60 Minuten in meinem Leben. Das Buch diffamiere Ärzte, die Kritik sei zu pauschal, übertrieben, polemisch oder populistisch, hieß es. Der Ärzteschaft sei das Buch sauer aufgestoßen. Es entspreche nicht den Tatsachen, die Zahlen würden nicht stimmen. Unverhohlen wurde mir gar angedroht, die Zusammenarbeit mit dem Palliativnetz aufzukündigen, was sich leider in den folgenden Monaten bewahrheiten sollte: Die Zuweisungszahlen sterbenskranker, hilfsbedürftiger Menschen sanken um etwa 30 Prozent – lieber ließ man die Patienten ohne Palliativversorgung, als die Zusammenarbeit mit einem »Nestbeschmutzer« fortzuführen, war mein Eindruck. Berechtigt wurde kritisiert, dass das Buch das so wichtige Vertrauensverhältnis zwischen Arzt und Patient empfindlich störe – eine Sorge, die ich teile und die mich so manche schlaflose Nacht gekostet hat.

Ich betone immer wieder, dass ich die dunkle Seite der Medizin beschreibe und mir bewusst ist, dass es genauso eine wunderbare Seite gibt. Die Erfolge und den Nutzen der modernen Krebs- und Intensivmedizin schätze ich sehr und kenne viele einwandfrei handelnde Pflegekräfte und Ärzte. Zudem ist mir bewusst, dass es jenseits finanzieller Anreize andere Gründe für Übertherapie gibt, aber die sind eben nicht so verwerflich und Experten zufolge nicht so häufig.

Auch privat ging es hoch her in den Wochen nach Erscheinen des Buches: Meine Freundin war hochschwanger. Kurzum, ich hatte viel Stress. Und wenn ich Stress habe, bekomme ich wie viele Menschen »Rücken«. Da hilft es mir akut auch nichts, dass ich mir immer sage: Thöns, das ist »nur psychosomatisch«. Deshalb war ich besonders froh über mein fantastisches Team, das hinter mir stand – und überglücklich über die Geburt meines Sohnes Noah im Januar 2017.

Wenn ich bei Lesungen von den Widrigkeiten erzähle, die mir nach Veröffentlichung des Buches entgegenschlugen, ernte ich viele Lacher, wenn ich aus der Geschichte zitierte: Schon bei den alten Griechen wurde der Überbringer schlechter Nachrichten bestraft, im Mittelalter wurde er geköpft, und bei Konfuzius heißt es: »Ein Mann, der die Wahrheit spricht, braucht ein schnelles Pferd.«

Fast durchweg positiv war jedoch das Feedback, das ich von Kollegen, Freunden und insbesondere von Angehörigen sowie Patienten erhielt. Ich habe mittlerweile über 1000 Zuschriften bekommen, nur eine Handvoll waren kritischer Art und vertraten Standpunkte wie »mein Arzt ist toll« oder »Ärzte stehen unter so starkem Druck«. Das bestreite ich natürlich nicht. Trotz der vielen gruseligen Berichte, die in meinem Postfach landen, bin ich fest davon überzeugt, dass die Mehrheit meiner Kollegen menschlich und richtig handelt. Auch die Presse hat fast durchgehend positiv reagiert.

Schon lange vor der Veröffentlichung von »Patient ohne Verfügung« hatte ich mich bemüht, auf die im ersten Buchkapitel thematisierte Übertherapie an Intensivpatienten aufmerksam zu machen. Das Glück brachte mich zur ARD-*Monitor*-Redaktion. Reporter Jochen Tassler ging mit einer Kollegin, getarnt als angebliches Geschwisterpaar, zu verschiedenen Intensivdiensten. Dort erzählten sie vor versteckter Kamera die erfundene Geschichte ihres Vaters, nach Vorlage eines von mir präparierten Arztbriefes: Der Vater liege nach einer Hirnblutung seit Jahren im Wachkoma und solle nun verlegt werden, da es mit dem aktuellen Intensivdienst Probleme bezüglich seiner Patientenverfügung gebe. In dieser werde künstliche Beatmung abgelehnt. Das Reporterpaar scheute sich nicht, zu erwähnen, dass der Vater vor allem wegen seiner satten Rente weiter beatmet werden solle. Fünf von sechs Gesprächen verliefen erschreckend: Es wurde vorgeschlagen, die Patientenverfügung verschwinden zu lassen oder zu ändern. Auf den Einwand des angeblichen Sohnes, wie das gehen solle, wurde ihm entgegnet: »Kreuzen Sie es halt anders an.« Eine Einrichtung prahlte sogar förmlich damit, Patientenverfügungen generell zu missachten. Anwalt Wolfgang Putz äußerte im Interview, das seien alles Straftaten: »Urkundenunterdrückung, Urkundenfälschung, Körperverletzung …« Obgleich der Beitrag bereits im September 2016 ausgestrahlt wurde, interessiert sich bis heute kein deutscher Staatsanwalt für das Leiden dieser immer größer werdenden Patientengruppe – Sterbende haben keine Lobby.

Die Tragweite dieser Tatsache wird deutlich, wenn man sich vor Augen führt, dass nur jeder fünfte Arzt auf einer Intensivstation den Willen seines Patienten bezüglich der Therapie am Lebensende kennt.[1] Bedenkt man, dass mittlerweile jeder vierte Deutsche auf einer Intensivstation stirbt und dass 70 Prozent dieser Patienten erst nach einer Entscheidung zur Beendigung intensivmedizinischer Maßnahmen sterben dürfen und können, wird einem bewusst, dass es sich hier um kein Randproblem handelt.[2]

Doch auch der Mehrheit der Überlebenden geht es alles andere als prächtig. »Chronisch kritisch krank« heißt das sich seuchenartig ausbreitende Krankheitsbild, welches unsere Großeltern und ihre Vorfahren niemals erleben mussten. Nach nur zehn Tagen künstlicher Beatmung erleiden mindestens 70 Prozent der Patienten eine Muskel-Nerven-Krankheit, die zu extremer Schwäche, Atemversagen und Schluckstörungen führt.[3] Noch ein Jahr nach der Beatmung leidet ein großer Teil der wenigen Überlebenden an geistigen Störungen, vergleichbar mit einer mittelschweren Demenz.[4]

Es gibt jedoch auch Nachrichten, die Hoffnung machen: Erstmals in der deutschen Rechtsgeschichte hat kürzlich ein Oberlandesgericht einen Arzt wegen Übertherapie zu einem hohen Schmerzensgeld verurteilt.[5] Anwalt Wolfgang Putz, der bereits mehrere Urteile für die Palliativversorgung vor dem Bundesgerichtshof erstritten hat, vertrat den klagenden Sohn. Ich durfte das Parteigutachten schreiben und habe die Akte gründlich studiert, musste schlimme Bilder sehen. Was war passiert?

Der 82-jährige Vater des Klägers stand wegen einer fortgeschrittenen Hirnabbauerkrankung bereits seit 1997 unter rechtlicher Betreuung. Kurze Zeit nach seinem Einzug in ein Pflegeheim 2006 wurde er in die Klinik eingewiesen. Ohne Rücksprache mit dem in den USA lebenden Sohn wurde wegen Zeichen einer Mangelernährung eine PEG-Magensonde angelegt. Der Mann konnte Stuhl und Harn nicht mehr kontrollieren, Sprechen war seit Monaten unmöglich. Sein diesbezüglicher Wille konnte angeblich nicht ermittelt werden, ein Berufsbetreuer traf fortan die Entscheidungen. Wegen fortschreitender Gelenkverbiegungen konnte er sich kaum mehr bewegen. 2008 wurden eine zunehmende Muskeleinsteifung und eine schmerzhafte Spastik an Armen und Beinen festgestellt, doch intensivmedizinische Maßnahmen verhinderten weiterhin zuverlässig den Tod. Wenn sein Zustand wieder richtig schlimm war, ging es in die Klinik. Als er 2011 aufgrund von Überernährung durch die Sonde zum wiederholten Male eine Lungenentzündung entwickelte, landete er in der Klinik. Dort starb er schließlich trotz umfangreicher Therapie. Der betreuende Arzt verordnete ihm zuvor nicht nur die künstliche Ernährung, er führte auch eine Krebsvorsorge durch, beauftragte vielfache Laborbestimmungen, gab bis in die letzten Lebenswochen Antibiotika und eine Grippeschutzimpfung und ließ die Atemwege des Patienten absaugen. Wirksame Schmerzmittel hingegen hat er nicht verordnet. Dieser traurige Verlauf ist leider kein Einzelfall. Wenn man Hirnerkrankte nur lange genug mit intensivmedizinischen Verfahren am Sterben hindert, ist regelhaft mit derartigen Leidenszuständen zu rechnen.

Schon zu Lebzeiten seines Vaters versuchte der Sohn, gegen die unwürdige Behandlung vorzugehen. Er beauftragte zahlreiche Anwälte, kam aber an dem Berufsbetreuer, der die Entscheidungen traf, nicht vorbei. Wegen nicht indizierter künstlicher Ernährung verklagte er schließlich den betreuenden Arzt. Die klugen Richter der zuständigen Medizinrechtskammer führten aus: »Die aus der schuldhaften Pflichtverletzung durch den Beklagten resultierende Leidensverlängerung des Patienten stellt einen ersatzfähigen Schaden dar … Denn die Zuführung von Nährstoffen über eine PEG-Sonde bei einem Patienten, der infolge schwerer irreversibler Hirnschäden auf natürlichem Wege trotz Hilfestellung keine Nahrung mehr zu sich nehmen kann, ist gerade ein widernatürlicher Eingriff in den normalen Verlauf des Lebens, zu dem auch das Sterben gehört.« Der Schmerzensgeldanspruch ging auf die Erben über. Anwalt Putz erläuterte in einem Interview die Tragweite der weisen Entscheidung: Ärzte, die zukünftig Leiden ohne medizinische Indikation oder gegen den Patientenwillen verlängern, haften gegenüber den Erben mit Schmerzensgeld und müssen Regresse der Krankenkassen fürchten. Dort, wo es Fehlentwicklungen gibt, hilft oft nur noch das Recht mit Sanktionen. Und genau das belegt eine noch druckfrische Studie: Gibt es bei Übertherapie Regresse, handeln Ärzte besser.[6]

Auch in der Krebsmedizin hat sich seit der Veröffentlichung von »Patient ohne Verfügung« Erschreckendes getan. Für meine Kritik an manchen Krebstherapien wurde ich von Experten angegangen, ich sei »fachfremd« und hätte keine Ahnung von den bahnbrechenden Erfolgen der neuen Krebstherapeutika. Nur jede vierte Substanz wird nach Studien zugelassen, die einen klaren Patientennutzen belegen, etwa eine höhere Lebenserwartung. Ansonsten erfolgen Zulassungen aufgrund von Nebenparametern wie Röntgenbildverbesserungen oder Laborwertänderungen, bei denen der Nutzen für den Patienten unklar ist. Ende letzten Jahres prüften Wissenschaftler des angesehenen King's College London die hochgelobten neuen Substanzen.[7] Die Ergebnisse lassen einen schaudern: Im Einzelnen wurden alle 68 neu zugelassenen Therapien geprüft, in 90 Prozent der Fälle war der Einsatz nur bei unheilbar Krebsbetroffenen mit dem Ziel minimaler Lebensverlängerung angedacht. Das sind die Menschen, die auch ich täglich betreue, und hier weiß man: Die große Mehrheit setzt vor allem auf Lebensqualität. Die Begründerin der modernen Palliativmedizin, die Ärztin Cicely Saunders, fasst es trefflich zusammen: »Nicht dem Leben mehr Tage, sondern den Tagen mehr Leben zuführen« ist das Ziel. Doch die Lebensqualität wurde bei keiner (!) der neuen Krebsarzneien primär untersucht. Nur zwei der 68 geprüften Krebstherapien verbesserten Lebensqualität und Lebenszeit. Bei neun Behandlungen (13 Prozent) wurde von den Patienten eine Teilverbesserung der Lebensqualität angegeben, ohne dass dabei die Lebenszeit beeinflusst wurde. So ist etwa die Besserung von Atemnot, nicht aber von Schmerz Zulassungskriterium für ein Medikament. Solche Nebenkriterien sind statistischer Nonsens: Das ist vergleichbar mit einer ganzen Schulklasse, die versucht, eine Sechs zu würfeln. Irgendeinem Schüler wird das sicherlich gelingen – aber das heißt noch lange nicht, dass er besser würfelt als die anderen.

Auf Basis solcher Statistiken werden nebenwirkungsreiche Krebstherapeutika offensichtlich zugelassen. Selbst nach langer Beobachtungszeit von fast sechs Jahren ließ sich der Nutzen bei der Hälfte der durchgeführten Behandlungen überhaupt nicht belegen. Und die »wirksame Hälfte« verlängerte die Lebenszeit der Patienten im Schnitt um weniger als drei Monate. Das heißt in den meisten Fällen: drei Monate länger leben bei Dauereinnahme grundsätzlich giftiger Arznei. Denn über Nebenwirkungen und Belastungen der Substanzen steht in der Studie nichts. Die Londoner Wissenschaftler stuften selber den Großteil dieser »Erfolge« als für den Patienten irrelevant ein und schlussfolgerten: »Wenn teure Medikamente ohne klinisch sinnvolle Leistungen zugelassen und in Gesundheitssystemen bezahlt werden, können einzelne Patienten geschädigt, wichtige Ressourcen verschwendet und die Bereitstellung von gerechter und erschwinglicher Gesundheitsversorge untergraben werden.«

Eine meiner Patientinnen, eine junge Frau mit Brustkrebs, hat Avastin erhalten, eine der hier kritisierten hochpreisigen Behandlungsformen. Sie sagte in einem Interview mit dem ARD-Magazin »Monitor«: »Also wenn mir jetzt jemand sagen würde: ›Mit Chemo leben Sie noch zwei Jahre und ohne nur eins‹, dann würde ich mir noch ein schönes Jahr machen.« In dem Fernsehbericht werden die Ergebnisse von angesehenen Experten wie auch von der europäischen Zulassungsbehörde bestätigt.[8] Diese bahnbrechende Studie aus England wird im *Deutschen Ärzteblatt* bis heute nicht erwähnt. Dagegen berichtete es umfangreich von einem durch die Pharmaindustrie finanzierten Kongress für eine vereinfachte Zulassung von Krebsmedikamenten mit einem umstrittenen Zulassungskriterium. Zur Nichtberücksichtigung der kritischen Studie, die sogar die *Tagesschau* und *Monitor* aufgriffen, wurde vonseiten des *Ärzteblatts* erläutert, dass es bei weltweit über 6000 Studien jährlich nicht möglich sei, über jede einzelne zu berichten.

Was mich aber wirklich zur Weißglut bringt, ist, dass diese Medikamente bis heute weiter verordnet und auch erstattet werden. Drei der Krebstherapeutika gehören zu den umsatzstärksten Arzneimitteln in Deutschland. Die Techniker Krankenkasse hat die Kosten hochgerechnet: Wir geben etwa jeden fünften Euro in der Krebsbehandlung für diese Medikamente aus. Ein Milliardengeschäft mit unbelegter Hoffnung.

Dagegen wird bei Krebspatienten die lebensverlängernde und lebensverbessernde Palliativversorgung kaum eingesetzt. Jeder Betroffene müsste sie bei der Diagnose »unheilbar« automatisch erhalten, so wird es schon seit Jahren international gefordert. Jetzt hat die Klinik der Ludwig-Maximilians-Universität in München, die Deutschlands bekannteste und aktivste Palliativabteilung betreibt, die Daten der dort behandelten Krebsbetroffenen veröffentlicht, die innerhalb eines Jahres verstarben. Fast alle von ihnen hätten eine Palliativversorgung erhalten müssen. Tatsächlich war das aber nur bei 1,9 Prozent über zumindest drei Wochen der Fall.[9] Die Studie wurde in einer relativ unbekannten amerikanischen Krebszeitschrift veröffentlicht, in Deutschland wurde sie nicht wirklich diskutiert – und, Sie ahnen es schon: Auch das *Deutsche Ärzteblatt* berichtete nicht. Ob es daran liegt, dass das Magazin wesentlich von Anzeigen der Pharmaindustrie finanziert wird?

Gefreut habe ich mich über viele positive Reaktionen und kleine Schritte in die richtige Richtung. »Patient ohne Verfügung« hat es nicht nur in die Top 5 der *Spiegel*-Bestsellerliste geschafft, auch Platz 1 bei den Social-Media-Trendcharts[10] und Leserliebling bei *Bild der Wissenschaft* sind eine wunderbare Anerkennung für dieses wichtige Thema.[11] Selbst die Comedy-Szene griff das Thema auf, das ZDF-Late-Night-Format *Mann, Sieber!* brachte nach Lektüre den Sketch »Wer kriegt die Oma?«. Besser kann man die Aussagen des Buches nicht zusammenfassen, vier lohnenswerte Fernsehminuten. Die international wichtigste Medizinzeitschrift *The Lancet* widmete der Problematik ein ganzes Heft und fasst zusammen: »Der wichtigste Faktor gegen Übertherapie ist, die Gier der Medizinindustrie durch strukturierte Gebührenordnungen zu begrenzen.« Der Vorsitzende des Sachverständigenrats von Bundestag und Bundesrat, Hausarzt Prof. Gerlach, mahnt entsprechend an, es gebe falsche Anreizmodelle für Ärzte, zu viele Krankenhäuser und viel zu viele unnötige Leistungen. Auch der Präsident der Berliner Ärztekammer, Günther Jonitz, fasst die Situation treffend zusammen: »Die Verwandlung der Krankenhäuser in betriebswirtschaftliche Unternehmen ist eine Fehlentwicklung historischen Ausmaßes … Nicht mehr der kranke Mensch steht heute im Mittelpunkt ärztlichen und pflegerischen Handelns, sondern die Anzahl und der Fallwert seiner Diagnosen und ärztlichen Eingriffe.«

Anfang 2017 wurde ich sogar zum damaligen Bundesgesundheitsminister Hermann Gröhe nach Bonn geladen. Bei Kaffee und Gebäck durfte ich über die Probleme berichten, es wurde zwar Interesse bekundet und die Prüfung insbesondere der bereits heute verbotenen Bonusregelungen in Chefarztverträgen[12] zugesagt – Taten folgten allerdings nicht. Wozu diese fragwürdigen Zielvereinbarungen führen, brachten die beiden Bremer Versorgungsforscher Prof. Wehkamp und Prof. Nägler nach einer Umfrage ans Tageslicht: Da gaben anonym befragte leitende Ärzte mehrheitlich zu, aufgrund von Geldanreizen würden Herzkatheter eingesetzt und weitere kostenintensive Operationen durchgeführt, die nicht medizinisch notwendig seien. Die Beatmungsdauer werde häufig durch die Vergütung bestimmt. Diese Eingriffe sind alles andere als Kavaliersdelikte, Juristen nennen sie Betrug, Körperverletzung oder gar fahrlässige Tötung. Die befragten Ärzte betonten mehrfach, dass es »so etwas« ja gar nicht geben dürfe, dass es ein »heißes Eisen« sei, über das nicht offen gesprochen werde, dass sich das unbedingt ändern müsse. 85 Prozent der befragten Geschäftsführer gaben zu, dass es in ihren Kliniken weiterhin die verbotenen Bonusverträge gebe. Wirklich traurig macht mich eine Aussage, die die ganze Perversion des Systems zusammenfasst: Ein Arzt gab an, in seiner Klinik würden Kaiserschnittentbindungen vorgezogen, wenn Betten auf der Frühchenstation leer stünden. Das bedeutet: Man riskiert durch eine per Kaiserschnitt erzeugte Frühgeburt die Gesundheit des Kindes – weil mit der Versorgung Frühgeborener extrem viel Geld zu verdienen ist. Das verschlägt selbst mir die Sprache.

Fälle wie dieser zeigen, warum es so wichtig ist, nicht tatenlos zuzusehen und sich weiter mit dem Thema Übertherapie zu befassen und dazu aufzuklären. Trotz erdrückender Belege erscheint es für viele Entscheidungsträger – etwa die Krankenkasse Knappschaft[13] – nach wie vor »fraglich, ob die geschilderten Fehlanreize im stationären Sektor tatsächlich flächendeckend bestehen«. Offensichtlich hat man dort das aktuelle Gutachten des Sachverständigenrates im Gesundheitswesen nicht gelesen. Dort heißt es »Übertherapie ist das zentrale medizinische und ökonomische Problem«.

Erst wenn eine entsprechende Öffentlichkeit für das Thema vorhanden ist, werden Ärzteschaft, Krankenkassen und Politik wirklich regulierend eingreifen. Und deshalb möchte ich Sie, also (mögliche) Patienten und Angehörige, ermutigen, Diagnosen auch kritisch zu hinterfragen, im Zweifelsfall eine unabhängige Zweitmeinung einzuholen und vor allem an Ihre Vorsorgeplanung zu denken. Ein wichtiger Schritt hierzu kann die Patientenverfügung im Anhang dieses Buches bieten.

Witten, im August 2018

Einleitung

Als junger Medizinstudent war ich begeistert von der Idee, Menschen das Leben zu retten, also war Notarzt mein Traumberuf. Für diesen Weg ist eine Ausbildung zum Anästhesisten von Vorteil, denn in kaum einem anderen Fachgebiet erlernt man das Handwerkszeug zur Lebensrettung so umfangreich. Während meiner ersten Stelle in der Anästhesie war ich einem sehr menschlichen Chefarzt unterstellt, er verstand sich als Anwalt des Patienten. So weigerte er sich beispielsweise, an riskanten Operationen mitzuwirken, wenn er keine Aussicht auf Besserung mehr sah. Er stärkte damit uns Berufsanfängern das Selbstbewusstsein so manchem Chirurgen gegenüber, der die Grenzen seines Könnens und die Gesetze der menschlichen Natur nicht so richtig einzuschätzen vermochte.

Die nächste Stelle im Rahmen meiner Weiterbildung führte mich an eine »Klinik der Maximalversorgung«. Mein Chef dort hatte das junge Fachgebiet der Schmerztherapie in Deutschland etabliert und die Tumorschmerztherapie entscheidend geprägt. Liebevoll nannten wir ihn »godfather of pain therapy«. Allerdings wurde ich in dieser Klinik auch Zeuge unendlich aufwendiger Operationen an teils schwerstkranken alten Menschen. Die auf den Eingriff folgenden langwierigen Intensivbehandlungen erschienen mir nicht selten unangemessen. So oft bestand im Grunde keine Hoffnung mehr auf Heilung, und die endlos anmutende Intensivtherapie war von viel Leid geprägt: Nicht heilende, übel riechende Wunden, Platzbäuche, Verwirrtheitsdelirien, Fixierungen, leidverzerrte Gesichter, dazu die Verzweiflung der Angehörigen und letztlich doch der Tod.

Ein solches Verständnis von Medizin belastete mich zunehmend. Konnte ich als Arzt verantworten, dass Menschen einer riskanten Operation ausgesetzt wurden, um dann während der verbleibenden kurzen Lebenszeit an den Folgen zu leiden? Es schien mir also nur konsequent, dem fremdbestimmten Klinikbetrieb den Rücken zu kehren und selbst eine Praxis zu übernehmen, wozu ich mich vor 18 Jahren entschied. Endlich konnte ich meinen Beruf nach meiner Überzeugung ausüben. Kurz nach der Niederlassung wurde ich zu einem Notfall in das Hospiz in Bochum gerufen. Dem Patienten, der sich vor Schmerzen krümmte, konnte ich mit einer Infusion rasch helfen, doch der Besuch in dieser Einrichtung beschäftigte mich noch lange. Die Atmosphäre dort, die Herzlichkeit der Schwestern und der Blick auf den ganzen Menschen mit seinen Beschwerden und Wünschen beeindruckten mich nachhaltig. Bald schon war ich einer von vier Hospizärzten dort und lernte viel, vor allem von den Schwestern. So begann ich verstärkt, sterbende Menschen auch zu Hause zu begleiten, und wurde dabei zunehmend von Kollegen, Ehrenamtlichen und engagiertem Pflegepersonal unterstützt. Gemeinsam gründeten wir Palliativnetze in Bochum und Witten.[1] In meiner täglichen Arbeit wurde mir klar, wie individuell die letzte Lebensphase ist, wie unterschiedlich die Wünsche und Bedürfnisse der Betroffenen sind. Der eine starb ruhig im Gebet unter zärtlichen Berührungen seiner Frau, der andere kämpfte mit aller Kraft gegen den Tod und wurde dabei vom lauten Schluchzen seiner Liebsten begleitet. Es galt zu akzeptieren, dass nicht ich als Arzt, sondern der Patient und sein Umfeld über diesen letzten Weg bestimmen.

Viele Kollegen sehen das leider anders, wie der Fall von Gerhard* zeigt, zu dem ich im Frühjahr 2008 gerufen wurde. Der einstige Klempner, fast 80 Jahre alt, liebte Angelteiche und endlose Wanderungen in der Natur. Irgendwann bemerkte eine seiner Töchter, dass er die Angel nicht mehr richtig halten konnte. Ein erfahrener Nervenarzt stellte die niederschmetternde Diagnose: Amyotrophe Lateralsklerose, kurz: ALS**, sowie eine mittelgradig ausgeprägte Demenz***. Die Beweglichkeit des Patienten nahm ab, immer wieder kam es zu Atemwegsinfektionen mit akuten Erstickungsanfällen.

Meist lehnte Gerhard jede Zuwendung ab, spuckte die ihm verabreichten Medikamente so gut er konnte wieder aus und schlug um sich. Manchmal lag er auch nur hilflos-apathisch in seinem Bett. Er wurde inkontinent.**** Bald konnte man ihn nicht mehr allein lassen. Er fing an zu schreien, wollte nicht mehr essen und trinken und wurde schwächer und schwächer. Gerhard hatte genug von seinem Dasein auf Erden. Der Neurologe empfahl dringend die Anlage einer PEG-Sonde*****, anderenfalls würde er verhungern. Die Ehefrau stimmte dem ärztlichen Rat zu, denn der Neurologe sagte ja, die Magensonde sei alternativlos.

Als die Sonde****** angelegt war, versuchte Gerhard immer wieder, sich den Schlauch aus dem Bauch zu ziehen. Darauf-

* Aus Gründen der ärztlichen Schweigepflicht wurden alle im Buch vorkommenden Fallberichte streng anonymisiert, Namen und Umstände verändert.

** ALS, auch Immendorfer-Krankheit, geht mit Muskelabbau bis zur völligen Bewegungslosigkeit einher. Die Atemstörung führt letztlich zum Tod.

*** Hirnabbauerkrankung, 40 Prozent der Pflegeheimbewohner sind dement, Tendenz steigend.

**** Inkontinenz bezeichnet die Unfähigkeit, Harn oder Stuhl zu halten.

***** PEG = perkutane endoskopische Gastrostomie = Magensonde durch die Bauchwand

****** Kostenpunkt für das stationäre Einsetzen einer PEG-Magensonde mit zwei Tagen Klinikaufenthalt: 2297,49 Euro. Bei ambulantem Einhin wurden seine Arme am Bettgitter fixiert, wenig später waren sie wegen der unaufhaltsam fortschreitenden Erkrankung ohnehin kaum mehr beweglich. Mit abnehmender Muskelkraft wurde auch die Atmung schwächer. Eines Tages fand ihn die Ehefrau, nennen wir sie Gisela, blitzeblau* und nur noch ruckartig atmend in seinem Bett. Der Notarzt wurde alarmiert. Als das Rettungsteam wenig später eintraf, hatte Gerhards Herz bereits seit einigen Minuten aufgehört zu schlagen. Man kann sagen: Der Mann war klinisch tot. Das kam letztlich einer Gnade gleich.

Doch die Rettungsmannschaft begann mit der Wiederbelebung, der Notarzt legte einen Beatmungsschlauch in die Luftröhre, Elektroschocks brachten das Herz wieder zum Schlagen. Rasch war eine Infusion gelegt, kreislaufstützende Medikamente wurden verabreicht.**

Also musste er weiterleben. Doch trotz umfangreicher Intensivtherapie in der Klinik gelang es nicht, Gerhard von der Beatmungsmaschine zu entwöhnen. Er wachte einfach nicht mehr auf. Zu lange hatte sein Hirn nach dem Herzstillstand keinen Sauerstoff mehr bekommen. Nach gut zwei Monaten Intensivabteilung ging es mit apparativer Beatmung und Notarztwagen wieder zurück nach Hause.***

Fortan saß ein Pflegeteam rund um die Uhr an Gerhards Bett. Das Wohnzimmer glich einer Intensiveinheit: Überall Infusionsständer, Beatmungsgeräte, Sauerstoffflaschen, piepsende Monitore, schlürfende Absauggeräte und die vibrierende Spezialmatratze.

griff in einer Arztpraxis: 105 Euro + Kosten für die Sonde (ca. 90 Euro). Der Eingriff dauert etwa fünf Minuten.

* Unter Medizinern geläufige Bezeichnung für eine tiefblaue Hautverfärbung, die schlimmsten Sauerstoffmangel anzeigt

** Ein solcher Notarzteinsatz incl. Rettungswagen kostet z. B. im Ennepe-Ruhr-Kreis pauschal 1028 Euro.

*** Kosten für die dreiwöchige Intensivtherapie incl. Beatmung und Dialyse: 45 561,33 Euro, also 2 169,59 Euro pro Nacht

So lag Gerhard über ein Jahr lang zu Hause, viele Male unterbrochen von Noteinweisungen ins Krankenhaus.* Diese waren immer wieder nötig, wenn es zu Erstickungsanfällen kam, weil der Beatmungsschlauch durch Schleim verstopft war. Solche äußerst leidvollen Zustände treten bei dauerbeatmeten Patienten nicht nur regelmäßig auf, sie gelten auch als deren häufigste Todesursache: Tod durch qualvolles Ersticken. Auch wurden in der Klinik immer wieder Lungen- oder Nierenbeckenentzündungen bekämpft.

Ab und an nahm Gerhards Gesicht Züge einer schmerzverzerrten Grimasse an, ansonsten konnte er praktisch keinen Muskel mehr bewegen.

Durch einen Bericht in der Zeitung wurde Gisela auf die Möglichkeiten einer palliativmedizinischen Versorgung zu Hause** aufmerksam. Also trafen wir uns und führten lange Gespräche. Über die noch verbleibenden Therapieziele waren wir uns rasch einig, und vor allem darüber, dass eine Fortführung der künstlichen Beatmung Gerhards Vorstellungen von einer menschenwürdigen Existenz grundlegend widerspräche. Und dennoch, letztendlich über die Einstellung der Beatmung, das Ziehen des Schlauches entscheiden, das wollte Gisela nicht. Ihre Angst war zu groß. Wie oft hatte man ihr im Krankenhaus gesagt: »So etwas darf kein Arzt, das ist Mord!« Immerhin konnten wir uns auf eine Therapiebegrenzung einigen. Künftig kein Krankenhaus mehr und keine Antibiotika bei einer lebensbedrohlichen, Erlösung verheißenden Infektion. Nicht ohne Grund wird die Lungenentzündung als »Freund des alten Mannes« bezeichnet – der Tod findet zumeist leidlos im Koma statt.

Wenige Tage nach der Übereinkunft, es war ein Samstagvormittag, wurde ich zu Gerhard gerufen. Das Beatmungs-

* z. B. zwölftägige Intensivtherapie, Kosten: 22 055,66 Euro

** Palliativmedizin = leidenslindernde Medizin. Ein Netzwerk aus Medizinern, Pflegekräften und ehrenamtlichen Helfer versucht, die Situation von Sterbenskranken zu verbessern (»Palliativnetz«).

gerät gebe Druckalarm, auch mit dem Pulsmonitor stimme etwas nicht. Das Bild, das sich bei meinem Eintreffen bot, werde ich niemals vergessen. Gerhard war bereits am Vortag gestorben, die Leichenstarre war vollständig ausgeprägt. Totenflecken am Körper bis zur mittleren Flanke. Niemand hatte seinen Tod bemerkt. Irgendetwas bewegte sich doch noch. Das Beatmungsgerät kämpfte gegen die Leichenstarre an und signalisierte Alarm, weil der Druck in der Lunge zu hoch war. Niemand hatte den bis ultimo verzögerten Tod bemerkt.

Der Intensivpflegedienst konnte der Krankenkasse dann auch noch diesen Tag mit rund 800 Euro in Rechnung stellen. Sinnlose, aber gut bezahlte Übertherapie; Rückfragen der Krankenkasse: keine.

Ein Extremfall, gewiss. Aber vergleichbare Fälle ereignen sich Tag für Tag in Deutschland. Die Übertherapie, das Geschäft mit der systematischen Missachtung des Patientenwillens, mit dem bis ultimo hinausgezögerten Sterben floriert. Der prominente Palliativmediziner Prof. Gian Domenico Borasio schreibt: *»Bis zur Hälfte aller Sterbenskranken erhalten Behandlungen wie zum Beispiel Chemotherapie, Bestrahlung, künstliche Ernährung oder Antibiotika, die ihnen nichts bringen.«*[2] Es wird also, denke ich, Zeit, die systematischen Missstände detailliert, freimütig und ohne Angst vor der erwartbaren Kollegenschelte zu benennen und in all ihren oft grausigen Konsequenzen aufzuzeigen. Darum habe ich mich nach reiflicher Überlegung entschlossen, dieses Buch vorzulegen.

Aufgabe der Medizin ist es, menschliches Leiden zu heilen oder zumindest zu lindern. Dieses Ziel wird ausgerechnet in der schwierigsten Phase des Lebens durch den Einsatz teurer Hightechtherapien oft komplett ins Gegenteil verkehrt. Statt Menschen am Lebensende so viel Lebensqualität wie möglich zu schenken, quält die moderne Medizin sie teilweise sogar gegen ihren Willen mit sündhaft teuren, oft überflüssigen und äußerst belastenden Therapien.

Der Fehler steckt dabei in unserem Gesundheitssystem, das Fehlanreize schafft, um Apparatemedizin anzuwenden, immer neue Chemotherapien einzusetzen und große Eingriffe durchzuführen. Es liegt in der Logik des Systems, wenn Ärzte und die unter hohem Kostendruck arbeitenden Kliniken und Pflegedienste diese Rahmenbedingungen gezielt ausschöpfen. Übertherapie wird hierzulande honoriert und Leidensminderung bestraft – zumindest finanziell. Unser Gesundheitssystem ist krank.

Mit diesem Buch möchte ich einen Beitrag dazu leisten, unseren Blick wieder stärker auf den kranken Menschen zu richten: auf seine wahren Bedürfnisse und auf das medizinisch Sinnvolle. Es soll aufrütteln und den Blick schärfen für die Paradoxien eines Gesundheitssystems, das darauf ausgerichtet ist, menschliches Leben *»um jeden Preis«* zu verlängern, und dabei viel Leid in Kauf nimmt. Anhand vieler Beispiele aus meiner Praxis als Palliativarzt will ich aufzeigen, wie wir es besser machen können. Dieses Buch richtet sich an Patienten, Angehörige und Mediziner, aber ebenso an wache Bürger, Politiker und insbesondere Juristen. Den Patienten will ich Mut machen, ihren Willen klar zum Ausdruck zu bringen und durchzusetzen. Denn es ist ihr Recht, selbst zu bestimmen, ob, wie und mit welchem Ziel sie medizinisch behandelt werden. Und meinen Arztkollegen* soll es als Anstoß dienen, ihr Handeln kritisch zu überdenken, ihren Patienten zuzuhören und dabei nicht auf die Gebührenordnung zu schielen. Anhand von mir begleiteter Schicksale schildere ich die Probleme am Lebensende bei Patienten mit schwersten Hirnschäden nach Krankheit oder Unfall, bei Krebs, aber auch bei Lungen-, Herz- oder Nierenversagen.

Als Palliativmediziner begleite ich zusammen mit meinem Team jährlich 400 Menschen bis zu ihrem Tod. Meine Auf-

* Aus Gründen der besseren Lesbarkeit verzichte ich auf die gleichzeitige Verwendung männlicher und weiblicher Sprachformen. Sämtliche Personenbezeichnungen gelten gleichwohl für beiderlei Geschlecht.

gabe ist es, ihre Schmerzen und Beschwerden in hoffnungslosen Situationen so weit wie möglich zu lindern und ein Sterben in vertrauter Umgebung zu Hause zu ermöglichen. In ihrer Gesellschaft erlebe ich nicht nur viel Tragisches, sondern auch viele berührende und tröstende Momente, in denen es Menschen vergönnt ist, eine friedliche und schöne letzte Lebensphase zu verbringen. Meine Patienten sind meine Lehrmeister. Sie lehren mich, mit den Mitteln der modernen Medizin verantwortungsvoll umzugehen und Demut zu üben gegenüber dem, was unser Menschsein ausmacht: ein selbstbestimmtes und gutes Leben – bis in den Tod.

Leider ist dieser selbstbestimmte Tod in vertrauter Umgebung zu Hause viel zu wenigen Sterbenden vergönnt, wie eine Studie der Bertelsmann-Stiftung aus dem Jahr 2015 belegt. Darin wurden die Daten von über 900 000 Verstorbenen ausgewertet. Die Ergebnisse sprechen für sich: Jeder zweite Deutsche stirbt im Krankenhaus. Befragt nach dem gewünschten Sterbeort haben aber nur drei Prozent aller Befragten angegeben, dass sie ihre letzte Lebensphase tatsächlich in die Klinik verlegen wollen.

Schuld an dieser Diskrepanz sind die Zustände in allzu vielen deutschen Kliniken, wo operiert, katheterisiert, infundiert, bestrahlt, geröntgt und beatmet wird, was die Gebührenordnung für Ärzte an Heilbehandlungspositionen hergibt.

Deutschland ist Weltmeister, was die Anzahl an Intensivbetten angeht. Während hierzulande 34 Betten pro 100 000 Einwohner belegt werden wollen, sind es in Portugal gerade einmal vier. Für Unfallopfer nach Katastrophen mit vielen Schwerstbetroffenen, so suggeriert diese Zahl, ist Deutschland gut gerüstet. Doch obwohl Katastrophen selten sind, reicht die Bettenzahl für die deutsche Bevölkerung lange nicht aus. Denn immer kränkere und ältere Menschen werden mit immer ausgefeilterer technischer Spitzenmedizin ohne Mitspracherecht und leidend am Sterben gehindert. Und wird das Intensivbett für einen neuen Patienten gebraucht – kein Problem: Man verlegt die Intensiveinheit einfach ins heimische Wohnzimmer oder neuerdings in sogenannte »Beatmungs-WGs«. Acht und mehr Sterbenskranke werden dort rund um die Uhr maximaltherapiert, damit auch im nächsten Monat die 22 000 Euro für die weitere Behandlung fließen. Die Rate heimbeatmeter Patienten hat sich in den letzten zehn Jahren verdreißigfacht.[3] Die Erklärung der zuständigen Fachgesellschaft: *»der demografische Wandel«* – wir sollen also 30-mal älter und kränker geworden sein. Ich frage mich ja eher, ob heute nicht 30-mal ältere und kränkere Menschen, die früher friedlich gestorben wären, in diesen Betten liegen.

Während Übertherapie friedvolles Sterben hinauszuzögern vermag, führt sie jedoch in vielen anderen Fällen sogar zu einem vorzeitigen Ableben. Denn das Zuviel an Medizin ist keinesfalls gesund. Sowohl in der Notfallmedizin wie auch in der Intensivmedizin ist bekannt: Je mehr Prozeduren bei einem Schwerstkranken durchgeführt werden, desto höher ist die Wahrscheinlichkeit für einen letalen Ausgang der Krankheit.[4] Und eine weithin beachtete Untersuchung ergab: In Gegenden mit höherer Behandlungskapazität wurden mehr Untersuchungen veranlasst, es erfolgten häufiger kleinere Eingriffe, und die Patienten wurden öfter im Krankenhaus behandelt – vor allem mit Intensivtherapie. Und dies alles führte dazu, dass die Patienten früher starben. Nicht selten quält und tötet Übertherapie.[5]

Fatale ökonomische Anreize führen zu einer qualvollen Fehlversorgung. Dagegen sollten verantwortungsvolle Mitglieder unseres Standes protestieren. Deshalb plädiere ich nicht nur für eine Kurskorrektur bei Kollegen, Kostenträgern und Politikern, sondern erbitte auch die Unterstützung der Leser. Reden Sie mit Ihrer Familie, mit Freunden und Bekannten. Holen Sie sich bei großen bzw. kritischen Eingriffen oder kostspieligen Therapieverfahren stets eine Zweitmeinung! Üben Sie sich in Renitenz gegenüber dem bestehenden System! Denn auch Sie könnten eines Tages Opfer einer dramatischen Fehlentwicklung sein und in dem Intensivbett liegen, an dem sich die folgende Geschichte ereignete, die mir kürzlich zugetragen wurde.

Der Oberarzt steht mit einem Assistenzarzt am Bett eines greisen Mannes. Seine Atmung rasselt, der Puls ist schwach, der Schweiß steht ihm auf der Stirn. Ganz offensichtlich liegt er im Sterben. Ohne den Sterbenden anzusprechen, wendet sich der Oberarzt an seinen Assistenten und sagt: »*Hätten wir den doch gestern an die Beatmungsmaschine gehängt, wir hätten den Fall viel besser abrechnen können.*« Lachend verlassen sie das Krankenzimmer.*

* Das Krankenhaushonorar richtet sich im Wesentlichen nach den durchgeführten Prozeduren – hier ist die Beatmung eine Gelddruckmaschine. Der schlimme Aspekt dieses Ereignisses ist aber: Sterbende sind Lebende, sie hören bis zum letzten Augenblick. Unfassbar, wie sich der greise Mann gefühlt haben muss. Mich macht das traurig, aber auch wütend – deshalb gibt es dieses Buch.

1 Lungenversagen: Der letzte Atemzug ist kein Grund zu sterben

Der Fall von Monika

Sie war zeitlebens eine leidenschaftliche Skifahrerin. Auch kurz vor Weihnachten 2008 machte sich die 67-jährige Speditionskauffrau Monika H. auf in die österreichischen Alpen. Endlich wieder Pulverschnee, Bergluft und Hüttenzauber! Sie fühlte sich fit und wurde leichtsinnig. Als sie sich ohne Helm auf die Piste wagte, stürzte sie und brach sich am Freitag, den 11. Dezember, die beiden ersten Halswirbel. Herzstillstand. Ersthelfern glückte die Reanimation. Ein Rettungshubschrauber brachte Monika ins Universitätsspital nach Innsbruck. Dort wurden die Knochenbrüche notfallmäßig stabilisiert, doch die inkomplette Querschnittslähmung* war irreversibel – und die Atemlähmung nicht mehr zu beheben. Der lange Sauerstoffmangel am Unfallort hatte zu schwersten Hirnschäden geführt. Die verheiratete Frau litt unter epileptischen An-

* Eine Querschnittslähmung ist Folge einer Schädigung des Rückenmarks, das sich im Wirbelkanal der Wirbelsäule befindet. Je nachdem, wie stark das Rückenmark geschädigt ist, kommt es zu kompletten oder inkompletten Funktionsausfällen.

fällen und lag apathisch im Wachkoma. Ihre Augen waren leblos und konnten dem Geschehen im Krankenzimmer nicht folgen. Die einschlägigen Untersuchungen bestätigten den hoffnungslosen Zustand. Einzig der Piekser mit einer spitzen Nadel provozierte noch einen schwachen Reflex der Gesichtsmuskulatur. Eine schmerzverzerrte Grimasse war das letzte Relikt der einstigen Vitalität.

Monika war, wenn sie nicht gerade auf den Brettern stand, eine umsichtige Frau. Im Haus ihres Sohns ist eine Patientenverfügung hinterlegt. Darin ist unter anderem festgelegt, dass sie darauf bestehe, in Würde sterben zu dürfen, »*wenn ich mich in einem permanenten vegetativen Status befinde und diese Diagnose von einem besonders erfahrenen Neurologen bestätigt worden ist*«. In einem solchen Stadium wolle sie »*ausschließlich nach palliativmedizinischen und palliativpflegerischen Regeln behandelt werden*«. Am Ende des Dokuments, das bekanntlich rechtsverbindlichen Charakter hat, steht ein klares, eindeutiges Diktum: »*Ich untersage ausdrücklich alle therapeutischen Maßnahmen, die ausschließlich der künstlichen Verlängerung meines Lebens dienen.*« Die Verfügung hat ihr keinen Deut genutzt.* Monika musste um jeden Preis weiterleben. Und Krankenhäuser, Pflegedienste, Ärzte und Apotheken verdienten an der Wehrlosen jedes Jahr sechsstellige Eurosummen.

Ihr trostloser Zustand wurde verlängert durch Operationen, Bestrahlungen von Gelenkfehlstellungen, Katheterisierungen, einen Luftröhrenschnitt, durch Magensonden-Ernährung, Antibiotikainfusionen und Dauerbeatmung. Nach drei Monaten intensivmedizinischer Behandlung wurde ihr Zustand schlechter und schlechter. Das Herz versagte. Sie wurde wiederbelebt. Fortan hielt ein Schrittmacher mit 70 Elektroimpulsen pro Minute das Herz am Schlagen. Dafür begannen,

* Gründe, dass eine Patientenverfügung nicht greift, sind meist unterschiedliche Interpretationen oder eine (unbegründete) Hoffnung auf Besserung.

da der Mund kein Essen mehr aufnehmen konnte, die Zähne zu verfaulen. Sie wurden operativ entfernt. Und die Gelenke mussten gegen schmerzhaften Widerstand durchbewegt werden, was zu Blutungen führte. Der Physiotherapeut machte aus den engen Grenzen seiner Bemühungen keinen Hehl: »*Bei fehlender Kontaktmöglichkeit beschränkten sich die Maßnahmen auf den Erhalt der Gelenkbeweglichkeit.*« Dass sich Monika nie wieder eigenständig würde bewegen können, schien dabei keinen zu interessieren.

Nach vier Monaten Intensivtherapie erfolgte eine Verlegung nach Hause.* »*Bei der abschließenden klinischen Untersuchung*«, heißt es im Entlassungsbericht, »*war die Patientin wach, nicht ansprechbar, zeigte aber keinerlei Blickzuwendungen. Insgesamt ist keine Kontaktaufnahme möglich.*« Berge von Medikamenten wurden verschrieben, ein Katalogsortiment von Hilfsmitteln verordnet: vom Beatmungsgerät bis zum Duschsystem mit Zubehör, vom Multifunktionsstuhl bis zum elektrisch-mobilen Lifter nebst Tragetuch. Mit den Angehörigen wurde, wie der Bericht bar jeder Gefühlsregung vermerkt, »*eine psychologisch-psychotherapeutische Begleitung durchgeführt.*« Eine Abrechnungsziffer eben, mehr nicht.

Jetzt also galt es, Monika rund um die Uhr im heimischen Umfeld zu pflegen. Der Entlassungsbrief hatte für die Patientin, bei der keine Aussicht auf Gesundung bestand, eine Vielzahl von Therapien empfohlen. Vom Patientenwillen aber war nicht die Rede. Die Medikation galt nur dem einen Ziel: Herz und Kreislauf zu stützen. Die PEG-Sonde wurde regelmäßig getauscht, eine Rollerpumpe sorgte für dauerhafte Zwangsernährung. Schmerzlindernde Mittel dagegen waren im Behandlungsplan nicht vorgesehen. Der Zustand der Patientin verschlechterte sich bald weiter. Am 6. April 2009 attestierte der Bericht des Hausarztes »*neurogene Harnblasen- und Mast-*

* Kosten der ersten stationären Behandlung ohne die Notoperationen: 135 000 Euro

darm-Entleerungsstörungen« und ein *»cerebrales Krampfleiden mit generalisierten Krampfpotentialen«*. Das bedeutet: Die Patientin krümmt sich in schmerzhafter Spastik. Die Mimik ist verspannt. Die Blaseninfektionen häufen sich.

Lungenentzündungen, die ihr einen gnädigen Tod hätten bescheren können, wurden mit Antibiotika niedergekämpft. Die Frau, die sich nicht mehr artikulieren konnte, wurde von Schmerzen gepeinigt: Wegen des monotonen Liegens auf dem Rücken hatten sich bis hinauf zum Schädelknochen tiefe Druckgeschwüre auf der Haut gebildet. Auch das Steißbein war offen, teils machte sich von dort Verwesungsgeruch breit.

Hat Monika jemals so leben wollen? Der Sohn hat den Ärzten einmal erzählt, die Mutter habe die lange Sterbephase einer Bekannten, die an Krebs litt, miterlebt und daraus in ihrer lebensfrohen Art den Schluss gezogen: *»Mädels – lasst mich sterben, wenn ich nicht mehr alleine zum Töpfchen komme.«* Von der Patientenverfügung einmal ganz zu schweigen. All das hat niemanden interessiert.

Monika blieb ein friedliches Ende verwehrt. Warum hatte niemand Erbarmen? Ich fürchte, die Antwort ist einfach: Weil sie monatlich rund 22 000 Euro allein an Pflegekosten generierte, zuzüglich ärztlicher Behandlungskosten.

Brutal gesagt: Sie war eine Kuh in melkfähigem Zustand und ergo mit lukrativer Übertherapie am Leben zu halten. Neben dem Hausarzt und dem sogenannten Heimbeatmungs-Pflegedienst liquidierten Urologen, Hilfsmittellieferanten, Ernährungsmanager, Intensivmediziner und Hirnspezialisten. Und wenn die Beatmungsprobleme, Erstickungsanfälle, die Blasen- und Augeninfekte oder die Zahnfäule einmal mehr akut wurden, wartete das Klinikum schon mit offenen Armen. Der Rettungsdienst lieferte die »cash cow«* frei Haus. Es folgten zumeist lange stationäre Intensivbehandlungen, bei denen es immer wieder zu Infektionen durch Problemkeime kam.

* despektierliche Bezeichnung für besonders lukrative Patienten

So vergingen die Sommer und Winter. Die Hoffnung auf Besserung schwand auch beim Ehemann und bei den Kindern. Im Juni 2015 – da lag Monika bereits 6 ½ Jahre unverändert im Wachkoma, und dies bei inkompletter Querschnittslähmung – wurde ich nach einem Nierenversagen palliativ zurate gezogen. Am Vortag seien umfangreiche intensivmedizinische Maßnahmen erfolgt, gleichwohl sei der Gesundheitszustand fortbestehend ernst. Ob ich nicht helfen könne? Ich schaute mir erst die Patientin, dann die dicke Krankenakte an – und wurde grün vor Wut. Hier wurde eine schwerstbehinderte Frau entwürdigt, der Geist ihrer Patientenverfügung verspottet. Das erfüllte, juristisch besehen, den Tatbestand der schweren Körperverletzung, der sich all jene schuldig machen, die – wider den Geist einer hinterlegten Patientenverfügung – das Leiden einer unheilbar Kranken künstlich verlängern. Monikas Leben bestand nur noch aus Absaugen, Spastik, Grimassieren. Zu kurieren gab es schon lange nichts mehr.

Die Frage nach dem Therapieziel

Wesentlicher Bestandteil einer jeden medizinischen Behandlung muss laut ärztlicher Ethik ein klar formuliertes Therapieziel sein.[1] Bei Monika war dies schon seit einem halben Jahrzehnt nicht mehr erkennbar. Die Ärzte aber »therapierten« unverdrossen weiter. Und den Angehörigen wurde suggeriert, dass dies ein Akt tätiger Nächstenliebe sei. Sie sind – wie leider so viele – dem Schwindel aufgesessen. Ein mitfühlender Vertretungsarzt, Dr. F., trifft Monika in desaströsem Zustand an, sie leidet unter Schnappatmung. Er notiert am 11. Mai 2009: »*Langes Gespräch mit der Familie. Der Sohn ist Bevollmächtigter. Der Ehemann möchte Krankenhauseinweisung: ›Kann nicht zusehen und sie sterben lassen.‹ Nicht meine Meinung, aber auch der Sohn entscheidet so. Feuerwehr und Notarzt informiert.*« Das minuziös dokumentierte Martyrium ging also weiter.

Mein Palliativteam und ich empfahlen, da die Sterbephase, objektiv besehen, bereits vor Jahren begonnen hatte, die schon lange nicht mehr zielführende und gegen den erklärten Willen der Patientin erfolgte künstliche Beatmung augenblicklich einzustellen. Wir haben versucht, mit den Angehörigen Klartext zu sprechen: »*Ein Beenden der nicht indizierten Maßnahmen wird nur unter Narkose gehen.*« Für diesen – ethisch wie juristisch gebotenen – Schritt hätte allerdings ein Einvernehmen innerhalb der Familie erzielt werden müssen. Dem hatte der Pflegedienst entgegengewirkt und dem Ehemann wie auch dem Sohn ein schlechtes Gewissen eingeredet. Auch das hat leider Methode, denn sonst könnte man ja einen guten Kunden verlieren. Mein Palliativteam und ich konnten – es fällt mir schwer, das niederzuschreiben – nichts für die Patientin tun. Monika wird wohl bis heute am Sterben gehindert – eine Aussicht auf Besserung ihres mit Gewissheit von starken Schmerzen begleiteten Zustandes besteht nicht.

Ein Einzelfall? Keineswegs. Der Fall Monika ist nur einer von Abertausenden – und die Übertherapie ist, wie es scheint, zu einer ans Kriminelle grenzenden Fachrichtung der Medizin avanciert. Ich habe im Juli 2015, noch unter dem unmittelbaren Eindruck von Monikas deprimierendem Fall, die Probe aufs Exempel gemacht, indem ich in die Rolle einer gewissen Nele Hayens schlüpfte und dem Phantom eine Mailadresse verpasste. Jetzt konnte ich mit dem Betreff »*Suche gute Beatmungspflege, wie bei Ihnen!!!*« ans Werk gehen. Die Idee meiner Aktion war zugegebenermaßen recht simpel. Ich gab mich als Nichte eines schwerstkranken, im Wachkoma verharrenden, aber vermögenden Onkels aus, den es – obwohl er bedauerlicherweise eine Patientenverfügung verfasst habe – unter allen Umständen am Leben zu halten gelte, schon seiner formidablen Rente wegen. Also schickte ich an 254 Pflegedienste einen Formbrief mit folgendem Wortlaut:

Sehr geehrte Damen und Herren,
ich suche dringend einen neuen guten Intensivpflegedienst für meinen Onkel Christof Meine, weil es mit einigen Schwestern aktuell schwere Probleme gibt. Einzelne möchten gar die Beatmung beenden. Er hatte 2013 einen Unfall auf dem Weg zu einer Baustelle, liegt seitdem im Koma und wird durchgehend beatmet. Die Diagnosen lauten schwere hypoxische Enzephalopathie nach Reanimation bei Querschnitt sub C2 nach HWK 1–3 Fraktur, Tetraparese, Inkontinenz, Gelenkkontrakturen. Leider zeigt er seit dem Unfall keinerlei Reaktion, nur beim Streicheln der Stirn verzieht er teils das Gesicht oder schwitzt stark. Das Ganze eilt sehr, da mir meine Tante droht, dass sie und nicht mehr ich die Betreuung macht. Sie behauptet mit dem Rest der Familie, er hätte so nie leben wollen. Ehrlicherweise ist so auch seine Patientenverfügung zu verstehen. Nun macht mir das Betreuungsgericht hier Schwierigkeiten. Mit einem neuen Betreuungsgericht wird es keinen Ärger geben, wenn das Original nicht vorgelegt wird (und das liegt bei mir).*
Bitte teilen Sie mir mit, ob Sie kurzfristig die Beatmungspflege (haben Sie eine entsprechende Einrichtung? Könnten Sie eine Mietwohnung organisieren/ vermitteln/ empfehlen?) übernehmen würden. Mein Onkel ist recht wohlhabend und bezieht eine gute Unfallrente. Trotzdem wäre es schön zu erfahren, mit welchen Kosten zu rechnen ist. Wird es mit Ihrem Pflegeteam Ärger und Probleme geben, oder steht sein Lebensrecht bei Ihnen fest?
Es wäre toll, wenn Sie mir per Mail kurzfristig antworten könnten, da ich bis Mitte August im Ausland bin.
Herzliche Grüße
Nele Hayens

* Sauerstoffmangelbedingter Hirnschaden nach Wiederbelebung bei hoher Querschnittslähmung infolge eines Halswirbelsäulenbruchs

Das Bittschreiben ist im Grunde eine Aufforderung zum offenen Rechtsbruch. Die bestehende Patientenverfügung ist schließlich explizit erwähnt. Umso erstaunlicher fielen die Antworten aus, die schon bald das digitale Postfach fluteten. Sage und schreibe 90,3 Prozent der Dienste, die auf meine verschlagene Anfrage reagierten, zeigten sich wohlwollend aufgeschlossen gegenüber meinem ruchlosen, aber profitverheißenden Ansinnen. Dies mögen einige Beispiele verdeutlichen.

Hallo Frau Hayens,
habe Ihre Mail erhalten. Ich werde mich unverzüglich bei Ihnen melden, vorher muss ich mich mit meinem Teamleiter für die Intensivtherapien kurzschließen, wir sind gerade auf dem Weg, eine neue WG einzurichten. Das dauert natürlich noch ein paar Tage. Näheres würde ich Ihnen erläutern, wenn ich mit meinem Teamleiter gesprochen habe, weil ich nicht weiß, ob noch Kapazitäten vorhanden sind, da wir einige Anmeldungen vor Ort haben. Wir mischen uns generell in Entscheidungen des Lebensrechts nicht ein.

»Wir mischen uns generell nicht in Entscheidungen des Lebensrechts ein« – im Klartext heißt das: Solange die Gelder fließen, kümmert uns der verbriefte Patientenwille nicht einen Kehricht. Solvente Familienmitglieder werden, wie immer die Begleitumstände sein mögen, rund um die Uhr umhegt. Ein kirchlich gebundener Anbieter aus Bayern bringt's auf den Punkt.

Unsere Wohngemeinschaft hat fünf Plätze. Jeder unserer Patienten hat ein Einzelzimmer, das mit Satellitenfernsehen und einer Überwachungskamera ausgestattet ist. Hierbei ist es den Angehörigen mit einem persönlichen Zugangscode möglich, sich zu vergewissern, dass es ihrem Familienmitglied gut geht. […] Bezüglich einer Therapiebegrenzung bzw. Therapiebeendigung: Wir sehen es nicht als unseren pflegerischen Auftrag an, solche Entscheidungen zu treffen oder zu forcieren. Unser höchstes Be-

streben ist es, mit professioneller Pflege unseren Klienten ein schmerz- und angstfreies Leben zu ermöglichen und im Rahmen der verbliebenen Ressourcen eine Teilhabe am Leben zu erhalten.
Die Entscheidung über eine Therapiebegrenzung muss, aus unserer Sicht, im Einvernehmen zwischen dem behandelnden Arzt und den engsten Vertrauten des Klienten beschlossen werden. Nur so kann im Sinne des Betroffenen gehandelt werden. Mir wäre deshalb auch sehr wichtig, dass meine Mitarbeiter nicht zwischen die Fronten geraten. Grundsätzlich sind wir als Pflegefachpersonal nicht berechtigt, über Leben und Tod zu entscheiden.

Anders gesagt: Wir werden tun, was immer Sie wollen. Satellitenfernsehen für Komapatienten: Kein Problem! Hauptsache, die Kohle stimmt.

In diesem Stil geht es weiter. Relevant für die Anbieter erscheinen allenfalls logistische Details.

Herzlichen Dank für Ihre Anfrage. Bitte teilen Sie mir vorab mit, in welcher Region Ihr Onkel lebt. Zu den Kosten: Wir haben einen Stundensatz von 34 Euro pro Stunde. Wobei ich sagen muss, dass das hier die Krankenkassen übernehmen und, wie ich gelesen habe, war es ja ein BG Unfall, also müsste meiner Meinung nach die BG für die Kosten aufkommen.*

Von ethischen Bedenken ist zumindest in dieser Mail keine Spur. Über Annahme oder Ablehnung eines Aufnahmeantrags entscheidet wieder einmal das Finanzielle:

Es kommt darauf an, wo Ihr Onkel versichert ist. Die gesetzliche Krankenkasse zahlt in der Regel die Betreuung in einer außerklinischen Intensiveinrichtung. Bei Kostenübernahme der

* BG = Berufsgenossenschaft. Diese zahlt die Kosten bei Arbeitsunfällen.

Krankenkasse, welche im Schnitt 14 Tage dauert, kann eine Aufnahme zügig erfolgen.

Wo man auch hinsieht: Willige Vollstrecker, wenn auch nicht des verbrieften Willens des kranken Onkels: Einzig interessiert die Kostenzusage der Krankenkasse. Ist die erst mal da, wird das Beatmungsgerät gestartet.

Gerne sind wir Ihnen als ambulanter Intensivpflegedienst auch kurzfristig in der Versorgung Ihres Onkels behilflich und unterstützen Sie hierin. Das Lebensrecht des Patienten hat selbstverständlich in der Betreuung und für die Versorgung unserer Klienten oberste Priorität.

Das Gesäusel einmal beiseitegelassen, heißt dies nichts anderes als: Wir verlängern Leben, anstatt es zu verbessern – und waschen unsere Hände ansonsten in Unschuld.

Wir haben lediglich den Pflegeauftrag. Andere Entscheidungen muss der Betreuer treffen. Gern kann ich Ihnen einen Kostenvoranschlag erstellen. Benötige jedoch dazu die Pflegestufe, die Angabe der Krankenkasse und die Versicherungsnummer.

Der Kostenvoranschlag egalisiert jede Verfügung. Auf die Mitarbeiter der privaten Dienstleister wird sich die ebenso fiktive wie geldgierige Nele jedenfalls verlassen können. »*Das Pflegepersonal hat keinerlei Recht, über die Beendigung oder Weiterführung der Beatmung zu entscheiden.*« Der todkranke Erbonkel – der dem Himmel sei Dank nur ein erdachter Köder ist – wird sich also weiter beatmen lassen müssen.

Nach Versendung meiner Rundmail sehe ich mich umzingelt von selbst berufenen Lebensschützern, die ihre Skrupellosigkeit als mildtätige Gesinnung verkaufen:

Unabhängig von Ihrer Entscheidung möchte ich Sie ermutigen, weiterhin für Ihren Onkel zu kämpfen. Wachkoma bedeutet nicht, dass die Hirnfunktion nicht mehr gegeben ist. In diesem Fall, dem Hirntod, wären behandelnde Ärzte längst an die Familie getreten, um die Abschaltung der Beatmung zu veranlassen. Unser Personal ist bemüht, die Patienten so zu versorgen, wie sie selbst in dieser Situation es gerne hätten. Das Durchschnittsalter unserer Wachkomapatienten liegt unter 50 Jahren. Das Lebensrecht Ihres Onkels wird selbstverständlich geachtet. Im Moment haben wir die Möglichkeit, Ihren Onkel sofort aufzunehmen.

Ein Anruf genügt, um geltendes Recht zu brechen. Eine Pflegedienstleiterin aus dem hohen Norden sieht das nicht anders:

Auch wir sehen bei dieser Patientengruppe das Recht zu leben. Ich denke nicht, dass es gut ist, wenn jemand für einen anderen entscheidet, das Leben ist vorbei. Bis heute gibt es ja auch keine allgemein gültige Definition über den Begriff Leben. Was ist Leben, wie äußert sich Leben, woran mach ich fest, dass es ein lebenswertes Leben ist. Nur weil ich so nicht leben kann oder will? Das ist ganz schön billig.

Ergo wird die teurere Variante gewählt.

Auf diese Weise wurde Deutschland Weltmeister, was die Belegung von Intensivbetten betrifft. Und die Fälle künstlicher Beatmung stiegen, so die Statistik des Bundesministeriums für Gesundheit, zwischen 2002 und 2012 um satte 35,4 Prozent. Selbstverständlich sind viele dieser Einsätze lebensrettend. Aber allzu oft geht es nicht mehr um Heilung, sondern einzig um die Verzögerung des natürlichen, gnädigen Todes. »*Er tat seinen letzten Atemzug*« – das bedeutete einmal: Er durfte im Kreise seiner Lieben sterben. Heute markiert das Versiegen der selbstständigen Atmung den Beginn einer äußerst lukrativen Intensivbehandlung. Folglich wird mit harten Bandagen um die Sterbenden gekämpft, und den Angehörigen wird suggeriert, dass alles andere als Lebenserhalt um jeden Preis verwerflich, wenn nicht gar Sünde sei.

Wir legen das christliche Menschenbild zugrunde, sonst kann man solche Patienten nicht betreuen, dann wäre unsere Arbeit sinnlos. Dass Geld Menschen nicht glücklich macht, weiß jeder. Aber dies ist auch mit Gesundheit der Fall. Gesunde Menschen sind nicht automatisch glücklich, zumindest habe ich schon viele gesehen, die gesund und sehr unglücklich waren. Bei uns darf Ihr Onkel leben. Wir sind der Meinung, man darf Menschen nie aufgeben. Wir haben schon einige Patienten mittlerweile erlebt, bei denen es Fortschritte gab, obwohl keiner daran glaubte. Extrakosten gibt es keine, nur Miete für seine Wohnung, Pflegeprodukte usw.

Den Rest, rund 22 000 Euro pro Monat, zahlt die Kasse. Es lebe der Onkel!

Wenn es um Gesundheit geht, so heißt es zumindest, darf man nicht über Geld reden. Doch nicht zuletzt die Geschäfte, die hierzulande Tag für Tag mit Wachkomapatienten – und deren Beatmung – gemacht werden, belegen, dass wir eben dieses Gespräch dringlich führen müssen. Und zwar öffentlich! Die gegenwärtige Praxis jedenfalls schafft dem Patientenwohl widerstrebende Anreize, denen charakterschwache Ärzte, Klinikdirektoren oder private Pflegedienstleiter oft nicht widerstehen können.

So etwas passiert in der Realität leider oft: Marlies, die mit ihren 64 Jahren noch immer eine passionierte Radlerin war, wurde auf einer Schnellstraße von einem überholenden Auto erfasst und durch die Luft geschleudert. Leblos blieb sie liegen. Ersthelfer versorgten sie, rasch war der Notarztwagen vor Ort, sofort ging es in eine Klinik, die eine Maximalversorgung garantieren kann. Nach Röntgenaufnahmen des ganzen Körpers stand die fatale Diagnose fest: Schwerste Schädel-Hirn-Verletzung mit massiver Hirnblutung, Brüche der Halswirbelkörper 1 bis 6 mit Querschnittssyndrom bei Rückenmarkabriss, Rippenbrüche 1 bis 6 rechts und 1 bis 5 links, schwere blutige Lungenverletzung, Abriss der Wirbelsäulenarterie und Schlüsselbeinbruch. Nach dem Unfall am 24. April 2012 erfolgen drei Hirnoperationen, vier stabilisierende Eingriffe an der Wirbelsäule und am gebrochenen Schlüsselbein, ein Luftröhrenschnitt und die Anlage einer Dauerernährungssonde. Es wurde mit einer Langzeitbeatmung begonnen, doch weder die Hirn- noch die Rückenmarksverletzung versprachen Aussicht auf Heilung. Auch nach zwei Monaten hatte sich die Situation in keiner Weise gebessert. Der Schwerstpflegezustand dauerte an, die Querschnittslähmung ebenso. Wenn Marlies je aus ihrem Koma erwacht wäre, wäre dies einem medizinischen Wunder gleichgekommen. Über ein Dasein in totaler Pflegebedürftigkeit hatte sich die aktive Sportlerin wiederholt gegenüber ihrer Familie und ihren Freundinnen geäußert: »*Bevor ich hilflos im Rollstuhl sitze, ziehe ich mir lieber eine Plastiktüte über den Kopf.*« Seit jungen Jahren hatte sie nach dem Motto »Live fast, die young« gelebt. Wie so oft haben Marlies' Töchter den Willen der Mutter gegenüber den behandelnden Ärzten betont. Genutzt hat es nichts. Als die Angehörigen einer weiteren großen Wirbelsäulenoperation nicht zustimmen wollten, drohte ihnen gar der Chirurg: »*Wenn Sie das Einwilligungsformular nicht unterschreiben, dann bringen wir die Sache eben vors Gericht – und dann entscheidet ein teurer Berufsbetreuer über die Zukunft Ihrer Mutter.*«

Die verunglückte Radfahrerin wird zur weiteren Versorgung in eine Spezialklinik verlegt. Dort erfolgen weitere Behandlungen und Operationen. An den schmerzhaften Gelenkfehlstellungen und der Muskelspastik ändert sich nichts. Die vermeintliche Therapie indes geht weiter, bis sich die Familie mit dem Entlassungswunsch durchsetzt. Endlich wird unser palliativer Dienst zu Hilfe gerufen. Bald war ein aufgeschlossenes Altenpflegeheim gefunden, in dem die Patientin in Frieden sterben kann. Die künstliche Ernährung und Sauerstoffzufuhr wurden beendet. Allen Beteiligten war klar, dass es für

Marlies schon lange kein sinnvolles Therapieziel mehr gab. Das war auch den Arztbriefen aus der Klinik zu entnehmen, wo man freilich ungehemmt weiter operiert und zwangsernährt hatte. Jetzt wurden nur noch die Schmerzen behandelt, zum ersten Mal mit Morphium. Eine Woche später konnte Marlies im Beisein ihrer Töchter sterben. Schmerzen, da bin ich mir ziemlich sicher, hat sie dabei nicht erdulden müssen.

Nachzutragen bleibt: Der Erlös der ersten Klinik lag bei 57 000 Euro, der der zweiten bei rund 27 000 Euro. Unsere vielen Gespräche zur Feststellung eines adäquaten Therapieziels – der Schmerzlinderung – erfolgten ohne Berechnung, dafür aber mit dem guten Gefühl, das Richtige zu tun. Die Unfallversicherung versuchte, sich um ihre Zahlungspflicht den Angehörigen gegenüber zu drücken. *Das Einstellen der Sondenernährung käme einem Freitod gleich.* Die Versicherungsbedingungen aber schlössen Leistungen bei Selbsttötungen aus. Doch am Ende hat das Unternehmen dann doch klein beigegeben. Das Beenden einer medizinisch nicht angezeigten Ernährung hat nun einmal rein gar nichts mit einem Suizid zu tun.

Um Missverständnissen vorzubeugen: Natürlich ist es in jedem Fall richtig, zunächst alles Erdenkliche zur Lebensrettung zu tun, Notoperationen durchzuführen und auch eine Intensivbehandlung mit Beatmung zu beginnen. Doch wenn die Diagnose eine schwere, irreversible Schädigung des Hirns ergibt, sind Gespräche über das weitere Vorgehen, über die verbleibenden Therapieziele unausweichlich. Dann muss erörtert werden, was für den betroffenen Patienten noch erreicht werden kann und wo ein akzeptables Behandlungsergebnis anzusiedeln wäre. Scheuen Sie sich als Angehörige nicht, differenzierte Informationen zu erreichbaren Therapiezielen beim behandelnden Arzt anzufordern oder eine Zweitmeinung einzuholen. Bei der Radlerin Marlies etwa war ein Therapieziel »vollständige Heilung« oder zumindest »kein Querschnittssyndrom« nicht mehr zu erreichen, was mithilfe der modernen bildgebenden Verfahren zweifelsfrei festgestellt werden konnte. Damit verliert dann allerdings jeder weitere Einsatz der Apparatemedizin seine Rechtfertigung, mehr noch: Dies wäre – dies ist Körperverletzung und somit strafbar.

Aber intensive Therapiezielgespräche bringen nun einmal kein Geld und, noch schlimmer, sie verhageln bisweilen das lukrative Medizintechnikgeschäft. Dass es sich bei der qualvollen Lebensverlängerung durch Übertherapie um Körperverletzung handelt, weiß jeder Jurastudent bereits im zweiten Semester – aber die Staatsanwaltschaften interessiert das nur selten. Monetik geht vor Ethik: Die maschinelle Belüftung Schwerstkranker ohne Bewusstsein ist ein todsicheres Geschäftsmodell, stationär wie ambulant. Teils mehrere 1 000 Euro pro Tag für die Beatmung auf der Intensivstation lassen die Kassen klingeln. Bei ambulanter Behandlung sind es immerhin noch knapp 1 000 pro Tag. Die unten stehende Übersicht zeigt eine Klinikabrechnung aus dem Jahr 2014: Hier wurde binnen 80 Tagen allein für die Beatmungsbehandlung ein halbes Eigenheim erwirtschaftet – und das mit nur einem Patienten:

DRG	Text	Datum	Betrag
A07A	Beatmung > 999 und < 1800 Stunden mit komplexer OP-Prozedur oder Polytrauma, mit hochkomlexem oder dreizeitigem komplexen Eingriff oder intensivmedizinischer Komplexbehandlung	20.05.14–07.08.14	126 934,09 €
ZE 2013–05	Selbstexpandierende Prothesen am Gastointestinaltrakt	01.06.14	919,74 €

Künstliche Beatmung als Risikofaktor für Patienten

Dabei sollte man Folgendes wissen: Die künstliche Beatmung ist häufig mit hohen Risiken verbunden. Sie sollte nur in absoluten Notfällen angewandt und so kurz wie irgend möglich gehalten werden, was die meisten Ärzte wissen. Die Statistik besagt, dass 50 bis 70 Prozent aller künstlich beatmeten Patienten innerhalb des ersten Jahres sterben. Ein amerikanisches Forscherteam hat 2015 herauszufinden versucht, ob eine maschinelle Langzeitbeatmung die Lebensqualität des Kranken steigert. Ihnen ist nicht einmal der Ansatz eines Nachweises gelungen. Die Patienten konnten zuallermeist nicht antworten, nicht einmal mit einem Nicken oder gezielten Augenzwinkern. Ein Einverständnis der Betroffenen mit der Behandlung darf also keinesfalls unterstellt werden.[2] Die Autoren schreiben: »*Bei allen Patienten ist nur selten von einer informierten Zustimmung zur invasiven außerklinischen Beatmung auszugehen.*«

Das kann auch nicht weiter verwundern. Denn mit jedem Beatmungstag steigen die Risiken für Infektionen, Lungenschäden, Organversagen und Blutvergiftung. Aber all diese Torturen werden, wie es scheint, billigend in Kauf genommen: Die Intensivmedizin kann die Leiden schließlich wieder umfangreich und höchst profitabel behandeln – mit Dialyse, Antibiotikagaben, Bronchoskopie und vielem anderen mehr. Viele Chefärzte werden durch Bonusverträge direkt an dem lukrativen Geschäft beteiligt. Für jede Beatmungsminute gibt es Euros. »Geteilte Freude ist doppelte Freude.« Wer wird da also noch, obwohl dies aufgrund des medizinischen Fortschrittes möglich wäre, die Anzahl der Beatmungstage senken wollen? Dazu wird das Ganze viel zu gut bezahlt. Die Folgen sind bisweilen schaurig.

2 Chemotherapie ohne Wenn und Aber

Der Fall von Annette

Doch es trifft eben nicht nur die Alten. Der Übertherapie-Skandal manifestiert sich generationenübergreifend und längst nicht nur bei Komapatienten.

Annette, 48 Jahre alt, Mutter zweier Söhne, bemerkte im Januar Blutbeimengungen bei ihrem Raucherhusten. Rasch war die schlimme Diagnose in dem Tumorzentrum gestellt: Lungenkrebs. Die ersten zwei Chemotherapien hat sie schlecht vertragen. Im September fanden sich Tochtergeschwülste im Lungenfell und im Bauchfell. Erneut ging es zur Chemotherapie ins Tumorzentrum, die örtliche Trennung von ihren beiden Kindern, 11 und 13 Jahre alt, belastete Annette schwer. Weil sie die Zytostatika schlecht vertrug und sich bereits schwere Nebenwirkungen bemerkbar gemacht hatten, wurde die Chemotherapie umgestellt. Fünf weitere Zyklen folgten. Immerhin: Die Tumormarker besserten sich. Auch die Tochtergeschwülste wurden kleiner. Aber das Leben der einst so aktiven Frau drehte sich nur noch ums Krankenhaus, um Blutwerte und Ultraschallkontrollen.

Und immer wieder quälten Annette Schmerzen, Übelkeit und vor allem die Ängste um die weitere Versorgung ihrer beiden Buben, mit der sie zunehmend überfordert war. Trotz der rückläufigen Tumormarker hatte sie dramatisch an Gewicht verloren. Selbst die nun dauerhaft laufende künstliche Ernährung über die Vene konnte den Abmagerungsprozess nicht stoppen. Bald glich sie einem lebenden Skelett, wog nur noch 44 Kilo bei einer Körpergröße von 171 Zentimetern. Die Haut über dem Steißbein war inzwischen so dünn, dass sich bereits erste Druckgeschwüre zeigten. Im Dezember kam es durch den Krebsbefall des Bauchfells zu einem Darmverschluss. Bei der folgenden Notoperation wurde ein künstlicher Darmausgang angelegt.* Kot wurde fortan über eine Öffnung der Bauchwand in einen Beutel abgeleitet.

Bei weiteren Untersuchungen wurde eine »große Tumorlast« festgestellt – und die Chemotherapie forciert. Annette war nun vollständig bettlägerig. Die Kinder wurden von einer Freundin versorgt. Annette hatte, zumindest gefühlt, mehr Kontakt mit Pflegedienst, Ernährungstherapeutin, Stomatherapeutin** und der Klinik als zu ihrer Familie.

Die verabreichten Zytostatika führten zu anhaltender Übelkeit. Nach einem weiteren stationären Krankenhausaufenthalt riet der Professor aufgrund des schlechten Zustandes, die Dosis doch auf ein Drittel zu reduzieren. »*Aber die Therapie muss unbedingt weiterlaufen. Die Laborwerte werden sich dadurch gewiss stabilisieren.*« Am 13. Januar erleidet die Patientin einen Verschluss einer großen Beinvene, die mit schmerzhaft strammen Beinwickeln behandelt wird. Eine Spritzentherapie zur Blutverdünnung folgt. Am 20. Januar wird in der Krankenakte ein erneuter Darmverschluss mit Koterbrechen und Stuhlverhalt vermerkt.

Im Gespräch mit dem Hausarzt fasst der behandelnde Krebsspezialist die Situation treffend zusammen: »*Eine Fortsetzung der Chemotherapie ist nicht mehr sinnvoll.*« Dennoch

* Kosten der stationären Behandlung: 6953,04 Euro (Abrechnungskodierung: DRG G18C)

** Spezialistin für den künstlichen Darmausgang, dieser wird auch Stoma genannt.

bestellt er Annette für den Folgetag in das Tumorzentrum und beginnt mit einer weiteren Chemotherapie. Im Arztbrief wird er später schreiben, das Ganze geschehe *»mehr für die Psyche bei ausgeprägtem Therapiewunsch«*. In elendem Zustand wird sie nach Hause entlassen. Noch in der gleichen Nacht tritt eine Schmerzkrise mit akuter Atemnot und Erbrechen ein. Das Einzige, was man Annette und dem Ehemann für solche Situationen vonseiten des Tumorzentrums sagte: *»Dann kommen Sie zurück zu uns.«* Der Notarzt wird verständigt. Das Rettungsdienstpersonal erkennt die Sterbesituation, der Sauerstoffgehalt im Blut liegt nur noch bei 64 Prozent des Normwerts. Annette hat Glück. Der kluge Notarzt verfährt nicht nach den Rettungsleitlinien, die bei derartigen Sauerstoffwerten unmittelbar die Notfallbeatmung empfehlen. Er gibt stattdessen Morphium.

Jetzt endlich wird unser Palliativnetz eingeschaltet. Als diensthabender Arzt komme ich augenblicklich und übernehme die weitere Behandlung. Annette sagt: *»Die Tumorwerte sind eigentlich gut, aber ich kann nicht mehr.«* Einvernehmlich wird die künstliche Ernährung beendet. Ein Großteil der Flüssigkeit ist in die Lunge gelaufen und hat zu Atemnot geführt. Ich gebe weiter Morphium, bis sich Schmerz und Atemnot lösen. Gleich darauf folgt eine Infusion mit hochwirksamen Medikamenten gegen Übelkeit und Angst. Der Leidenszustand bessert sich rasch. Mit dem Ehemann rede ich Klartext: Seine Frau liege im Sterben. Der technische Zeichner, der in wenigen Stunden Witwer sein wird, nickt. Ihm sei das klar, auch seine Frau habe letztlich um ihren Zustand gewusst. Aber der Professor hatte immer wieder die guten Tumormarker betont.

Der Mann ist bereit, seine Frau in heimischer Umgebung auf ihrem letzten Weg zu begleiten. Die Kinder schlafen in dieser Nacht ohnehin bei einer Freundin. Aufgeklärt über den schlimmen Zustand der Mutter hat sie niemand.* Annette

* Kinder sollten die Wahrheit kindergerecht erfahren, nie belogen oder ausgegrenzt werden.

sagte immer nur: »*Der Professor macht ja noch Chemotherapie, das wird schon wieder.*« Die hat aber in letzter Konsequenz nur zu unendlichen Qualen geführt. Und dazu, dass sich ihre Kinder nicht von ihr verabschieden konnten. Erst jetzt bekommt sie nur Medikamente, die ihr Leiden lindern. Unter guter Symptomkontrolle durfte sie am nächsten Morgen im Beisein ihres Mannes sterben. Die beiden Jungs waren in der Schule. Bei einem späteren Telefonat mit dem Witwer wird er zu mir sagen: »*Annette hat Chemotherapie bis ans offene Grab bekommen.*«

Wann ist Chemotherapie sinnvoll?

Gewiss, pauschale Aussagen zum Sinn und Unsinn von Chemotherapie gegen Krebs zu treffen, ist schwierig. Es gibt Krebserkrankungen, die so unter Umständen heilbar sind, beispielsweise Blut- oder Lymphdrüsenkrebs sowie Hodentumore. Anderes kann bisweilen lange aufgehalten werden, wie Darm- oder Brustkrebs. Es gibt allerdings auch fortgeschrittene Krebserkrankungen, die kaum auf eine Chemotherapie jedweder Art ansprechen, etwa Gallen-, Nieren-, Leber- oder Bauchspeicheldrüsenkrebs. Und eines steht fest: Eine Chemotherapie, die erst in den letzten Lebensmonaten begonnen wird, in der Hoffnung, dem Herrgott ein Schnippchen zu schlagen, wird das Dasein auf Erden kaum verlängern. Die teils hochgiftigen Stoffe haben manche extreme Nebenwirkung. Und sie mindern die Lebensqualität. Die Medizinindustrie allerdings profitiert erheblich: Die Besuche beim Arzt häufen sich, die Behandlungen im Krankenhaus nicht minder. Intensivtherapie, Beatmung und, ja, auch die Wiederbelebungsmaßnahmen häufen sich[1] – und das, wie eine amerikanische Studie aus dem Jahr 2014 belegt, bei nicht selten kürzerer Lebenszeit.[2] Die Aufklärung der Patienten ist oft ungenügend. Bis zu 81 Prozent der Patienten glauben nämlich, die medikamentöse Behandlung biete reale Heilungschancen.[3]

Da ist es nicht weiter verwunderlich, dass mehr als 60 Prozent der Krebskranken noch in den letzten zwei Monaten ihres Lebens chemotherapiert wurden.[4] Forscher aus New York haben die Krankenblätter der Zielgruppe genau analysiert. Hilft Chemotherapie am Ende doch? Das erschreckende Ergebnis war: Nicht das Leben wird verlängert, sondern das Leiden der Patienten wird vermehrt: »*Chemotherapie nutzte den Patienten nichts, egal wie sehr sie ihre Krebserkrankung schon beeinträchtigt hatte*«, sagt Holly Prigerson[5], die Leiterin des Studienprojekts. Bei Patienten, denen es noch vergleichsweise gut ging, verschlechterte sich das Befinden nach Beginn der Behandlung. Chemotherapie kann nur helfen, wenn der Patient sie verträgt. Auch muss er noch mehrere Monate am Leben bleiben, denn eine mögliche positive Wirkung setzt erst nach Monaten ein. Kurzum: Chemotherapie in der allerletzten Lebensphase ergibt keinen Sinn für den Patienten.

So gibt es seit Jahrzehnten eine Grundregel, deren Gültigkeit kein ernst zu nehmender Mediziner bestreitet. Sie lautet: Bei schlechtem funktionellen Status des Patienten sollte man keine Chemotherapie beginnen. Einen solchen Status attestiert die Krebsmedizin all jenen, die sich nur noch eingeschränkt um die eigenen Belange kümmern können oder mindestens 50 Prozent ihrer wachen Zeit bettlägerig und nicht mehr gehfähig sind.[6] Auf den Punkt gebracht bedeutet das: Erreicht der Patient den Krebsarzt »nur noch mit Stühlchen«, dann braucht er keine Chemotherapie mehr. Er sollte besser zu Hause bleiben, um dann dort angemessen palliativ versorgt zu werden.

Allerdings gibt es – erinnern wir uns an Annettes traurige Geschichte – so manchen gar zu geschäftstüchtigen Krebsarzt, dem diese Regel schlichtweg egal ist. Das Honorar fließt schließlich auch, wenn der Patient mit dem Krankenwagen gebracht wird. Und eben das scheint kein Einzelfall zu sein, sondern vielfach gängige Praxis, die sogar in der Krankentransportrichtlinie des Gemeinsamen Bundesausschusses Erwähnung findet. Dort heißt es lakonisch: *Die Kostenüber-*

nahme von Liegendtransporten zur onkologischen Chemotherapie ist geregelt.[7] Kostenübernahme bei Übertherapie scheint kein Problem.

Doch das Beispiel Annette gibt noch in anderer Hinsicht zu denken: Von »einer leichten Chemotherapie zur psychischen Stabilisierung« hat der behandelnde Professor gegenüber dem Hausarzt gesprochen. Doch diese Light-Variante scheint mir grob standeswidrig, ja sogar rechtswidrig zu sein. Alle Zulassungsstudien zur Wirksamkeit einer Chemotherapie beziehen sich ausschließlich auf die volle Dosis. Wird sie, wie es Annette vorgeschlagen wurde, unterschritten, ist die Wirksamkeit nicht nachgewiesen, geradezu unwahrscheinlich. Es handelt sich also um ein Medikamentenexperiment, über das die Patientin nicht aufgeklärt wurde. Ein Erfolg ist in höchstem Maße ungewiss. Gleichwohl bleibt das Schädigungspotential bestehen, denn manche Folgen einer Chemotherapie sind dosisunabhängig.

Aber kein Arzt darf eine aller Wahrscheinlichkeit nach unwirksame, dafür aber schädigende Therapie durchführen – auch wenn er meint, dies sei möglicherweise besser für die Psyche der Patientin. Genau besehen erfüllt dies den Tatbestand der Körperverletzung: Behandlung ohne Indikation bei fehlender rechtswirksamer Einwilligung, das weiß jeder Medizinstudent im ersten Semester, ist strafbar. Schon wenn nur eine der beiden notwendigen Bedingungen für eine ärztliche Behandlung fehlt, ist das Kriterium für ein Körperverletzungsdelikt erfüllt. Eigentlich sollte sich unter Medizinern herumgesprochen haben, dass ehrliche Aufklärung besser ist als ein Vertrösten mit falschen Versprechungen oder gar mit Lügen. Die Wahrheit holt Ärzte wie Patienten stets ein – vor allem in der Krebsmedizin. Aber offen und doch zugleich sensibel geführte Gespräche kosten nun einmal Zeit und machen sich nicht auf dem Konto bemerkbar. Eine Chemotherapie zur psychischen Stabilisierung lässt sich hingegen in wenigen Minuten verordnen und spült Unsummen in die Kassen.

Nahezu alle Krebspatienten eint das Schicksal, dass sich

nach Bekanntwerden der Diagnose alles nur noch um Krankenhaus, Blutwerte, um Röntgenkontrollen und Tumormarker dreht. Kaum sind die Nebenwirkungen der letzten Chemotherapie vergangen, folgt bereits die nächste. Wer kann da noch normal leben?

Palliativversorgung statt Chemo bei fortgeschrittenem Krebs

Erst an ihrem letzten Lebenstag hat Annette Morphium bekommen – schlimme Schmerzen hatte sie schon viel länger. Und Patienten mit Schmerzen glauben nun einmal an alles, was Heilung oder Linderung verspricht. Sie klammern sich an den letzten Strohhalm und machen jede Therapie mit. Kürzlich hat sich mir eine weinende 70-jährige Patientin mit weit fortgeschrittenem Krebs und entsetzlichen Schmerzen in den Schultern anvertraut. Eigentlich hat sie »die Nase voll von Chemotherapie«, aber der Krebsarzt will schon in der kom menden Woche wieder mit einer neuen beginnen. Ich stelle dem meinen Vorschlag entgegen: Eine Schmerztherapie auf dem aktuellen Stand der medizinischen Erkenntnis und dann erst einmal abwarten, Kräfte sammeln.

Ich kann ihr – nennen wir sie Elisabeth – versprechen, dass es auf diesem Wege mit den Schmerzen besser werden wird. Auch sie weiß, wie wichtig es beim Kampf gegen ihren Tumor ist, erst einmal die Beschwerden erträglich zu machen und die düstere Stimmung zu vertreiben. Neben guten Medikamenten braucht es dazu Hoffnung – und einen Arzt, der die Zuversicht stärkt. Diesen nicht unwichtigen psychologischen Aspekt bei der Schmerzlinderung nennt die Medizin auch »Placebo-Effekt«.* Mit ihm verstärkt sich sogar die schmerzlindernde

* So erzielen sehr kleine und sehr große Tabletten bessere Effekte. Rote helfen oft besser als weiße. Eine Spritze wirkt besser als eine Tablette, besonders wenn sie von einem Arzt gegeben wird. Je teurer die Tablette,

Wirkung von Morphium um das Doppelte – ein schlechter Arzt, der sich das nicht zunutze macht. Als ich ein paar Tage später mit Elisabeth telefoniere und mich nach ihrem Befinden erkundige, sagt sie: »*Mir geht es fantastisch. Und die Chemotherapie habe ich abgesagt – die brauche ich nicht mehr.*« Monatelang habe ich Elisabeth in der Folge nicht mehr gesehen, sie brauchte einfach keinen Arzt. Freilich hat sie mir versprochen, sich zu melden, wenn ihre Beschwerden wieder zunehmen.

Auch Elisabeths Beispiel zeigt: Patienten, die schlecht aufgeklärt sind, keine Behandlungsalternativen kennen und zudem noch Schmerzen haben, akzeptieren nahezu alles, auch die verwegenste Übertherapie. Wer aber rechtzeitig realistische Informationen über seinen Zustand, seine Perspektiven erhält und im Zweifelsfall eine Zweitmeinung einholt, der wird sich genau überlegen, auf welche Therapie er sich noch einlässt – und auf welche besser nicht.

Solch mündige Patienten sterben seltener in Operationssälen oder auf Intensivstationen. Sie verbringen ihre letzte Lebenszeit lieber im Hospiz oder daheim, bei maximaler Leidenslinderung.[8] Dies wünschen sich die allermeisten und lehnen darum eine aggressive Therapie am Lebensende ab[9], übrigens auch 90 Prozent aller Ärzte … aber zumeist leider nur für sich selbst. Ihre Patienten messen sie da an einer anderen Elle und zeigen wenig Bereitschaft, dem Wunsch nach einem Abbruch kurativer Therapieversuche – nicht selten ausgedrückt in einer Patientenverfügung – zu folgen. Besonders betroffen sind Patienten mit der besseren Versicherung, also Privatpatienten.[10] Eine Studie aus dem Jahr 2014 dokumentiert, dass dieses dem Patientenwillen spottende Verhalten unter Orthopäden, Radiologen und Chirurgen besonders ausgeprägt ist.[11] Drastische Worte bei Operationsverweigerern

desto besser wirkt sie. Der Placebo-Effekt ist gut belegt (http://www.scinexx.de/dossier-detail-696-7.html).

freilich sollten nicht fehlen. Ein geläufiger Spruch in der Chirurgie dazu lautet: »*Ein Patient, der einer Operation nicht zustimmt, ist schlicht falsch aufgeklärt.*«

Dabei gibt es heute gesicherte Erkenntnisse darüber, dass frühzeitige gute Leidenslinderung bei Krebspatienten zu besserer Lebensqualität, weniger Depression und oft sogar zu einem längeren Leben führt.[12] Die in der Palliativmedizin erzielten Erfolge sind auch im Hinblick auf eine Lebensverlängerung nicht selten sogar der Erstlinien-Chemotherapie überlegen. Annette freilich musste sogar die dritte Linie erdulden. Zur Erklärung: Bei einer Erstlinien-Chemotherapie – also der wissenschaftlich meistempfohlenen Behandlung – gibt es statistische Belege, dass sie das Leben verlängert, wenn auch oft nur um eine kurze Spanne. Diese positive Wirkung haben die Mittel der zweiten Wahl meist kaum noch, ab der dritten Wahl handelt es sich fast durchgehend um eine Art pharmakologischer Experimente. Und teilweise haben solche Substanzen bereits Tausenden Patienten vorher keinerlei Nutzen gebracht. Aber man kann es ja noch ein 1001. Mal versuchen.

Professor Wolf-Dieter Ludwig, Vorsitzender der Arzneimittelkommission der deutschen Ärzteschaft, erklärt: »*Wenn die Krankheit nicht gut auf das erste und auf das zweite Behandlungsprotokoll angesprochen hat, ist es überflüssig und schädlich, erneut die Chemotherapie zu wechseln*[13]*… Das wird oft aus Unsicherheit gemacht – und um Gespräche zu vermeiden, in denen es um die Grenzen der Behandlung und um die Endlichkeit des Lebens geht.*«[14]

Der Fall von Paul

Genau das habe auch ich immer wieder erlebt. Erlebnisse wie das folgende gehören seit Jahren zu meinem Alltag: Die diensthabende Schwester eines Pflegeheimes ruft mich zu einem eiligen Hausbesuch. Paul, der 72-jährige Hobbyfunker, soll für die Chemotherapie einen Port angelegt bekommen, aber er weigert sich. Er hat Bauchspeicheldrüsenkrebs, die Nachbarorgane und die Leber sind bereits vom Tumor durchsetzt, er ist ausgemergelt. Der Patient ist ganz offensichtlich an seinem Lebensende angekommen. Ohne Wunder hat er vielleicht noch ein paar Wochen, vielleicht einige wenige Monate, ob nun mit oder ohne Chemo.

Für den kommenden Tag ist er in der Klinik angemeldet. Portanlage*, das bedeutet: In einem operativen Eingriff wird dem Patienten ein kleiner Topf mit einem Schlauch unter die Haut gesetzt, der die Verbindung zu einer herznahen Vene herstellt. Führt man eine Spezialnadel in den Port ein (sogenannte Portpunktion), so lässt sich das Chemotherapeutikum direkt in die große obere Herzvene spritzen.

Der Onkologe macht ein strenges Gesicht und sagt: *»Sie müssen die Chemo machen. Sonst sind Sie in drei bis vier Wochen ein toter Mann. Mit Chemotherapie haben Sie wahrscheinlich noch vier gute Jahre.«*

Diese Zeitangaben sind schlicht erlogen, und dies nur aus dem einen Grund: um dem armen Patienten eine Chemotherapie aufzuquatschen. Wäre der Krebsarzt ein ehrlicher Mann, dann hätte er zu Paul sagen müssen: *»Ich gebe Ihnen jetzt diese Chemo im Rahmen eines Therapieexperimentes. Bislang hat das Präparat noch keinem Menschen das Leben gerettet. Auch kann ich nicht sagen, ob es das Leben verlängert oder Ihre Beschwerden tatsächlich mindern wird. Bislang haben selbst Tausende von Anwendungen diesen Nachweis nicht erbracht. Wir wissen aber von erheblichen Nebenwirkungen. Ihnen wird übel, Sie verlieren Ihre Haare und Sie werden vermutlich den ganzen Tag schlafen. Aber bei Ihnen können wir das alles ja noch einmal ausprobieren – vielleicht hilft es ja am Ende sogar. Also viel Glück!«*

Und nun frage ich: Würden Sie dem zustimmen, würden Sie das unterschreiben?

* Kosten für eine stationäre Portanlage: 1483,83 Euro + Materialkosten

In Wirklichkeit erzählen viele Krebsärzte ihren Patienten so etwas wie: »*Ihre Tumormarker haben sich stabilisiert, dennoch hat die letzte Substanz noch nicht ausreichend geholfen. Wir müssen die Therapie ein wenig verändern und bauen dabei auf eine ganz neue Substanz. Ich denke schon, dass wir den Tumor damit aufhalten oder verkleinern können. Jedenfalls kenne ich Patienten, denen das gut geholfen hat. Das ist übrigens unsere einzige Chance.*« Und wenn das noch nicht reicht, stößt der Doktor eine letzte Drohung aus. »*Wenn Sie das jetzt nicht machen, werden Sie bald qualvoll sterben.*« Paul lehnte trotzdem Eingriff und Chemotherapie ab, er überlebte seine Tumorerkrankung knapp zwei Monate, starb in dem Bett, in dem ich ihn kennenlernte, unter liebevoller Begleitung durch seine beiden Töchter. Doch nur wenige Patienten lehnen den Rat des Onkologen ab, widerstehen dem Wunschdenken, dass »*Therapie doch einfach helfen muss*«.

Chemotherapie lässt die Kassen klingeln

Wie anders kann man sonst erklären, dass etwa das Krebsmedikament Erlotinib zum Verkaufsschlager wurde. In den Zulassungsstudien zur Behandlung des Pankreaskarzinoms wurde dem Wirkstoff in der Tat eine Verlängerung der Überlebenszeit attestiert: von 5,93 Monaten ohne auf 6,34 Monate mit Erlotinib im Behandlungsprogramm. 0,4 Monate, das sind im Schnitt zwölf Lebenstage. Ein positiver Einfluss auf die Lebensqualität ließ sich in den Studien nicht nachweisen. Im Gegenteil: Behandelte Patienten klagten häufiger über Durchfall und sogar häufiger über schwerwiegende unerwünschte Wirkungen. Selbst der Tod von fünf Patienten in dieser Untersuchung wird auf die Toxizität des Behandlungsprogramms zurückgeführt.[15] Mit dem Medikament werden Millionen verdient.

Wir sollten uns also wieder einmal dem Kostenfaktor zuwenden: War die Therapie bei Darmkrebs in den 1990er-Jahren noch mit umgerechnet durchschnittlich rund 6 000 Euro inklusive der Klinikkosten vergleichsweise günstig, so liegen heute allein die Kosten der Medikamente schnell bei 150 000 Euro. Dabei sind Jahrestherapiekosten von 100 000 Euro für ein einzelnes Präparat keine Seltenheit, etwa für Ipilimumab. Das Medikament gegen den schwarzen Hautkrebs hat die Zulassung bekommen, weil es die Überlebenszeit im Schnitt von sechseinhalb auf zehn Monate verlängerte.[16] Unter »Zulassung« ist dabei zu verstehen, dass die Kassen das bezahlen müssen, was sich die Pharmaindustrie ausdenkt. Dabei interessiert sich niemand ernsthaft für die Tatsache, dass die gleiche Medizin in unseren Nachbarländern deutlich billiger zu haben ist. In Deutschland etwa ist Pemetrexed, ein Medikament gegen Lungenkrebs, mehr als doppelt so teuer wie in Griechenland. Spitzenreiter der Untersuchung ist allerdings das Brustkrebsmedikament Gemcitabin, das in einigen Ländern viermal so teuer verkauft wird wie in anderen.[17]

Der *Arzneimittelbrief*, eine unabhängige Arzneimittelzeitung, hat verschiedene Studien zu neu zugelassenen Krebsmedikamenten sorgsam analysiert[18] und kam zu einem ernüchternden Ergebnis: Weniger als ein Drittel der Medikamente wurde aufgrund einer verbesserten Überlebenszeit zugelassen, bei den anderen musste der schwammige Begriff des »progressionsfreien Überlebens« als Begründung herhalten. Das ist die Zeitspanne, bis der Tumor weiterwuchert, also merkbare Wachstumstendenzen zeigt. Deutlich weniger als die Hälfte der untersuchten Präparate hatten einen neuen Wirkmechanismus. 59 Prozent waren sogenannte »Next-in-class-Präparate«, also Varianten bereits bekannter Medikamente mit ähnlicher Wirkung und darum nicht innovativer Fortschritt[19], sondern möglicherweise profitabler Bluff. Es ist natürlich viel billiger, eine leichte Abwandlung eines bereits existenten Verkaufsschlagers herzustellen, als innovative Forschung zu betreiben. Bei Prüfung des Zusatznutzens dieser »Next-in-class-Präparate« durch eine unabhängige staatliche Organisation war bei nicht einmal 40 Prozent der neuen

Medikamente ein relevanter Vorteil nachzuweisen. Bei den anderen Substanzen war er nur minimal oder überhaupt nicht vorhanden.[20]

Auffallend ist, dass die Jahreskosten, die zwischen 59 000 und 168 000 US-Dollar pro Arzneimittel schwanken, in keinerlei Relation zur Wirksamkeit des Medikamentes stehen[21]: Die Pharmaindustrie nimmt ungeniert, was der Markt hergibt. Und das ist bisweilen viel. In den USA sind Behandlungskosten mittlerweile der häufigste Grund für eine Privatinsolvenz.[22]

Noch eine weitere Kostenexplosion – die Müllkostenexplosion – dokumentiert das unabhängige *Arznei-Telegramm*. Die Wirkstoffmengen in den Ampullen sind so bemessen, dass fast immer Restmengen verbleiben, die letztlich in den Müll wandern. Diese Reste summieren sich in den USA auf 1,8 Milliarden Dollar.[23] Auch hier nimmt das Hautkrebsmedikament Ipilimumab den Spitzenplatz ein: Alle drei Wochen wandern durchschnittlich Wirkstoffmengen für 3100 Euro pro Patient als Rest in den Müll.[24]

Kürzlich erhielten zwei neue Medikamente die Zulassung zur Therapie von Schilddrüsenkrebs. Die Kosten sind mit 63 510 Euro pro Patient und Jahr hoch, die Überlebenszeit der Patienten beträgt oft nur Monate. Es besteht die Notwendigkeit einer Dauertherapie. In den Studien ließ sich ein Überlebensvorteil für die Patienten nicht nachweisen. Doch die untersuchenden Ärzte sind nicht dumm. Zeigt sich kein Überlebensvorteil, wird eben die Zeitspanne des »progressionsfreien Überlebens« bestimmt. Das hört sich zunächst einmal vernünftig an, denn genau das wollen die Patienten ja: möglichst lange von weiterem Tumorwachstum verschont bleiben. Leider sagt jedoch dieser Wert nicht viel über den tatsächlichen Nutzen für den Patienten aus, denn einerseits kann es durch die Medikation zu einer Veränderung des Tumors kommen, der zunächst langsamer, aber dafür später umso schneller wächst. Außerdem werden die Todesfälle, verursacht etwa durch die Medikation, herausgerechnet. Platt gefragt: Wo liegt der Nutzwert, wenn ein Medikament zwar das Tumorwachstum bremst, aber die Hälfte der Patienten stirbt, weil es so giftig ist?

Bei einem dieser jüngst zugelassenen Medikamente, so dokumentiert eine Studie, brach jeder fünfte Patient die Therapie komplett ab, bei dem anderen mussten 80 Prozent der Probanden wegen Nebenwirkungen pausieren. Nachzulesen ist das alles in der weltführenden Medizinzeitschrift *Lancet*.[25] Doch es kommt noch schlimmer: Etwa bei jedem dritten Todesfall, der während der Behandlung mit einem der beiden Medikamente auftrat, wird ein Zusammenhang mit der Medikation vermutet.[26] Nun sollte man meinen, dass kein Arzt auch nur auf die Idee käme, seinen Patienten derartige Giftstoffe zur täglichen Einnahme zu verordnen. Die Realität sieht leider anders aus. Die Autoren eines Übersichtsartikels im *Deutschen Ärzteblatt* empfehlen die Behandlung durchaus, wenn auch nur »bei ausgeprägtem Therapiewunsch des Patienten«.

Die hoch angesehenen Experten geben dabei treuherzig an, selber Honorare oder Vergünstigungen von den Herstellerfirmen zu erhalten. Und das *Ärzteblatt* – Pflichtlektüre für jeden deutschen Arzt – druckt dies.[27]

Der Fall von Peter

Der Blutkrebspatient Peter wurde seit vielen Jahren in einem Tumorzentrum behandelt. 19-mal wurde die Chemotherapie bereits wiederholt, oft wurden die Präparate gewechselt. In der Folge waren viele Nerven an Händen und Füßen zerstört. Die Schmerzen, die so entstehen, sind im wahrsten Sinne des Wortes besonders »entnervend«. Doch immer, wenn ein neues Medikament auf den Markt kam, wurde es dem 73-jährigen Privatpatienten zuteil. Die Therapie nahm zunehmend Tempo auf, zuletzt musste Peter dreimal wöchentlich in die Klinik einrücken. Oft ging es schon um fünf Uhr morgens los. Es folgten Blutabnahmen, Infusionen, Blutübertragungen und immer wieder Chemotherapie bis in den späten Nachmittag, teils aber auch stationär mit einer Übernachtung im Klinikbett.*

Peter fühlte sich eigentlich gut aufgehoben in der Klinik, er machte aber keinen Hehl daraus, die letzte Lebensphase zu Hause verbringen zu wollen. In Eigeninitiative wandte sich die Familie an das Palliativnetz und bat um Mitbetreuung. Unser Team war den Angehörigen nach einer palliativen Begleitung in der Nachbarschaft empfohlen worden. Die Eheleute waren von der Situation mit starken Schmerzen, Antriebsarmut, Appetitstörung und Panikattacken überfordert. Die wichtigste Kraftquelle, die Peter noch hatte, waren seine Frau und die große Freude an den Enkelkindern, die ihren Opa so gut wie irgend möglich verwöhnten.

Wir versuchten, der Beschwerden in ambulanter Behandlung Herr zu werden: Das Morphiumpräparat wurde gewechselt, eine Medikation für die Nervenschmerzen verschrieben. Als die Klinik vom Tätigwerden unseres Teams erfuhr, wurde der Patient augenblicklich einbestellt und barsch in seine Grenzen verwiesen. Alles, was jetzt geboten sei, müsse stationär erfolgen, im Tumorzentrum.

Doch die Eheleute widersetzten sich. Kurz darauf starb Peter – noch mit Chemopräparaten vollgepumpt, aber unter guter Symptomkontrolle – in seinem heimischen Bett. Unser Team war bis zuletzt zugegen. Seine Frau und die drei Söhne haben dem Sterbenden die Hand gehalten.

Ein paar Tage später versuchte ich, telefonisch Kontakt mit der Klinik aufzunehmen. Als dies scheiterte, konnte ich nicht umhin, die Kollegen schriftlich auf einige Dinge hinzuweisen:

* *Kosten für zwei Tage stationären Aufenthalt zuzüglich Medikamentenkosten: 3369,98 Euro*

1. Chemotherapie in den letzten Lebenswochen wird international als »zu invasive Therapie« angesehen.
2. Palliativmedizinischer Kontakt (zu einem Team) sollte nach internationalem Konsens und Empfehlung onkologischer Fachgesellschaften frühzeitig erfolgen.
3. Einen Patienten mit Wunsch nach häuslicher Versorgung, Freude an Enkelkindern und nach 19 verschiedenen Chemotherapien dreimal wöchentlich ab fünf Uhr morgens bis nachmittags »ambulant« einzubestellen – all das hat die medizinische Situation verschlechtert (Erschöpfungssyndrom, Depression) und ist unethisch.
4. Die Verabreichung 19 verschiedener Chemotherapien bei unzureichender Symptomkontrolle ist diskussionsbedürftig.
5. Stationäre Einbestellung ohne Rücksprache mit dem behandelnden Palliativteam zur »Schmerzeinstellung«, nachdem man sich darum jahrelang nicht scherte, riecht nach: »Nimm mir nicht meinen Privatpatienten weg.«

Der Brief war überfällig. Auch Annette wurde seinerzeit in eben diesem Tumorzentrum behandelt. Damals hat man mich auflaufen lassen, ein Professor ist einem schnöden Vertragsarzt ja wohl keine Rechenschaft schuldig. Diesmal immerhin bekam ich Antwort – doch die war ernüchternd:

Die Familie und insbesondere der Sohn hat bis zuletzt die Ernsthaftigkeit der Erkrankung nicht wahrgenommen. (...) Selbst in objektiv schlechtem Allgemeinzustand hat er wiederholt die angebotene stationäre Aufnahme verweigert.

Hierzu darf wohl festgestellt werden, dass es doch gerade an den Ärzten liegt, dem Patienten die »Ernsthaftigkeit von Diagnose und Behandlung« zu erläutern. Wie anders wäre denn die rechtswirksame Einwilligung in eine Therapie zu erhalten, wenn ein Patient die »Ernsthaftigkeit seiner Erkrankung« nicht wahrnimmt? Ungeachtet dessen hat Peter mir gegenüber die Ernsthaftigkeit seiner Erkrankung sehr wohl erkannt –

ebenso seine Söhne. Und die Bemerkung, dass ein Patient in *»objektiv schlechtem Allgemeinzustand die wiederholt angebotene stationäre Aufnahme verweigert«*, macht mich sprachlos: Gibt es während der Sterbephase in der Gedankenwelt des Professors gar eine Pflicht zur stationären Aufnahme, denn nur bei bestehender Pflicht kann man doch etwas verweigern?

Meine Kritik lief ganz offensichtlich ins Leere.

Wir danken Ihnen, dass Sie die häusliche terminale Palliativbetreuung unseres Patienten übernommen haben. Eine differenzierte Beurteilung der langjährigen Betreuung des Patienten unserer Klinik war Ihnen in der Kürze der Zeit und unter den Eindrücken der vom Patienten bewusst nicht mit detaillierten Informationen zu seinem Krankheitszustand belasteten Familie offenbar nicht möglich.

Um die eigenen Tantiemen zu sichern, hauen die mit allen wissenschaftlichen Ehren ausgestatteten Herren aus der Klinik ein letztes Mal um sich. Die Einschüchterungsversuche haben durchaus Methode. Kürzlich erfuhr ich von einem Insider, dass Mitgliedern der Ethikkommission in dieser Klinik der Zutritt auf einigen Intensivstationen verweigert würde. Ethikkommissionen sind in Deutschland gesetzlich verankert[28], sie vermitteln etwa, wenn es Meinungsverschiedenheiten zum Therapieende gibt. Ihr Auftreten scheint in der Klinik nicht immer gern gesehen zu sein. Man mag spekulieren, dass sie das gute Geschäft mit der Übertherapie stören.

Der Fall von Karla

Was passiert, wenn Patienten die empfohlene Chemobehandlung nicht mitmachen möchten, zeigt folgender tragischer Bericht:

Der 73-jährigen Karla war es zeitlebens wichtig, was andere

über sie denken. Sie hat ihr Leben immer selbst bestimmt, fast ohne Rücksicht auf Verluste. Sie hat vieles geduldig aushalten und vieles ertragen müssen. Sie hat ihre parkinsonkranke Mutter bis in den Tod gepflegt und später ihren Mann, der Lungenkrebs hatte.

Kurz nach dem Tod ihres Mannes merkte Karla im Dezember 2005, dass sie ständig unter Darmbeschwerden litt. Sie maß dem keine sonderliche Bedeutung bei und schob es auf die Belastung durch die Trauer. Um ihre eigene Gesundheit hat sie sich niemals ernstlich gekümmert. Ihre Tochter – von Beruf Krankenschwester – bat sie wieder und wieder, die Beschwerden doch endlich abklären zu lassen. Aber Karla wollte davon nichts wissen. Als Kind war sie wegen eines Hüftleidens oft operiert worden. Seitdem mied sie Ärzte, wo immer sie konnte. Aber als sich im Bereich des Afters eine tennisballgroße, schmerzhafte Eiterblase bemerkbar machte, setzte sich die Tochter durch. Jetzt ging es ins Krankenhaus, in dem die Tochter, nennen wir sie Susanne, seit 21 Jahren arbeitete. In der Notaufnahme musste Karla drei Stunden lang warten. Sie konnte vor lauter Schmerzen nicht einmal sitzen. Auch das Stehen fiel angesichts des alten Hüftleidens schwer.

Noch in der Nacht landet sie im OP. Die Eiterblase wird gespalten, der Schmerz ist weg. Leider verschmutzt der Stuhlgang die frische Wunde immer wieder neu. Also muss ein künstlicher Darmausgang gelegt werden. Dann die schreckliche Gewissheit: Ursache des Übels ist ein aggressiver Darmkrebs. Mutter und Tochter spielen alle Möglichkeiten durch und setzen eine Patientenverfügung auf. Unmittelbar nach der Operation soll mit Chemo und Bestrahlung begonnen werden.* Doch Karla lehnt ab. Zulassen will sie einzig eine leidenslindernde Versorgung.

Der behandelnde Oberarzt eilt gleich am nächsten Morgen

* *Stationäre Behandlungen über einen Tag Chemotherapie: 773,65 Euro zuzüglich Medikamentenkosten.*

ans Krankenbett und wird richtig laut: »*Wollen Sie denn unbedingt verfaulen und stinken bei lebendigem Leib? Sie sind doch im Kopf krank, wenn Sie Ihrer Tochter so etwas zumuten wollen!*«. Als sie nicht einlenkt, legt er nach: »*Sie haben bis zum Mittag Zeit, es sich anders zu überlegen. Wenn Sie keine Therapie wollen, dann werden Sie noch heute entlassen.*«

Schwestern der Station riefen ihre Kollegin Susanne an und entschuldigten sich tausendfach. Aber sie müsse dringlichst in die Klinik kommen, da laufe etwas grundlegend schief. Karla saß in ihrem Krankenzimmer und weinte bitterlich. Sie ließ sich nicht beruhigen! Der zuständige Oberarzt war für die Tochter – immerhin Kollegin im gleichen Krankenhaus – nicht zu sprechen. Es blieb dabei: Karla musste gehen.

Also hat Susanne noch für den gleichen Tag den Haushalt umorganisiert, die notwendigen Pflegehilfsmittel bestellt und für die Versorgung des künstlichen Darmausganges gesorgt. Anschließend konfrontierte sie ihren Mann mit der Nachricht: »Mama zieht heute bei uns ein.« Was dann geschah, hat Susanne in einem eindringlichen Brief an unser Palliativteam beschrieben:

»*Also hab ich Mama beruhigt, eingeladen und mitgenommen – das Beste, was uns hätte passieren können, ganz ehrlich! Wir haben lange gebraucht, um all das zu verarbeiten, sowohl Mama als auch ich. 14 Tage später traf ich den besagten Oberarzt im Treppenhaus, als ich für Mama Unterlagen abholte. Er sagte: ›Wie geht es der Mutter – stinkt es schon?‹ Obwohl es nicht einfach war und ich wirklich mit einer sehr nörgeligen Mutter gerechnet habe, waren es die schönsten Wochen. Wir kochten zusammen, haben gelacht, ich hab mich im Kniffel bescheißen lassen, und wir sind abends ins Bett gegangen und haben wie die Teenies in der Jugendherberge gequatscht, bis eine von uns einschlief.*

Auch Ängste und Sorgen wurden besprochen, die Beerdigung geregelt, und die Freunde kamen zu Besuch. Schmerzen hatten wir gut im Griff und übel war ihr gar nicht. Die Friseurin machte ihr noch die Haare, die Füße wurden gemacht, wir haben es uns gut gehen lassen. Es waren wunderbare Wochen. Ihren Humor hat sie bis zuletzt behalten, einmal sagte sie etwa: ›Ich hab so abgenommen, schmeiß mein Geschirr mit in die Kiste, damit die Sargträger was zu schleppen haben.‹

Am 5. Juni kippte dann alles, sie schlief den ganzen Tag, wollte nicht essen und nicht trinken. Abends fing sie aus heiterem Himmel an zu erbrechen – es war Kot.

Das war das erste Mal, dass wir zusammen weinten. Ich hatte sie im Arm und sie fragte mich: Was soll es jetzt noch Gutes geben? Und ich hab ihr ganz ehrlich gesagt: ›Ich glaube, nichts!‹

Nachdem das Erbrechen dann nicht aufhörte, habe ich ihr Schlafmittel gegeben und wie immer auch bei ihr geschlafen. Meine Güte, sie hat ja so geschnarcht!! Am nächsten Morgen machte sie die Augen auf, hatte Durst und sagte: Ich habe Papa gesehen. * *Der Rest war nicht mehr zu verstehen, und es war auch das Letzte, was sie gesagt hat. Friedlich eingeschlafen ist sie dann am 12.06., einfach so. Ohne Leiden, ohne Druck und hoffentlich auch ohne Sorge. So wie sie es eben wollte, ganz normal wie immer, es gehört zum Leben dazu.*

Es war gut, dass wir so viele verständnisvolle Leute um uns rum hatten, angefangen bei meinem Vermieter, der sofort zugesagt hat, dass Mama bei uns bleiben darf. Über Ralf, der sofort das Schlafzimmer geräumt hat und über seinen Schatten gesprungen ist, wo er nur konnte. Meine Cousine, die jeden Tag kam, wenn ich die Patienten machte, und das Palliativteam, das wirklich immer ansprechbar war und mich auch freistellte.

Wenn ich mir jetzt vorstelle, wie sie mit Angehörigen und Patienten umgehen, wenn die keine Ahnung haben. Ich wusste, um was ich mich kümmern muss – was ist mit den Laien? Und

* Immer wieder berichten Sterbende, sie hätten bereits verstorbene Verwandte gesehen. Dabei spricht man von »Sterbebettvisionen«. Wissenschaftlich sind sie, genau wie Nahtoderfahrungen, Sehen von Licht oder Augenöffnen im Sterben, nicht erklärbar.

ich gebe mehr als gerne zu, ich war Tochter und im ersten Moment genauso überfordert wie jeder.«

Wie oft habe ich von Betroffenen gehört, dass sie sich wie Versuchskaninchen fühlen oder als goldenes Kalb, das gemolken werden soll. Während der Therapie werden diese Patienten ganz wundervoll umsorgt und mit Hoffnung gefüttert. Eine Patientin sagte mir einmal: »*Mir kommt es vor, als wenn sie den roten Teppich ausrollen, wenn ich zur Chemo erscheine!*« Sobald sich aber das Blatt wendet und nicht mehr von Heilung die Rede sein kann, dreht sich einfach alles. »*Keiner spricht mehr offen mit einem, Ärzte gehen einem aus dem Weg und Freundlichkeit ist dann ein Fremdwort.*«

Jedes Infragestellen der oft aus durchsichtigen Gründen verordneten Therapie gilt als Todsünde. Wer nicht einlenkt, wird abgebügelt: »*Wollen Sie das denn Ihrem Mann zumuten... Sie müssen auch an Ihre Lieben denken.*« Hilfe bei einem Therapieabbruch gibt es nicht. Darum fühlen sich auch so viele im Stich gelassen, ausgenutzt, ja nicht selten sogar minderwertig. Der Satz »*Wenn ich das alles vorher gewusst hätte*« ist fast schon Programm.

Immer wieder hört mein Team von vergleichbaren Reaktionen. Wird den geforderten Therapiemaßnahmen nicht zugestimmt, erfolgt fast automatisch die unehrenhafte Entlassung aus dem Krankenhaus, der Rausschmiss binnen Stunden. Arztbriefe werden nicht erstellt, Medikamente nicht mitgegeben – was gesetzeswidrig ist. Von der Organisation der Pflegehilfsmittel einmal ganz zu schweigen. Selbst der Sauerstoff fehlt häufig. Wie oft muss unser Team am Tag der Krankenhausentlassung Notfallhausbesuche machen! Dabei treffen wir auf Menschen, die lange und für viel Geld behandelt wurden. Ihren Beschwerden hat man dabei wenig Aufmerksamkeit geschenkt. Teils bekamen die Patienten nicht einmal ein Schmerzmittel.

Wer wie Karla nicht mitmacht und sich dem Sterbeverlängerungskartell widersetzt, der wird gedemütigt, verstoßen, bedroht. Die Formulierungen gegenüber den Angehörigen variieren dabei nur geringfügig: *»Ihre Mutter wird verhungern, ersticken, elendig verrecken, die Tumorwerte werden explodieren, sie wird stinken, der Krebs wird sie auffressen und letztlich wird das Wasser über das Herz steigen und sie ersäuft.«* Das alles ist richtig schlechte, geradezu perverse Medizin, die auch als Versuch gedeutet werden könnte, *»einen Menschen durch Drohung mit einem empfindlichen Übel zu einer Handlung, Duldung oder Unterlassung«* zu bringen. So lautet der Strafrechtsparagraf § 240. Die Rede ist vom Tatbestand der Nötigung. Darauf steht übrigens eine Freiheitsstrafe von bis zu drei Jahren. Aber der Rechtsschutz Sterbender in unserem Land ist höchst mangelhaft bis nicht vorhanden, Sie werden davon in den letzten Kapiteln lesen.

3 Chirurgische Eingriffe: Deutschland als OP-Weltmeister

Schon im alten Mesopotamien erließ der weise Hammurabi im Jahr 1800 vor Christus ein Gesetz, wonach allzu ehrgeizige Chirurgen mit dem Verlust einer Hand oder eines Auges bestraft wurden. Es handelt sich historisch um eine der ältesten Gesetzessammlungen, die tatsächliche Bestrafung einer solchen Tat ist allerdings bis heute nicht überliefert. Und als sich um 1915 die vorbeugende Entfernung von Blinddärmen und in den 1930er-Jahren die vorsorgliche Operation gesunder Mandeln häuften, fragte der Arzt Ernest Codman aus Boston, ob seine Chefarztkollegen *»überhaupt ihren Unterhalt verdienen können, ohne eine Menge Humbug anzustellen«*.[1]

Deutschland als Operations-Weltmeister

An der Misere hat sich wenig verändert. Quer durch sämtliche Fachbereiche gaben 39 Prozent der Chirurgen an, dass aufgrund des wirtschaftlichen Drucks mehr Operationen durchgeführt würden, als medizinisch notwendig seien.[2] Diese Angaben sind bedeutsam, weil jede Operation mit dem Risiko einhergeht, zu Tode zu kommen oder lebensbedrohliche Konsequenzen zu erleiden. Und Sie wissen bereits – jeder ärztliche Eingriff ist im rechtlichen Sinne eine Körperverletzung. Straflos ist er nur, wenn der Patient einwilligt und ein medizinischer Grund für die Operation besteht. Wenn fast 40 Prozent der Ärzte zugeben, mehr zu operieren, als medizinisch notwendig ist, so müsste im Umkehrschluss gegen 40 Prozent der deutschen Chirurgen wegen des Verdachts der gefährlichen Körperverletzung ermittelt werden. Dr. Richter, ärztlicher Direktor der Klinik Mühldorf, stellt maliziös fest: »*Ich bin der Meinung, dass das Gesundheitswesen, von dem wir in Deutschland mal gesprochen haben, inzwischen zu einer Gesundheitswirtschaft degeneriert ist.*«[3]

Im Vergleich zwischen den Industrienationen belegt Deutschland in Bezug auf die Krankenhausversorgung stets Spitzenplätze: Weltmeister sind wir in der Häufigkeit von Hüftoperationen sowie bei Herzkatheteruntersuchungen. Letztere werden in Deutschland fast viermal so häufig durchgeführt wie im Durchschnitt der Industrienationen. Bei allen Eingriffen liegt Deutschland deutlich über den Werten der Nachbarländer, obgleich die Häufigkeit der Krankenhausaufenthalte der anderer Länder entspricht. Auch bei den Herz-Kreislaufleiden sind wir unschlagbar, bei den Krebsbehandlungen bringen wir es immerhin auf Rang zwei.[4] Die Anzahl der Krebsbehandlungen stieg in den letzten Jahren bei uns stetig um rund zwei Prozent pro Jahr, bei den übrigen Industrienationen nur um 0,3 Prozent.

OP-Häufigkeit in Deutschland[5]	pro 1 000*	Rang	über Schnitt
Herzkatheter	624	1	+ 252,5%
Brusterhaltende OP bei Krebs	232	1	+ 114,8%
Bauchwandbruch-OP	223	1	+ 102,7%
Hüftgelenksersatz	295	1	+ 91,6%
Krankenhausbehandlung wegen Herzleiden	35,7	1	+ 82,1%
Herz-OP (Bypass)	116	2	+ 146,8%
Krankenhausbehandlung wegen Krebs	24,5	2	+ 81,5%
Kniegelenksersatz	213	2	+ 74,6%
Gallenblasen-OP	236	2	+ 53,2%
Mandeloperation	157	3	+ 96,3%
Prostatakrebs-OP	282	4	+ 64,9%
Gebärmutterentfernung	178	6	+ 57,5%
OP bei grauem Star	178	7	+ 50,8%
Blinddarm-OP	151	7	+ 19,8%
Brustentfernung bei Krebs	69	8	+ 23,2%
Kaiserschnittentbindung	314	9	+ 20,3%

* Krankenhausbehandlung pro 1 000, Operationen pro 100 000 Patienten

Extrem hart trifft es Privatpatienten: Sie werden am Lebensende besonders häufig stationär behandelt.[6] Die zweite Risikogruppe sind die Senioren. Nichts gegen eine gute medizinische Versorgung im hohen Alter (ein Bypass mit 90 kann durchaus sinnvoll sein), aber systematische Ausbeutung mittels Übertherapie ist schlicht verwerflich.

Der Fall von Günther

Das wird bei Günther eindrücklich klar. Der 79-jährige Jäger und Strafvollzugsbeamte hatte erhebliche Gesundheitsprobleme: Drei Herzinfarkte mit vielfachen Versuchen der Gefäßerweiterung, die Nieren versagten. Er musste längere Zeit schon zur Dialyse. Trotzdem schaffte er es immer noch in die Natur. Die Ruhe auf dem Hochsitz, das Beobachten des Wildes und die gelegentlichen Treffer bereiteten ihm Freude.

Ende April machten sich zunehmend Schluckbeschwerden bemerkbar. Günther ging zu seinem Hausarzt. Nach wenigen Tests war die Diagnose klar: Krebs in Magen und Speiseröhre. Augenblicklich erfolgte die Einweisung ins Krankenhaus. Sogleich wurde dem Privatpatienten auf der »Privatstation mit exklusivem Ausblick zum Stadtpark« ein Einzelzimmer bereitet, der Behandlungsplan war schnell besprochen: *»Den operiere ich Ihnen weg, Sie werden wieder gesund«*, versprach der Professor. Was dem schwer kranken Mann dann passierte, verlief keineswegs so glatt wie zugesagt. In einer Mammutoperation wurden große Teile des Magens, der Leber, der Speiseröhre und des Bauchfells entfernt. Dazu kam eine Neuverlegung des Darms.

Bereits zwei Tage nach dem schweren Eingriff folgte die nächste Notoperation. Die Naht am Darm hatte nicht gehalten. Die nächste Komplikation war eine schwere Infektion mit einem Problemkeim, die Verletzung der Lunge durch einen Zentralvenenkatheter, Leber- und Nierenversagen, Verwirrtheitszustände, Atemstörungen. Und immer wieder weitere Eingriffe und Operationen. Nach der dritten war der rechte Fuß schwarz und nicht mehr durchblutet, am Kopf gab es ein Druckgeschwür, die Lunge blutete beim äußerst schmerzhaften Absaugen. Immer wieder flehte der alte Mann seine Frau an: »*Bring mich nach Hause.*« Wenn Günther aufgebracht war, dann wurde er, auf Geheiß seiner Ärzte, ans Bettgitter festgebunden.

Barbara, die Ehefrau, erinnert sich:

Bei einem Gespräch mit unserer Tochter bat er, sie möge doch mal einen Kaffee trinken gehen. Er müsse sich etwas überlegen. Als sie zurückkam, sagte er zu mir: »Ich habe mich in etwas reingeritten. Ich muss da wieder raus. Bitte komme morgen ganz früh hierher und dann fahren wir mit dem Auto Richtung Heimat. An der ersten hohen Brücke, die kommt, hältst du an, lässt mich raus und dann fährst du weiter.«

Weiter sagte er: »Warum hilft mir keiner? Jetzt habe ich alles, was ich niemals wollte. Ich will die Situation nicht mehr!« Und dann hat er mich zum ersten Mal in unserer langen Ehe weggestoßen.

Als er auf der Intensivstation lag, kam ein frecher Pfleger, der beim Absaugen sehr grob war. Er duzte meinen Mann und schimpfte: »Freundchen, wenn du noch mal die Gummikappe vom Finger ziehst, tacker ich dir das Ding an den Fingernägeln fest!« Mein Mann hatte öfter die Hände an den Schläuchen, er war oft verwirrt, dann hat er etwas rausgezogen und wieder geschimpft: Er wüsste genau, was er tut, er wäre voll und ganz zurechnungsfähig. Immer öfter klagte mein Mann über die grobe Behandlung, wenn ich wegging. Ich habe dem Personal einige Hundert Euro zugesteckt, weil ich hoffte, dass sich so vielleicht etwas ändert.

Die drei Monate auf der Intensivstation hat er als würdelos und jämmerlich empfunden. Er war Privatpatient und ich bin sicher, dass ihm das nicht nur gutgetan hat. Wie oft wurden mir Steine in den Weg gelegt, wenn ich wieder einmal um Verlegung auf die Palliativstation bat. Doch der Chef der Intensivstation verweigerte die Zustimmung, obwohl alle wussten, dass Günthers Erkrankung über kurz oder lang zum Tode führen würde. Aber er durfte noch nicht sterben!

Günthers Sterben war entsprechend grausam, seine Frau hat es freimütig benannt:

Es ist ein schreckliches Gefühl, wenn man nach Hause geht und dem eigenen Mann die Hände fixieren muss und er am

Bett rappelt wie ein kleines Kind. Jede Woche bildeten sich neue Ergüsse, immer wieder Drainagen und Bronchoskopien. Ich habe sie nicht mehr gezählt, und schrecklich war auch das Absaugen, sechs- bis siebenmal am Tag. Eine Woche vor seinem Tod hat er sich zweimal die Beatmungs- und andere Schläuche beim Waschen rausgerissen. Er wollte nicht mehr, aber man hat seinem Wunsch, den mein Mann auch in seiner Patientenverfügung geäußert hat, nicht entsprochen, und das, obwohl der Text vom Bundesjustizministerium stammt.

Acht Tage vor seinem Tod ging es Günther sehr schlecht. Es hatte sich wieder einmal ein Erguss gebildet. Er trug mehrere Keime in sich. Also wurde er ins Koma gelegt. Nochmals suchte ich ein Gespräch mit dem Professor, in dem ich sagte, dass ich all das so nicht mehr möchte. Ich betonte, dass Günther das auch nicht wollte und sogar in seiner Patientenverfügung klar so geschrieben hat. Darauf bekam ich die Antwort, dass sie ihn erst einmal übers Wochenende schlafen lassen wollten und am Montag neu entscheiden.

So kam es dann auch. Am Dienstag wurden endlich alle Geräte abgestellt, ebenfalls die Dialyse. Tags darauf war mein Mann auf einmal ganz klar. * *Am Freitag saß er aufrecht in seinem Bett, was er ja selbstständig schon seit Monaten nicht mehr konnte. Es war wie ein Wunder für mich. Er war vorher ja nicht mal in der Lage, den Kopf von rechts nach links zu drehen. Er verlangte nach einem halben Brötchen und einem Kaffee. Dann kam der Arzt und fragte meinen Mann, ob sie nicht doch noch eine Dialyse machen sollten. Die Antwort war kurz und bündig: Weglassen!*

Eine halbe Stunde später ging es ihm deutlich schlechter. Ich fühlte, dass dies wohl sein letzter Tag sein würde. Die Ärzte kamen zusammen und es wurde beschlossen, meinen Mann endlich auf die Palliativstation zu verlegen. Ich hatte ihn dort schon

* Kurz vor dem Tod verbessert sich der Zustand noch einmal, die Palliativmedizin spricht von »Aufblühen«. Wahrscheinlich sind körpereigene leidenslindernde Hormone die Ursache.

14 Tage vorher auf die Liste setzen lassen, weil er immer gesagt hatte: »Ich muss von hier weg.«

Mein Mann starb, ohne irgendwelche Hilfe, direkt nach Ankunft auf der Palliativstation, innerhalb von zehn Minuten. Er ist bei vollem Bewusstsein erstickt, da man nicht mehr dazu kam, den Tropf mit Morphium anzuschließen.

Die Bilder von seinen letzten Tagen lassen mich auch heute, nach gut zwei Jahren, nicht zur Ruhe kommen, und es beschäftigt mich noch immer, dass ich nicht in der Lage war, meinem Mann zu helfen und ihm die unnützen, inhumanen Behandlungsqualen zu ersparen. Mein Fazit ist: Wir könnten unsere letzten Lebensjahre unendlich viel ruhiger und gelassener verbringen, wenn da nicht immer die Frage im Kopf wäre: Wo landest du am Ende? Wirst auch du an den Geräten hängen und über viele Monate alle diese Behandlungen über dich ergehen lassen müssen, obwohl doch jedermann weiß, dass es keine Aussicht auf Besserung mehr gibt? Aber nicht nur die Patienten leiden. Die Angehörigen leiden nicht minder.

Die Kosten für Günthers inhumane »Versorgung« im Krankenhaus in den gut zweieinhalb Monaten betrugen 182 475 Euro oder 2 281 Euro pro Tag. Die Kosten übernahm die Privatversicherung ohne jede Kritik. Aber eine ambulante palliative Versorgung übernimmt die gleiche Krankenversicherung nicht. Dabei würde die nur einen Bruchteil ausmachen, nicht einmal ein Prozent.

Günthers Beispiel zeigt: Das System lässt sich die Torturen, den Missbrauch verängstigter Patienten bestens bezahlen. Eigentlich müssten einige Krankenhäuser verpflichtet werden, am Eingang überdimensionale Schilder anzubringen, die man bislang nur von Zigarettenpackungen kennt: »*Vorsicht, Übertherapie führt zu einem qualvollen und früheren Tod*«, besonders in deutschen Landen, wo so hemmungslos operiert wird wie an kaum einem anderen Flecken der Welt.

Mehr Ärzte, mehr Operationen

In der Chirurgie gilt ein alter Leitsatz: »*Einen guten Chirurgen erkennt man nicht daran, was er operiert, sondern was er nicht operiert.*« Aber ein Operateur, der fleißig schneidet, der hat die besseren Zahlen, das höhere Ansehen und das dickere Portemonnaie. Vielleicht darum wird in den USA, wo sich das Geschäft mit der Übertherapie unter der Ärzteschaft ebenfalls großer Beliebtheit erfreut, jeder dritte sterbende Greis im letzten Lebensjahr noch einmal operiert. Im letzten Lebensmonat ist es noch etwa jeder fünfte, in der letzten Lebenswoche sind es immerhin noch acht Prozent. Dabei zeigten sich beträchtliche regionale Unterschiede. In manchen Gegenden wurde dreimal so häufig operiert wie in anderen. Besonders emsig ging man in Landstrichen mit hoher Krankenhausdichte und hohen Leistungszuschüssen ans Werk. Die Autoren einer aktuellen Studie folgern daraus, dass nicht der Gesundheitszustand des Patienten, sondern das Gutdünken der Ärzte zu dieser Praxis führt. Genau besehen belegen die Daten aber auch noch etwas ganz anderes: In Regionen mit höheren Ärzteeinkommen wird häufiger unnütz am Lebensende operiert.[7]

In Deutschland ist die Situation vergleichbar. Die Untersuchung einer großen Ersatzkasse von über 70 000 Sterbefällen ergab: Auch bei uns wird noch jeder vierte Greis in den letzten Lebenswochen operiert. Wo der Chirurg das Skalpell ansetzte, sprudelten Einnahmen von rund 23 000 Euro für die Gesamtbehandlung, mit Nichtoperierten ließ sich nicht einmal ein Drittel des Umsatzes erzielen, lediglich 7 200 Euro.[8]

Eine große Krankenkasse ließ in einer Studie die Daten von fast 200 000 Darmkrebsbetroffenen vergleichen.[9] Das Ergebnis: Es gibt Regionen, in denen die Behandlung 60 Prozent intensiver war als anderswo. Dort bestellten die Ärzte die Patienten häufiger ein, es ging häufiger zum Spezialisten, es wurden mehr Untersuchungen veranlasst, es erfolgten häufiger kleinere Eingriffe, und die Patienten erhielten häufiger eine Krankenhausbehandlung – vor allem Intensivtherapie. Nun sollte man annehmen, dass es diesen Patienten danach zumindest deutlich besser ging: Mehr ärztliche Behandlung bedeutet doch auch bessere Gesundheit. Doch weit gefehlt: Das Mehr an Behandlung führte weder zu größerer Zufriedenheit noch zu einem besseren Gesundheitszustand. In der Gruppe der intensiver Behandelten lag die Sterblichkeit sogar höher. Fakt ist: Übertherapie tötet!

4 Herzversagen: Paradedisziplin für teure Hightechmedizin

Das vermeintlich Heiligste in unserem Körper, das Herz, bietet ein ideales Ziel für aufwendige Apparatemedizin. Gerade bei diesem emotional besetzten Organ scheint uns keine Behandlung zu umfangreich und zu teuer zu sein.

Der Fall von Heinz

Heinz, ein 86-jähriger Elektrikermeister, hatte seinen Beruf bereits in den Zeiten des Zweiten Weltkriegs ergriffen. Bis 1989 war er in der Werkzeugmaschinenfirma der Mann, der gerufen wurde, wenn nichts mehr lief. Wie damals in vielen Betrieben gang und gäbe, war auch Heinz ein starker Raucher – ein Genussraucher, wie er sagte. Vom Rheuma abgesehen war er, der Nikotinabhängigkeit zum Trotz, alt und älter geworden. Im Herbst 2014 trat dann diese quälende Atemnot auf. Schnell diagnostizierten die Ärzte in der Klinik eine Herzschwäche, die sich aufgrund von Durchblutungsstörungen entwickelt hatte. Auch die Nieren und der Magen waren in Mitleidenschaft gezogen, bei den Untersuchungen stellte man dann auch noch eine beginnende Demenz fest. Bald schon lag der Mann auf dem OP-Tisch, routiniert wurden Verengungen der Herzkranzgefäße durch die Verbindung mit einer Brustwandarterie behoben, doch die Verbesserung seiner Situation nach dem Eingriff ließ auf sich warten.

Erst ein Jahr später hat Heinz unseren Palliativdienst konsultiert. Wie oft er denn im Krankenhaus gewesen sei, fragte ich ihn bei der ersten Visite in seiner Wohnung. »Ich weiß es nicht, es war nicht mehr zu zählen, bestimmt 15- oder 20-mal, immer wieder wegen der Luftnot. Mal war Wasser in der Lunge, mal ging es zur Herzkatheterisierung, und immer wurden viele schmerzhafte Untersuchungen gemacht.« Mit jedem Klinikaufenthalt kam eine Erkrankung dazu, der Arztbrief listete 16 Diagnosen auf. Irgendwann sagte der Oberarzt: »Sie brauchen einen Defibrillator.« Heinz wehrte sich energisch. »Dann kann ich ja gar nicht mehr in Frieden sterben.«* Doch der Kardiologe in der Klinik ließ nicht locker: Das Herz schlage zu langsam, der Defibrillator sei unumgänglich. Zögernd stimmte Heinz zu. Genauso ging es ihm mit den zahlreichen Herzkathetern – geholfen hatten sie ihm nicht, aber auch hier hieß es jedes Mal: Das muss sein. Das geht nicht anders.

Vom Krankenhaus hatte er bald die Nase voll. Er fühlte sich dort hilflos und ausgeliefert. Statt Privatsphäre unangenehme Gerüche und mangelnder Schlaf. Ständiges Maschinengefiepe. Schläuche in jeder Körperöffnung. Der Arztbrief, der auf Heinz' Nachttisch lag, bestätigte zig Blutabnahmen, Blutgasanalysen, EGKs, eine Magen- und eine Darmspiegelung, Schnittbilduntersuchungen, Ultraschall. Am Ende musste er täglich 24 Tabletten schlucken. »Wenn ich die alle nehme, bin ich komplett satt. Wer soll da noch Hunger haben? Meine Frau ist schon richtig beunruhigt.« Und obwohl Heinz stets seinen Widerwillen gegen jegliche Untersuchung, gegen einen Schrittmacher und Klinikaufenthalte beteuerte, endet der

* Das ist richtig. Ein Defibrillator löst bei einem Sterbenden schmerzhafte Stromstöße aus. Durch die Auflage eines Magneten kann man ihn aber im Notfall abschalten.

Arztbrief mit den Worten: »Kontrollmagenspiegelung und neurologische Vorstellung hier in vier Wochen, bei Verschlechterung des geistigen Zustandes auch eher.«

Ich habe Heinz versprochen, dass unser Team sich eingehend um ihn kümmern werde. Wir haben viele Tabletten abgesetzt. Dafür bekam er endlich Medikamente gegen die Atemnot und die Magen-Darm-Beschwerden. Seine Frau und er konnten unser Team jederzeit über die Notrufnummer erreichen. Heinz würde für seine letzten beiden Lebensmonate keine Klinik mehr brauchen, die Kontrollmagenspiegelung fiel aus.

Heinz hatte gar keinen Herzinfarkt erlitten, sondern lediglich eine medikamentös behandelbare Herzschwäche. Der schwer kranke alte Mann hätte also statt Herzkatheter, Defibrillator und Herzoperation mit gleichem Erfolg auch einfach direkt Medikamente erhalten können – aber das Krankenhaus und die Ärzte hätten dann gewiss nicht den gleichen Gewinn erzielt. Ein Blick hinter die Kulissen der Hightechherzmedizin scheint also lohnend.

Hightech am Herzen

Die Zahl der Eingriffe in der Herzmedizin erreicht alljährlich neue Höchststände, die Anzahl an Herzkathetern, Ballondillatationen*, Defibrillatoreinpflanzungen, Herzoperationen und neuerdings der minimalinvasiven Herzklappenbehandlungen steigt und steigt. Hierzulande, im Land der Romantik, zählt das Herz so viel wie an kaum einem anderen Ort. Ein nur unwesentlich übertriebener Insiderspruch lautet: »*In Hamburg wird mehr katheterisiert als in ganz Italien.*«[1] Unlängst ist eine öffentliche Diskussion in Deutschland entbrannt, ob das nicht ein bisschen viel des Guten sei. Aber diese

* Aufweitung einer Arterie, damit der Blutfluss ungestört laufen kann.

Frage tut etwa der deutsche Chefkardiologe, Prof. Christian Hamm, im *Deutschen Herzbericht* 2015 brüsk ab[2]: »*Eine Überversorgung in diesem Bereich lässt sich anhand der Qualitätsdaten nicht ableiten.*«

Die Herzmedizin, die ohne Frage auch große Verdienste vorzuweisen hat, genießt in Deutschland eine schier unantastbare Position. Sie rühmt sich mit extremen Erfolgen im Kampf gegen den plötzlichen Herztod und konnte in den letzten Jahren melden, dass die Sterblichkeitsrate auf diesem Feld erheblich gesunken sei. Die Bedeutung eines medizinischen Fachgebietes misst sich nun einmal daran, wie oft es den Experten gelingt, den drohenden Exitus zu verhindern.

Aber ist der Herztod wirklich so häufig? Der Arzt kommt zu einem Verstorbenen, um den Totenschein auszufüllen. Bei der Beurkundung des Ablebens muss er sich auf eine Ursache festlegen: Welche Krankheit hat letztendlich zum Tode geführt? Diese Frage ist bei der Inaugenscheinnahme von außen oft kaum zu beantworten. War es eine Embolie, die Auszehrung, eine Nieren- oder Leberschwäche oder ein Lungenversagen? Schwer zu sagen. Für uns Ärzte ist es da oft am einfachsten, irgendetwas aus der Herzmedizin herbeizuzitieren: Herzversagen, Linksherzinsuffizienz, Sekundenherztod, Asystolie, Herzrhythmusstörung oder ganz einfach: Herzinfarkt. Das Ganze schön in lateinische Fachtermini gehüllt und kein Amtsarzt wird näher nachfragen.

Doch wehe dem Arzt, der »Demenz«, »Parkinson« oder gar »Altersschwäche« schreibt, wie es sehr häufig richtig wäre. Ein Kollege hat kürzlich den Tod einer 98-jährigen, zuvor stets gesunden Bäuerin mit den mutigen Worten diagnostiziert: »Sie ist in hohem Alter einfach gestorben.« Das war im hohen Maße ehrlich, aber der Rückruf des amtsärztlichen Dienstes erfolgte prompt: »Das ist doch keine tödliche Erkrankung ...« Auch mein wahrheitsliebender Kollege wird künftig wohl wieder das Herz als Todesursache bemühen.

Die Folge ist: Nicht zuletzt dank dieses Etikettenschwindels rangiert der Herztod auf Platz eins der Todesursachen.

Das statistische Bundesamt zählt etwa für 2014 338 056 Todesfälle aufgrund von Herz-Kreislaufleiden, dagegen steht Krebs mit 223 758 Todesfällen nur auf Platz zwei.[3] Da muss die Gesellschaft doch bereit sein, sich bei der Behandlung kardiologischer Erkrankungen umfangreich ins Zeug zu legen. Die Herzspezialisten werden jedenfalls nicht müde zu betonen, dass die Sterblichkeit durch gute Ärzte und die durch sie so geschickt eingesetzte Hightechmedizin zurückgegangen sei.[4] Die Sterbezahlen beim akuten Herzinfarkt haben sich zwischen 1992 und 2012 um 40 Prozent verringert, bei der Koronaren Herzkrankheit um knapp 30 Prozent und bei der Herzschwäche um knapp 20 Prozent.[5] In einer Fußnote wird allerdings erläutert – quasi im Kleingedruckten –, dass sich der positive Trend 2012 gedreht habe. *Dies liege an den geänderten Bevölkerungsdaten des Zensus.*

Doch hinterfragt man diese Zahlen wissenschaftlich, so deuten Experten das Bild von der erfolgreichen Hightechmedizin anders: Die Hälfte der verminderten Sterblichkeit ist auf Lebensstiländerungen zurückzuführen: Wir rauchen weniger, ernähren uns gesünder und behandeln Bluthochdruck und Fettstoffwechselstörungen konsequenter als vor 20 Jahren. Weitere 20 Prozent der gesunkenen Sterblichkeit sind einer erfolgreichen medikamentösen Behandlung der Herzschwäche geschuldet, denn Ende der 1990er-Jahre wurde die Behandlungsstrategie der Herzschwäche grundlegend geändert. Galt früher die Devise, das Herz künstlich anzutreiben, etwa durch eine Vergiftung mit Digitalis, so zielt die aktuelle Strategie auf Entlastung des Herzens durch gefäßerweiternde Substanzen.

Weitere zehn Prozent sind auf bessere Strategien beim Herzinfarkt, flächendeckende Notarztversorgung und schnellere Klinikbehandlungen zurückzuführen. Je nur 2,5 Prozent des Erfolges teilen sich Herzkathetereingriffe und Herzoperationen.[6] Hightech hat also wahrscheinlich nur einen unwesentlichen Anteil an der Verminderung der Herzsterblichkeit. Kostenmäßig aber schlägt die ultramoderne Maschinerie mit rund 90 Prozent der Gesamtbehandlungskosten bei Eingriffen am Herzen zu Buche.

Es lohnt sich also der Blick ins Detail: Herzkathetereingriffe nehmen in Deutschland von Jahr zu Jahr zu. Die letzte Auswertung von 2014 belegt 819 750 stationäre und 95 045 vertragsärztliche Fälle, zusammen über 900 000 Eingriffe an insgesamt 919 Herzkathetermessplätzen.[7]

Warum einen Herzkatheter?

Was genau geschieht bei solch einem Eingriff? Durch eine Arterie am Arm oder in der Leiste wird ein Katheter bis zu den Herzkranzgefäßen vorgeschoben. Diese Gefäße versorgen das Herz mit frischem Blut, sind sie akut verschlossen, nennt man das Herzinfarkt. Der nicht mehr mit Blut versorgte Herzmuskel stirbt ab, das Herz wird schwächer, und der Patient kann an Herzrhythmusstörungen sterben. Mittels des Herzkatheters kann es in der Akutphase gelingen, das verschlossene Gefäß mit einem Ballon zu weiten und anschließend durch ein Gitternetz, einen sogenannten Stent, offen zu halten. Das rettet Leben und man könnte denken, das aufwendige Verfahren sollte auch bei weniger starken Gefäßverengungen funktionieren: Ist die Engstelle beseitigt, scheint das Herzinfarktrisiko gebannt. Das allerdings stimmt nicht. So erläutert der Jenaer Professor Hans-Reiner Figulla: »*Patienten mit einer sogenannten stabilen Verengung der Herzkranzgefäße profitieren nach verschiedenen Studien nicht von einer Beseitigung der Verengung mittels Stent-Implantation im Vergleich zur medikamentösen Therapie. Denn zu einem Herzinfarkt kommt es meistens nicht aus hochgradigen Gefäßverengungen, sondern aus sogenannten instabilen Plaques, die plötzlich aufplatzen, dann das Herzkranzgefäß verschließen und einen Herzinfarkt zur Folge haben.*«[8]

Auffallend sind zudem deutliche regionale Unterschiede beim Einsatz von Herzkathetern, was nicht für eine medizinisch sorgfältige Handhabung der kleinen Metallgitterröhren spricht. Die Organisation für wirtschaftliche Zusammenarbeit und Entwicklung (OECD)[9] und die Bertelsmann Stiftung[10] merken dabei kritisch an: »*Unterschiede in der OP-Häufigkeit sind rein medizinisch nicht erklärbar.*«

So wurde auch die Bundesärztekammer aktiv und beleuchtete die in der Presse kritisierten regionalen Unterschiede von Eingriffs- und Operationszahlen wissenschaftlich. Das Ergebnis: Die ermittelten Unterschiede wurden bestätigt. In drei oberfränkischen Landkreisen werden so durchschnittlich 13 Herzkatheter pro 1000 Einwohner jährlich eingesetzt, anderswo, etwa in Rothenburg oder Bautzen, nur knapp drei. Statistisch ließ sich kein Zusammenhang zum Bevölkerungsalter oder zum Vorliegen von Herzkrankheiten nachweisen. Dagegen stellt der Bericht fest, dass dort auffällig häufig Herzkatheter verwendet werden, wo viele Fachinternisten tätig oder viele Klinikbetten vorhanden sind. Auch gäbe es in der auffälligen Region einen landkreisübergreifenden Klinikverbund. Zu Deutsch: An besonders vielen Kranken lag es wohl nicht, sondern wohl eher an zu vielen Ärzten und Kliniken. Dagegen endet der Bericht mit der Feststellung, dass die Unterschiede in den örtlichen Häufungen »nicht zu klären seien«. Spekuliert wird dann, dass es an unterschiedlichen ärztlichen Auffassungen zur Indikation oder verschieden ausgeprägter Nachfrage seitens der Patienten läge.[11] Dieses Gutachten hinterlässt mich sprachlos und verärgert, schließlich habe ich es mit meinem Ärztekammerbeitrag auch noch mitfinanziert.

In der Wirtschaft nennt man das angebotsindizierte Nachfrage. In der Medizin freilich erfüllt die Durchführung nicht indizierter Untersuchungen den Tatbestand einer schweren Körperverletzung. Die Zahlen sprechen eine eindeutige Sprache. Und betrachtet man unsere südlichen Nachbarn – Österreich und die Schweiz –, wird deutlich, dass es dort bei vergleichbar gesunder Bevölkerung zu etwa einem Drittel weniger Eingriffen kommt. Professor Figulla fasst zusammen: »*Wir haben offensichtlich eine Überversorgung.*«

Um die Qualität der Behandlung zu erforschen, werden bei jedem Herzkatheter etwa 30 Daten erfasst – dabei geht es allerdings nur um die Ausführung, nicht darum, ob die Eingriffe überhaupt notwendig waren. Immerhin lässt sich den Berichten Folgendes entnehmen[12]:

Bei stabiler Herzkranzgefäßverengung erfolgten 2014 knapp 200 000 Katheterisierungen. Die gültige europäische Leitlinie zu dieser Situation von 2013 empfiehlt die Katheterisierung aber nur noch in Ausnahmefällen bzw. nach Risikoeinschätzung.[13] Etwa jede dritte Untersuchung ergab nicht einmal einen krankhaften Befund. Das liest sich im *Deutschen Herzbericht* freilich ganz anders: »*Die Indikation zum Linksherzkatheter erfolgte noch im Jahr 2013 zu über 93% bei Durchblutungsstörungen, weshalb auch nicht von einer Fehlversorgung gesprochen werden kann. Für das Jahr 2014 liegen keine aktualisierten Zahlen mehr vor. Dieser nützliche Qualitätsindikator aus der Bundesauswertung wurde 2014 deaktiviert. Damit fehlt die Weiterführung einer Angabe zur Frage der leitliniengerechten Indikation von Katheterverfahren bei der KHK.*« Auf Deutsch: 2013 empfiehlt die europäische Fachgesellschaft den Herzkatheter bei stabiler Herzerkrankung nur noch in Ausnahmefällen. Ab 2014 wird dies dann nicht mehr ausgewertet. Prima: In einer wichtigen Erhebung wird gar nicht mehr nach der Notwendigkeit gefragt – und das, obwohl seit Jahren namhafte Herzspezialisten wie Prof. Figulla vor einer Überversorgung in diesem Bereich warnen. Selbst im *Deutschen Herzbericht* 2015 wird dem Problem ein eigener Absatz eingeräumt: »*Bei Patienten mit geringgradigen Stenosen ohne Symptome soll vermieden werden, mit der Intervention reine ›Gefäßkosmetik‹ zu betreiben, da die Patienten keinen erwiesenen Nutzen von einer Koronarintervention haben.*« Ja, Sie haben richtig gelesen. Der Satz ist juristisch gesehen Nonsens. »Ohne Nutzen für den Patienten« und mit potentiell tödlichem Risiko heißt: Es besteht keine Indikation und damit handelt es sich um strafbare Körperverletzung.

Kritisch wäre es in solchen Fällen zu fragen, warum bei

diesen Patienten überhaupt ein Koronarangiogramm oder ein diagnostischer Katheter gemacht worden ist. Spielt das Geld eine Rolle? Immerhin kosten zwei Tage stationärer Krankenhausaufenthalt mit Herzkatheter und Stent 3 042 Euro.

Verlässliche Daten werden nicht mehr erhoben. Die stören nur. Der Eingriff wird schließlich über die Maßen gut bezahlt. Die gängige Praxis, mit Verlaub, stinkt zum Himmel.

Aber selbst wenn ein krankhafter Befund vorliegt, ist die Durchführung des riskanten Eingriffs keineswegs immer sinnvoll. Das zeigt das Beispiel von Wilhelm, dem 94-jährigen Landwirt. Seit zehn Jahren hat ihm eine Demenz seine Erinnerung geraubt. Der Enkel schob ihn schnell in ein Heim ab, denn zu Hause war kein Platz mehr für den unruhigen Mann. Auf der Pflegestation verschlimmerte sich sein Zustand. Zu Inkontinenz und Bettlägerigkeit kamen heftige Schmerzen. Als er Ende 2015 einmal mehr darüber klagte – diesmal deutete Wilhelm auf die Brust –, riefen die Altenpflegerinnen den Notarzt. Augenblicklich lief das Maximaltherapieprogramm an.

Eine Patientenverfügung gab es nicht. Das EKG hatte aufgrund der ständigen Unruhe des Patienten keine Aussagekraft, auch umfängliche Untersuchungen konnten den Grund für die Schmerzen nicht klären. So entschloss man sich »zur Komplettierung der Diagnostik« zu einer Herzkatheteruntersuchung. Vier Gefäßverengungen wurden gefunden und mit je einem Stent* aufgeweitet. Doch die Untersuchung blieb für den Greis nicht ohne Folgen. Aufgrund seiner Unruhezustände hielt er trotz Fünf-Punkt-Fixierung** das rechte Bein nicht still. In der Folge begann es an der Stelle, wo man den Herzkatheter in eine Arterie eingeführt hatte, massiv in das Bein zu bluten. Es schwoll stark an, verfärbte sich blau und grün. Natürlich nahm mit den Schmerzen auch die Unruhe zu, sie wurde mit starken Beruhigungsmitteln behandelt.

* Röhrenförmiges Metallgitter im Herzkranzgefäß, welches dieses offen halten soll

** Fesselung an Armen, Beinen und um den Bauch

Fünf Tage nach der Herzkatheteroperation wurde der Mann aufgrund seiner Unruhe auf die Gerontopsychiatrie verlegt – also auf die Abteilung für seelische Krankheiten im Alter. Auch dort konnten die Ärzte Wilhelms Unruhe nur mit stärksten Medikamenten mildern. Schließlich wurde er, in Tiefschlaf versetzt, auf die Pflegestation im Heim zurückverlegt, wo er weiter sediert wurde. Wenige Wochen später fand der Frühdienst den Greis nicht mehr atmend in seinem Bett. Ich habe seinen Tod attestiert. Wenn ich rundum ehrlich gewesen wäre, hätte ich, zumindest als Mitursache, das Sterbenswörtchen »Übertherapie« ins ungeliebte Formular eintragen müssen. Aber so mutig bin ich nicht.

Fragwürdige Eingriffe am Herzen

Denn selbst wenn hier vier Herzgefäßengen behandelt wurden, so weiß keiner, ob sich in den Gefäßen jemals ein Herzinfarkt abgespielt hätte. Viel wichtiger aber ist die Frage: Welchen Nutzen hatte die Untersuchung für den uralten Mann mit ohnehin kaum vorhandener Lebensqualität bei unbehandeltem Schmerzsyndrom und schlimmster Hirnabbauerkrankung? Im Nachgang wurde deutlich: Er hat bei der ganzen Prozedur einen letzten Schaden davongetragen: Schmerzen – Fixierung – Einsamkeit – Unruhe. Das war zu erwarten, aber die Entscheidung, Wilhelm am Ende seines Lebens nicht noch einmal zu traktieren, wäre vielleicht allzu selbstlos gewesen. Das hätte 13 000 Euro weniger in die verschiedenen Klinikkassen gespült.

Heute ist es in Deutschland nicht mehr ungewöhnlich, greise Menschen zur Diagnostik auf den Herzkathetertisch zu legen. Zwischen 2008 und 2014 haben sich die Eingriffe bei über 90-Jährigen verdreifacht. In der Altersgruppe zwischen 80 und 90 Jahren stieg sie immerhin noch um 25 Prozent an. So kann es nicht verwundern, dass die »Entlassungsart Tod« um fast 30 Prozent anstieg.[14]

Mittlerweile verfügt mehr als jede dritte Klinik in Deutschland über die mehrere Millionen Euro teure Apparatur und will sie natürlich auslasten. Doch nicht einmal die Hälfte der angeordneten Interventionen führt zu einer sinnvollen Therapie, schätzt der Wuppertaler Kardiologe Professor Hartmut Gülker.[15] Der Patient hat nichts davon und riskiert auch noch einen Schlaganfall oder gar den Tod.[16]

5 407 Patienten starben 2014 bei der Untersuchung. 2 561 der Verstorbenen, also knapp die Hälfte, hatten keinen akuten Herzinfarkt erlitten. Die Eingriffe erfolgten auf bloßen Verdacht hin[17], der sich nicht bestätigte. Stellen wir uns folgende makabre Situation vor: Der Arzt tritt vor die wartende Ehefrau: »*Ich habe zwei Nachrichten für Sie, eine gute und eine schlechte. Die gute ist: Das Herz Ihres Mannes ist gesund. Die schlechte ist, er ist nun tot.*« Und die mindestens 1 000 Euro für die Untersuchung haben die Krankenkassen natürlich auch bezahlt: Ärztliche Behandlung wird nun einmal bezahlt, egal ob sie erfolgreich war oder nicht – ob notwendig oder nicht. Ersteres ist richtig, Letzteres nicht. Verwerfliches Handeln darf sich nicht auch noch auszahlen. Eugen Byrsch, der Vorsitzende der Deutschen Stiftung Patientenschutz, erklärt es drastisch: »*Das sind Hinweise auf tausendfache Körperverletzung. Aber es gibt bei Ärzten, die ohne ausreichende Indikation operieren, kein Unrechtsbewusstsein.*«

Man sollte meinen, unsere Staatsanwälte befänden sich im Dauerstress, um all die koronaren Verbrechen aufzuspüren. Selbst Dr. Google weiß aber nur von einem einzigen traurigen Todesfall. Das folgende Strafverfahren wurde gegen Zahlung von 3 000 Euro eingestellt, obgleich festgestellt worden war, dass der beschuldigte Herzspezialist unverantwortliche Fehler gemacht hatte.[18] 3 000 Euro Strafe für einen fahrlässig durchgeführten Herzkatheter-Eingriff mit Todesfolge? Es gibt nicht wenige Kardiologen, die verdienen das an einem Vormittag, sie gehören zu den Topverdienern unter den Ärzten.

Anders allerdings ging es einer 46-jährigen Frau, die sich an einem kalten Wintertag mit einem Atemwegsinfekt in die

Klinik schleppte. Sie bekam kaum Luft, ihr Herz raste. Die Ärzte rieten gleich zum Herzkatheter. Die Untersuchung zeigte ein gesundes Herz, doch der durch den Unterarm vorgeschobene Katheter verletzte Blutgefäße. Taubheitsgefühle und Schmerzen trieben die Patientin in den folgenden Monaten von Arzt zu Arzt. Vor dem Landgericht Arnsberg einigte man sich mit einem Vergleich: auf eine Schadensersatzzahlung von 15 000 Euro. Für Armbeschwerden eine in Deutschland ungewöhnlich großzügige Entschädigung. Für die Klinik und ihre Haftpflichtversicherung wäre wahrscheinlich nichts schlimmer gewesen als eine Verurteilung. Da kam der Vergleich wie ein warmer Segen. Was würde ansonsten in der Zukunft noch alles nachkommen? Der Verteidiger der Patientin, Anwalt Burkhard Oexmann, erklärt: *»Fälle wie dieser liegen in einem Trend, den selbst Mediziner immer lauter beklagen. Es wird übertherapiert in Deutschland. Vor allem Patienten, die an Chefärzte geraten, laufen Gefahr, dass ihnen überflüssige Behandlungen empfohlen werden.«*[19]

Immer mehr Defibrillatoren und Herzklappenersatz

Bei der Einpflanzung hochpreisiger Defibrillatoren ist ein ähnlicher Trend erkennbar. Sie werden bei Patienten unter die Haut eingesetzt und mit Kabeln bis ins Herz verbunden. Das ist sinnvoll bei Menschen, die ein hohes Risiko für eine tödliche Herzrhythmusstörung haben oder die schon einmal einen Kreislaufstillstand überlebt haben. Sollte sich der wiederholen, gibt das Gerät einen Elektroschock ab und der Patient kann überleben. Da der Eingriff nicht ohne Risiken ist, sollte er nur bei Patienten vorgenommen werden, die noch eine reelle Chance auf ein längeres Weiterleben haben. Ansonsten stehen die Risiken der Einpflanzung in keinem vernünftigen Verhältnis zu der minimalen Chance, dass der Defibrillator noch einmal erfolgreich zum Einsatz kommt. Amerikanische Wissenschaftler qualifizieren mithin die Anwendung bei Patienten im erwartbar letzten Lebensjahr als Übertherapie.[20]

Doch selbst der schwerstkranke 86-jährige Heinz, von dessen Schicksal am Anfang dieses Kapitels zu lesen war, hat einen »Defi« verpasst bekommen – auch das gegen seinen erklärten Willen. Wie oft das in Deutschland passiert, ist ein gut gehütetes Geheimnis. Bekannt aber sind einige Daten aus dem offiziellen Qualitätsbericht, der vom gemeinsamen Bundesausschuss (GBA) jährlich in Auftrag gegeben wird. Sie lassen den Leser schaudern. 1800 Eingriffe, erfahren wir, erfolgten »nicht leitliniengerecht«. So soll etwa nach einem Herzinfarkt mindestens 40 Tage abgewartet werden, ehe man einen Defibrillator einsetzt. Ein frommer Wunsch. Es kommt noch schlimmer: Selbst auf dem Sterbebett, also in einem Zustand, in dem die Ärzte den Tod des Patienten innerhalb der nächsten 24 Stunden erwarten, bekamen in den Jahren 2013 wie auch 2014 jeweils 15 Menschen in Deutschland noch einen implantierbaren Defibrillator eingesetzt.[21] Kosten der OP: 20 000 Euro.[22] Falls Sie sich jetzt fragen, warum Krankenkassen in solchen Fällen nicht auch einmal protestieren – ich kann es Ihnen nicht sagen. Vielleicht haben sie Angst vor schlechter Presse, weil sie die 20 000 Euro zur vermeintlichen Lebensrettung nicht übernehmen. Genutzt hat es nichts – die Patienten sind schließlich trotz der Implantation des Defibrillators binnen 24 Stunden gestorben.

Ein weiterer höchst profitabler Eingriff, der in einem »Sündenregister« nicht fehlen darf, ist der Herzklappenersatz im Katheterverfahren, liebevoll TAVI* genannt. Hier haben sich die Eingriffszahlen in den fünf Jahren vor 2014 verfünffacht. Wieder einmal zählen 80- bis 90-Jährige zur Zielgruppe Nummer eins. Dabei wird jeder vierte Patient nicht »leitliniengerecht« behandelt, wie es im *Deutschen Herzbericht* recht

* TAVI = Transcatheter Aortic Valve Implantation, Aortenklappenersatz mittels Katheter

euphemistisch festgehalten ist. Immerhin ist dem Kompendium auch eine leise Warnung zu entnehmen: »*Die schnelle Zunahme der Zahl der Interventionen mit kathetergestützten Aortenklappenimplantationen in Deutschland ist vorsichtig zu bewerten. Sowohl das Verfahren als auch die Technik sind noch nicht vollständig ausgereift.*« ... die Vergütung allerdings schon – sie liegt bei 30 000 Euro pro Eingriff. Und dieser dauert gerade einmal 45 Minuten. Von solchen »Halbzeit-Honoraren« träumen gar die Spieler der deutschen Nationalmannschaft.

Dabei liegt so vieles tief im Argen: Zwei von fünf befragten Chefärzten bestätigten im Rahmen einer Studie der Universität Duisburg-Essen, dass es in ihrem Fachgebiet überhöhte Eingriffszahlen gebe, die den wirtschaftlichen Rahmenbedingungen geschuldet seien. Spitzenreiter hier: die Herzmediziner.[23] Ähnliches ergab eine Befragung der Deutschen Gesellschaft für innere Medizin, an der 4 200 Ärzte teilnahmen.[24] 26 Prozent von ihnen räumen ein, dass in ihrem Zuständigkeitsbereich täglich ein- bis zehnmal überflüssige Leistungen am Patienten vorgenommen werden; weitere 45 Prozent meinen, dies komme immerhin mehrmals in der Woche vor. Aber nur 20 Prozent aller Befragten halten das für ein großes Problem: Nur jeder fünfte Arzt findet, »überflüssige Leistungen seien ein Problem«.

Jüngst stand im *Focus*, dass durch das Prinzip »erst zum Hausarzt« in Bayern ca. 4 000 Herzoperationen pro Jahr vermieden wurden. Die Probleme sind bekannt, und entgegen den »Heile Welt«-Predigten führender Kardiologen hat der Sachverständigenrat 2015 eine massive Verbesserung der Qualitätssicherung bei Herzeingriffen angemahnt, insbesondere bei der Indikationsstellung. Sie erinnern sich: Diese Daten werden in dem vom Gemeinsamen Bundesausschuss in Auftrag gegebenen Jahresbericht neuerdings nicht mehr erhoben. Mich macht das sprachlos.

5 Wehrlos im Wachkoma

Das Schicksal des bedauernswerten Onkels von Nele Hayens in Kapitel 1 ist frei erfunden. Sein Zustand aber ist allein in Deutschland für rund 14 000 Menschen real: Sie verdämmern ebenso hilflos wie wehrlos im Wachkoma.

Der Fall von Birgit

Birgit, eine 55-jährige Kunsthistorikerin, verspürt kurz vor Weihnachten 2013 plötzlich einen starken Schmerz in der Brust. Ihr ist mulmig zumute. Sie beschließt, ins Krankenhaus zu fahren. Doch so, wie sie ist, will sie nicht vor die Tür: Nie würde sie ungeschminkt unter die Leute gehen. Also geht sie zunächst einmal ins Bad. Nach einigen Minuten ruft Theo, der sichtlich besorgte Ehemann, nach ihr. Als Birgit nicht antwortet, findet er sie leblos vor dem Spiegelschrank, sie atmet nicht mehr und ihr Kopf ist blitzeblau. Er beginnt mit Rettungsmaßnahmen, wenige Minuten später übernimmt das alarmierte Rettungsteam.

Es gibt Komplikationen. Die Schockelektroden kleben nicht auf der verschwitzten Brust, das Einführen des Beatmungsschlauches dauert unverhältnismäßig lange. Nach mehreren Versuchen liegt er endlich richtig, bei der Prozedur werden zwei Schneidezähne herausgebrochen. Nach zwölf Elektroschocks gelingt es, das Herz wieder zum Schlagen zu bringen.

Rasch ist der Herzinfarkt diagnostiziert, das verschlossene Gefäß wird mit einem Noteingriff noch am gleichen Tag erweitert. Trotzdem kommt es zu einem erneuten Herzstillstand. Es folgen jede Menge Komplikationen: Nierenversagen, eine schwere Lungenentzündung. Aber all das lässt sich dank der modernen Intensivmedizin behandeln.* Alles, nur nicht der irreversible Hirnschaden.

Die behandelnden Ärzte geben sich keinen Illusionen hin: Birgits Chance aufzuwachen ist gleich null. Trotzdem wird drei Wochen später die Beatmung mittels eines Luftröhrenschnitts fortgesetzt, eine Woche später wird eine Magensonde operativ eingebracht. Birgit wird nie wieder mit der Umwelt Kontakt aufnehmen, nie wieder selbst schlucken, nie wieder Stuhl- oder Urinabgang kontrollieren können, sie entwickelt eine ausgeprägte schmerzhafte Spastik. Immer wieder bilden sich eiternde Druckgeschwüre und schlimmste Gelenkfehlstellungen von Armen, Händen, Fingern, Beinen, Füßen und Zehen. Dabei krallen sich die Finger so stark in die Handflächen, dass es auch dort immer wieder zu nässenden Infektionen kommt. Die Zehen sind dermaßen entstellt, dass es offene Druckstellen gibt. Im Arztbrief der intensiven Rehabilitationsbehandlung, in der sich Birgit von Februar bis Juni 2014 befindet, heißt es verharmlosend: »*Der Rehabilitationserfolg war aufgrund der schweren sauerstoffmangelbedingten Hirnschädigung sehr begrenzt.*« Immerhin das Fazit ist ehrlich: »*Verbesserungen der Hirnfunktion konnten im Rahmen der Rehabilitationsbehandlung nicht festgestellt werden.*« Im Klartext: Die viermonatige intensivmedizinische Behandlung brachte nicht den geringsten Erfolg.

Jetzt wird Birgit in ein auf Wachkomapatienten spezialisiertes katholisches Pflegeheim gebracht. Alle zwei Stunden

* Kosten für künstliche Beatmung (je nach Diagnoseschwere):

bis 24 Stunden (DRG F43A):	23 426,70 Euro
bis 499 Stunden, also bis 21 Tage (DRG A09A):	106 481,10 Euro
ab 1 799 Stunden (75 Tage, DRG A06A):	204 243,60 Euro

erfolgt eine schmerzhafte Umlagerung von rechts nach links und umgekehrt. Auch die Krankengymnastik gegen die Muskelkrämpfe fügt ihr wahrscheinlich Schmerzen zu. Fast stündlich werden die Atemwege abgesaugt, künstlicher Sauerstoff flutet die Lungen. Die in den Magen und die Harnblase eingeführten Schläuche verursachen immer wieder bakterielle Infektionen.

Trotz Verabreichung von krampflösenden Medikamenten in die Hirnflüssigkeit und hochdosiertem Morphium über die Magensonde weist Birgit, als ich sie im Herbst 2015 zum ersten Mal sehe, objektive Zeichen von Leid und Schmerz auf: Sie ist schweißüberströmt, die Stirn liegt kraus, das Herz schlägt 142-mal pro Minute, ihr Kopf ist hochrot, die Atmung angestrengt. Zumindest in Schemen scheint sie eine Menge wahrzunehmen. Als ich ihr Pflegezimmer betrete, nimmt die Verkrampfung deutlich zu, sie überstreckt sich nach hinten. Die Zähne – oder was davon übrig blieb – beginnen laut zu knirschen. Der Speichel läuft ihr über die Wange. Da Arme und Beine bereits bei vorsichtiger Berührung krampfen, beschränke ich die Untersuchung auf ein Minimum. Augenfolgebewegungen, Blinzeln oder gar Äußerungen kann ich nicht erkennen. Als die Krankenschwester hereinkommt, um die Atemwege abzusaugen, bäumt sich Birgits Körper auf. Die ganze Visite über wird sie sich von dem Schock nicht erholen.

Auch die Pflegeberichte bestätigen meinen Eindruck: »*Die Patientin kann über Mimik und Gestik Unwohlsein äußern. Sie hat am ganzen Körper Schmerzen, ist sehr angespannt und verschwitzt, äußert Schmerzen durch vermehrten Speichelfluss.*« Ihre Medikation besteht aus Herz-, Lungen- und Magenschutzmitteln, künstlicher Ernährung und wiederkehrenden Gaben von Antibiotika.

Da Birgit keine Patientenverfügung verfasst hat, muss der Wille bzw. das Therapieziel, so steht es im Gesetz, durch eine Befragung der Familie ermittelt werden. Der überaus fürsorgliche Ehemann erklärt mir: »*Sie war eine liebevolle Mutter und eine liebenswerte Ehefrau zugleich. Ich würde sie heute noch einmal heiraten. Übers Leben und den Tod haben wir oft und offen miteinander gesprochen. An ein Gespräch erinnere ich mich ganz besonders. Da hat sie sinngemäß gesagt: ›Ich kann mir nicht vorstellen, als Schwerstpflegefall zu leben, weil ich vielleicht nicht mehr klar im Kopf bin und völlig unselbstständig, abhängig von überlastetem Pflegepersonal. Das ist doch kein Leben! Das ist ein Dahinvegetieren! Dann will ich lieber tot sein! Du musst mir versprechen, dass du so etwas nicht zulässt!‹«* Wie oft hat sie gesagt: »*Wenn mein Leben nur noch aus Essen und Schlafen bestünde, könnte ich mich ja gleich in die Kiste legen.*« Auch zur aktiven Sterbehilfe hatte sie einen festen Standpunkt. »*Sie hielt sie für geboten, wenn ein Krankheitsbild – nach menschlichem Ermessen – den Schluss zulässt, dass eine bewusste und aktive Teilnahme des Betroffenen am Leben aussichtslos erscheint.*«

Der einzige Sohn erinnert sich unter Tränen an die Aussage seiner Mutter, die in gesunden Tagen klare Vorstellungen hatte: »*Nein, richtig alt möchte ich nicht werden, schau dir doch manche 80-Jährige an, die nichts mehr selbst können und nur noch vor sich hinvegetieren. Ist das schön? Nein, so möchte ich nicht leben – und ich sag dir eins: Schubs mich bloß die Treppe runter, wenn ich mal so werde.*« Auch über Altenheime und künstliche Lebensverlängerung hatte Mutter Birgit eine eindeutige Meinung. Sie verstand nicht, wie man Menschen oft so »*unwürdig noch am Leben erhält*«. Vater und Sohn wollten Birgits Willen umgesetzt wissen.

Der Fall Birgit sollte Anlass sein, sich der Grundvoraussetzungen einer jeder ärztlichen Behandlung zu erinnern. Denn jeder ärztliche Eingriff bedarf erstens einer Indikation: Der Arzt hat, bevor er überhaupt eine Maßnahme anbieten darf, eingehend zu prüfen, ob diese geeignet ist, ein vom Patienten gewünschtes Behandlungsziel zu erreichen. Zweitens braucht es die Einwilligung des aufgeklärten Patienten. Falls auch nur eine der beiden Bedingungen nicht erfüllt ist, handelt es sich um eine strafbare Körperverletzung. Die ärztliche Maßnahme darf in diesem Fall nicht durchgeführt oder muss abgebrochen werden. So gebietet es die medizinische Ethik – und vor allem das geltende Recht. Bei Birgit lässt die Sachlage kaum Zweifel zu: Hier ist mit künstlicher Ernährung weder ein Therapieziel im Sinne der Patientin zu erreichen, noch erfolgt sie mit ihrem Willen.

Paragraf 1901b des Bürgerlichen Gesetzbuchs besagt ganz klar: *»Der behandelnde Arzt prüft, welche ärztliche Maßnahme im Hinblick auf den Gesamtzustand und die Prognose des Patienten indiziert ist.«* Es reicht also keineswegs, allein die Frage zu beantworten, ob eine künstliche Ernährung in aller Regel hilfreich ist, sondern es muss jeweils fallspezifisch die Frage beantwortet werden, ob sie auch für genau diesen Patienten hilfreich ist und seinen Zielen dient.

Gewiss, eine künstliche Ernährung verlängert das körperliche Leben. Das kann bisweilen viel Gutes haben. Aber eine Frau, die als bekennende Raucherin ausdrücklich den Wert Lebensqualität über den Wert Lebenszeit gesetzt hat, die bei ausweglosem Siechtum sterben wollte, die zeitlebens auf ihr Äußeres bedacht war, hätte sich das sehr leidvolle Aufhalten eines ohnehin nicht abwendbaren Sterbeprozesses gewiss verbeten.

Fakt ist: Jede künstliche Beatmung, jede Sondenernährung hätte augenblicklich eingestellt werden müssen. Doch es kommt, wie so oft, anders. Der Hausarzt Doktor G. argumentiert, es existiere keine Patientenverfügung, also müsse alles Menschenmögliche zur Lebenserhaltung getan werden. Zudem gebe es in dem Heim, in dem Birgit untergebracht sei, mindestens 40 Patienten, denen es noch schlechter gehe als ihr. Dann endlich redet Dr. G. mir gegenüber nicht länger um den heißen Brei herum. Der Träger betreibe schließlich noch zwei weitere Pflegeheime in der Ortschaft und würde – wie übrigens auch er selbst – im Falle einer Therapiebegrenzung eine Menge Patienten verlieren. Nicht einmal vor Gericht ließe man sich also zu einer derartigen lebensverkürzenden Maßnahme verdonnern.

Auf meine Nachfrage erklärt die Heimleitung, Birgits Befinden sei nach Auffassung des Pflegepersonals deutlich besser als das vieler anderer Bewohner. Man erkenne zwar durchaus eine kontinuierliche, wenn auch nur langsame Verschlechterung ihres Zustandes. Aber aufgrund des Pflegeleitbildes hätte die im katholischen Glauben tief verwurzelte Einrichtung erhebliche Probleme mit konkreten Maßnahmen der Therapiebegrenzung. So etwas gebe es in diesem Heim schlicht nicht. Auch eine ideologisch ähnlich eingestellte Palliativstation in unmittelbarer Nachbarschaft war nicht bereit, die Patientin zum Zwecke der Einstellung der künstlichen Ernährung aufzunehmen.

Für mich bestanden nun drei Möglichkeiten: Strafanzeige bei der Staatsanwaltschaft wegen Körperverletzung, eine Anrufung des Betreuungsgerichts oder die umgehende Verlegung der Patientin. Also fiel die Entscheidung auf die dritte Variante. Birgit wurde ohne großes Aufsehen in eine Pflegeeinrichtung überführt, die sich an das Grundgesetz und höchstrichterliche Entscheidungen hält. Im November 2015 traf Birgit im 200 Kilometer entfernten Witten ein. Die künstliche Ernährung und Sauerstoffzufuhr wurde beendet. Sie erhielt nur noch die erforderlichen Dosen von Schmerz- und Krampflösungsmedikamenten. Nun durfte Birgit endlich, so wie sie es sich gewünscht hatte, unter guter Leidenslinderung, in Anwesenheit ihres Ehemanns und ihres Sohns sterben. Zuvor hatte sie beinahe ein Jahr lang unvorstellbar leiden müssen.

Vorsicht bei der Auswahl des Pflegeheims

Der Verlauf dieser Krankengeschichte hat meiner Einschätzung nach leider Methode. In nicht wenigen, gerade in kirchlich gebundenen Pflegeheimen sind Maßnahmen der Therapiebegrenzung, also ein friedliches Sterbenlassen, auch heute noch nicht möglich. Es wird reflektorisch auf das christliche Menschenbild gepocht, die Nichtverfügbarkeit des von Gott geschenkten Lebens. Im Besonderen Kirchenfunktionäre melden sich gern dröhnend zu Wort, etwa bei der Diskussion um das Patientenverfügungsgesetz 2009 in Deutschland. Dort mühte sich eine kirchliche Lobby massiv, eine Reichweitenbeschränkung der Geltung von Patientenverfügungen auf finale Krankheitssituationen zu erwirken. Im Klartext: Eine Patientenverfügung sollte nur im Fall unmittelbarer Todesnähe gelten – und nicht etwa bei einer langsam nahenden unheilbaren Krankheit. Aber genau dann braucht man eine Patientenverfügung nicht. Dann genügt ein guter Arzt, am besten ein Palliativarzt. Denn jeder Arzt ist, auch nach den Grundsätzen der Bundesärztekammer zur Begleitung Sterbender, dazu verpflichtet, Leiden zu lindern und das Sterben nicht durch überflüssige Medizin hinauszuzögern.

Aber all das kümmert einige kirchliche Interessenvertreter herzlich wenig. Dabei liegt die Interpretation der Ethik mehr an der Einrichtungsleitung als am christlichen Glauben. Man könnte den Eindruck gewinnen, dass passive Sterbehilfe in einem katholischen Hospiz möglich ist, in einem katholischen Pflegeheim jedoch nicht. Ein Schelm, wer denkt, es gäbe bei Kirchenfunktionären einen Interessenkonflikt: Allein der Deutsche Caritasverband betreibt insgesamt 14 Prozent aller Pflegeheime, also etwa 1400 Einrichtungen.[1] Je mehr Pflegebedürftige, desto mehr Umsatz …

Patienten, die wie Birgit im Wachkoma liegen, scheinen dabei in besonderem Maße profitabel: Pflegestufe III, Härtefall, Höchstsatz.

Aufwachen aus dem Wachkoma?

Das Wachkoma gehört zu den großen Rätseln der Medizin und ist längst zu einer wachsenden gesellschaftlichen Herausforderung geworden. Das Krankheitsbild ist für den Laien verstörend: Der Patient bewegt die Augen, er scheint alles, was ihn umgibt, wahrzunehmen, doch er kann nicht sprechen, er kann in keiner Weise mit seiner Umwelt kommunizieren. »Syndrom der reaktionslosen Wachheit« heißt der durchaus treffende aktuelle Fachterminus. Die Lebenserwartung von Wachkomapatienten ist begrenzt – 97,6 Prozent sterben in den ersten zehn Jahren, aber aufgrund der Möglichkeiten der modernen Intensivmedizin gelingt es, immer mehr Betroffene über die akute Krise hinaus am Leben zu halten.[2] Früher, ohne diese Methoden, starben die Patienten meist innerhalb weniger Tage.

Aber dienen die oft hochtechnisierten Errungenschaften nun der Rettung von Menschenleben oder einer sinnlosen Verlängerung von Leiden? Da ist Streit programmiert, sämtliche höchstrichterlichen Urteile zum Thema Sterbehilfe betreffen letztlich Menschen im Wachkoma. Dessen Ursache liegt zumeist in einer zeitweiligen Sauerstoffunterversorgung des Gehirns als Folge eines Herzstillstands. Setzt das Herz nur für wenige Minuten aus, so ist eine Rettung ohne bleibende Folgen durchaus möglich. Doch mit zunehmender Dauer des Stillstands nehmen die Hirnschäden rapide zu: Nach fünf Minuten versiegt die Gedächtnisfunktion, nach sechs Minuten wird der Infarktpatient nicht mehr alleine essen können, nach sieben Minuten wird er dauerhaft bettlägerig sein. Ab der zehnten Minute Herzstillstand ist das Hirn dermaßen geschädigt, dass der Betroffene reaktionslos im Koma verharrt, im Wachkoma eben. Auch andere Schädigungen des Hirns, sei es ein Unfall, eine Entzündung oder eine Hirnblutung, können ein Wachkoma auslösen. In diesen Fällen ist die Chance einer Erholung allerdings etwas größer. Ein Patient mit Aussicht auf Besserung gehört freilich nicht in eines der Altenpflegeheime, die ihre Insassen nach dem altbewährt profitablen Motto »satt – sauber – sediert« behandeln, sondern in eine professionelle Rehabilitation. Aber hier sagt der Medizinische Dienst der Krankenkassen nicht selten: *Das Geld fehlt.* Es wird lieber in sinnlose Lebensverlängerung gesteckt. Also erhält nur etwa jeder Fünfte der später Wiedererwachten die adäquaten Reha-Maßnahmen.

Dank moderner Methoden der Intensivmedizin, dank Ernährungssonden, Rund-um-die-Uhr-Pflege und künstlicher Beatmung kann Leben lange konserviert werden. Und in der Tat: Manche Patienten erwachen in den ersten Wochen oder Monaten aus ihrem Koma – leider allzu oft mit bleibender schwerster körperlicher und geistiger Behinderung.

Die Wahrscheinlichkeit eines Erwachens sinkt dramatisch mit der verstrichenen Zeit. Nach zwölf Monaten in tiefstem Koma ist die Aussicht gleich null. Danach wird der Zustand von Experten als »aussichtslos« eingestuft.[3] Vereinzelt werden in der Fachliteratur Fälle mit glücklichem Ende erwähnt, allerdings lediglich 50 auf der ganzen Welt.[4] Diese lassen sich freilich nicht nachrecherchieren und werden wiederholt von Experten vorgetragen, die selbst Rehabilitationseinrichtungen leiten. Vergleichbar auch der Fall eines wundergeheilten Kindes nach einer Delphintherapie.[5] Der Internetseite ist direkt der Link zu einer Einrichtung zu entnehmen, die eine zweiwöchige Delphintherapie inklusive Reisepaket anbietet. Die Kosten dafür belaufen sich auf 5 390 Euro zuzüglich Flug, Krankentransport, Pflegebett und privater Schwester. Immerhin – alles ist steuerlich absetzbar, so wirbt die Seite mit Verweis auf das entsprechende Steuerurteil. Diese »Wunderberichte« von Wachkomapatienten sind hochproblematisch.[6] Denn sie erwecken den Eindruck, jeder Patient hätte letztlich auch noch nach Jahren die reale Chance auf ein derartiges Wunder. Dem aber ist mitnichten so.[7] So ging der Fall des ehemaligen israelischen Premierministers Scharon um die Welt. Er war nach einer Hirnblutung am 4. Januar 2006 in ein bleibendes Wachkoma gefallen. Mit umfangreichen Möglichkeiten der Intensivmedizin wurde sein Leben aufrechterhalten. Anfang 2013 fanden Hirnforscher dann »Hirnreaktionen«, als man ihm Bilder seiner Familie zeigte und die Stimme seines Sohnes vorspielte.*

* Bereits ein Jahr zuvor war das eingesetzte Untersuchungsverfahren heftig in die Kritik geraten: Craig Bennett von der University of California hatte einen großen Lachs in das Untersuchungsgerät gelegt und ihm

Die *Bild*-Zeitung titelte Tage später: »*Das Scharon-Wunder.*« Ganz Israel hoffe, dass er wieder auf den Weg der Besserung komme.[8] Ariel Scharon starb am 11. Januar 2014 nach acht Jahren Langzeitbeatmung und verlorenem Kampf gegen das Versagen all seiner inneren Organe im Alter von 85 Jahren. Aufgewacht war er in der Zwischenzeit nie.

Eine gewisse Hoffnung besteht allenfalls für all jene, die entweder minimale gezielte Reaktionen zeigen oder die unter dem »*Locked-in-Syndrom*«* leiden. Das sind etwa Patienten, die mit Augenkontakt antworten, selbst schlucken oder mit Handdrücken reagieren können. Sie erleben ihre schreckliche Situation bei vollem Bewusstsein, aber sie sind eingeschlossen, unfähig, um Hilfe zu rufen, unfähig, sich bemerkbar zu machen, unfähig, sich zu bewegen. Die wenigen Patienten mit erstaunlichen Besserungen schaffen es dann in die Presse und dienen als Beweis für den Sinn fortgesetzter Therapie bei allen Wachkomapatienten. So profitieren Betreiber von Langzeitpflegestationen von teils unbegründeten Hoffnungen der Angehörigen.

Aber das Locked-in-Syndrom ist kein Wachkoma. Denn das Bewusstsein eines Locked-in-Patienten ist – zumindest großteils – intakt. Doch fatalerweise kommt es immer wieder

sechs Minuten lang Bilder von Menschen mit wütenden, angstvollen und fröhlichen Gesichtern gezeigt. Das Gerät zeigte positive Aktivitäten in bestimmten Hirnregionen des Fisches. Das Problem: Der Lachs war lange tot, die gemessene »Hirnaktivität« ein schlichtes Störrauschen, das nicht ausreichend korrigiert wurde.

* Locked-in-Syndrom: »Eingeschlossensein« in einem bewegungslosen Körper. Eine meiner Patientinnen erlebte diesen Zustand nach einer Narkose über zwei Tage. Sie baute die Muskelbetäubung aufgrund einer Genbesonderheit erst nach zwei Tagen ab, war so lange hellwach, konnte aber nicht atmen und keinen Muskel bewegen. Die Ärzte vermuteten bei der Komplettgelähmten einen Hirninfarkt, unterzogen sie einer umfangreichen Diagnostik und einer Intensivbehandlung. Obgleich sie viele schmerzhafte Untersuchungen erlitt, war das Schlimmste, wovon sie berichtete, »*dass keiner mit mir sprach*«.

zu Fehldiagnosen, bis zu 40 Prozent vermeintlicher Wachkomapatienten sollen sich in diesen Zuständen befinden.[9] Mit Mitteln der modernen Hirndiagnostik wäre das durchaus zu erkennen, aber diese in der Tat recht aufwändigen Untersuchungen werden von den Krankenkassen in aller Regel nicht bezahlt. Was für ein Irrsinn – man trägt lieber die Kosten jahrelanger Intensivtherapie, statt in eine präzise Diagnostik zu investieren, die Angehörigen und Ärzten eine Entscheidung leichter machen würde!

Oft wird als Argument für eine ohne Wenn und Aber fortgesetzte Intensivbehandlung die Vermutung genannt, der Patient könne vielleicht ja doch noch etwas mitbekommen – das sei zumindest nicht ohne den letzten Zweifel auszuschließen. Welch verwegene Logik! Stellen Sie sich vor, Sie müssten 20 Jahre lang einzig an die Decke eines Pflegeheims starren, ohne jede Kontaktmöglichkeit zu Ihrer äußeren Umgebung. Wäre Ihre Situation erträglicher, lebenswerter, wenn Sie jede monotone Minute bei klarem Bewusstsein miterleben müssten?[10] Gerichte bewerten jedenfalls den Leidenszustand, »wenn man doch noch etwas mitbekommt«, weit höher. Einem vergleichbaren Fall wurde Deutschlands bislang höchstes Schmerzensgeld zugesprochen[11]: Es ging um einen Arztfehler bei der Narkose eines vierjährigen Mädchens, in dessen Folge das Kind in ein Wachkoma fiel. Streit gab es vor Gericht insbesondere um die Höhe des Schmerzensgeldes, das die Versicherung des Krankenhauses zahlen musste. Dieses wurde letztlich so hoch angesetzt, weil das Mädchen seines Zustandes möglicherweise gewahr wurde, im Wachkoma also möglicherweise litt.

Leider ist kaum bekannt, dass die vor sich hindämmernden Patienten, gerade wenn sie noch über ein, wenn auch minimiertes, Bewusstsein verfügen, wahrscheinlich oft qualvoll leiden[12]:

- Sie bekommen zunehmende Muskelverspannungen (Spastik),
- schmerzhafte Gelenkfehlstellungen,

- Infektionen (Mundschleimhäute, Lunge, Blase).
- Sie können weder eigenständig essen noch trinken, weder reden, noch Blase und Darm entleeren.
- Niemand merkt, wenn sie Zahnschmerzen haben (und Zähne, die nicht mehr kauen, werden schon bald stetig schlechter).
- Sie haben Angst zu ersticken, müssen immer wieder abgesaugt werden.
- Sie hören, dass über sie gesprochen wird, können sich aber nicht äußern (dies wird von Patienten, die nach überschaubarer Verweildauer aus diesem Zustand erwachten, als die schlimmste Belastung empfunden).
- Nicht selten kommt es zu epileptischen Anfällen, die schmerzhaft sein können, aber oft unbemerkt verlaufen.
- Sie können sich, wenn etwas juckt, nicht kratzen, eine Fliege nicht verjagen, wenn sie nervt.

In der funktionellen Kernspintomographie zeigten sogar Wachkomapatienten die gleichen Hirnaktivitäten auf Schmerzreize wie Gesunde.[13] Leidenszeichen, Grimassen zum Beispiel, mit denen Gesunde auf Schmerzen reagieren, lassen sich auch bei Wachkomapatienten feststellen.

Wer sich einmal auf einer Wachkomastation umgesehen hat, der weiß: Das ist kein Ort des friedlichen Sterbens. Manch einer kann jedenfalls den Sohn verstehen, der unlängst seine geliebte Mutter, die er seit Jahren apathisch daliegen sah, mit einem Kissen erstickte.[14] Strafrechtlich ist das nicht in Ordnung, gewiss. Aber ein letzter Liebesdienst war's eben doch, so die *stern*-Redakteure in ihrem Artikel von 2015.

Die Kostenfrage

Das Drama vom endlosen Koma hat allerdings auch noch eine ökonomische Seite. Selbstverständlich darf in einer Zivilgesellschaft, die auf ihre Werte hält, niemals das Geld über Leben und Tod entscheiden. Ich möchte aber nicht, dass meine Kinder in Armut leben müssen, weil man mich jahrelang bei aussichtsloser Prognose intensivpflegt. Die Kosten einer stationären Pflege sind gewaltig. Realistisch gerechnet liegen sie bei 5 500 Euro im Monat. Dem stehen ein Erstattungsbetrag von 1 612 Euro in Pflegestufe III und eine Durchschnittsrente von 700 Euro gegenüber. Also verbleibt eine monatliche Lücke von 3 188 Euro. Bei einer durchschnittlichen Pflegezeit von sieben Jahren entsteht da schnell eine Summe von über 250 000 Euro. Knapp die Hälfte aller Pflegebedürftigen wird so zu Sozialhilfeempfängern. Dies wiederum führt zu einer Rückinanspruchnahme von Familienangehörigen ersten Grades – sprich der Kinder. Papa in Pflege konserviert – Eigenheim weg.

Trotzdem vertritt die Bundesärztekammer die Position, dass ein irreversibles Wachkoma allein nicht den Verzicht auf lebenserhaltende Maßnahmen rechtfertigt. Gleichzeitig beharrt sie bei der Begründung des Hirntodkonzeptes mit Recht darauf, dass die Irreversibilität das entscheidende Kriterium für die Todesdefinition ist und damit jegliche Apparatemedizin abzuschalten ist.*

Die Ethik wird passend gemacht, damit einerseits lukrative Transplantationsmedizin, andererseits aber auch umsatzstarke Intensivmedizin maximal gerechtfertigt sind.

* Zugleich liberalisiert die Bundesärztekammer ihre Position in den Grundsätzen zur ärztlichen Sterbebegleitung. Hieß es vormals: »Lebenserhaltende Therapie einschließlich – ggf. künstlicher – Ernährung ist daher unter Beachtung ihres geäußerten Willens oder mutmaßlichen Willens grundsätzlich geboten«, so steht in der revidierten Fassung von 2011 nun vorsichtiger formuliert: »Art und Ausmaß ihrer Behandlung sind gemäß der medizinischen Indikation vom Arzt zu verantworten; eine anhaltende Bewusstseinsbeeinträchtigung allein rechtfertigt nicht den Verzicht auf lebenserhaltende Maßnahmen.« Im weiteren Absatz öffnet die Ärztekammer die Tür für Entscheidungen im Sinne des Patienten. Zu Patienten, deren Willen nie ermittelbar war (Wachkoma seit Kindheit), heißt es dort: »Das Behandlungsziel richtet sich nach dem Wohl des Patienten.«

Immerhin, bei vielen Medizinern wie auch in der Bevölkerung scheint eine gänzlich andere Einstellung vorzuherrschen:

- Zwei Drittel von über 8 000 befragten Ärzten und Krankenpflegern sprachen sich sogar für die Zulassung der Sterbehilfe bei Wachkomapatienten aus.
- Beim Pflegepersonal – und das ist dem Kranken nun einmal am nächsten – lag die Quote bei 70 Prozent.[15]
- Befragt nach den eigenen Wünschen antworten Ärzte zu über 80 Prozent: Bitte lasst mich in einem solchen Fall sterben.[16]

Gerichtsurteile weisen in eine ähnliche Richtung. Das Oberlandesgericht Hamm hat den Eltern eines vierjährigen Mädchens, das – nach einem ärztlichen Kunstfehler – schwerstbehindert im Wachkoma lag, das Recht zugestanden, die künstliche Ernährung ihrer Tochter einzustellen. Zwei Tage später ist die kleine Jule friedlich eingeschlafen.[17] Auch der im Juni 2015 vor dem Europäischen Gerichtshof für Menschenrechte in Straßburg verhandelte Fall des seit 2008 im Wachkoma liegenden Vincent Lambert hat Zeichen gesetzt.[18] Der 36-jährige einstige Krankenpfleger, nach einem Motorradunfall querschnittsgelähmt, ohne Bewusstsein und nur noch mit einer Magensonde am Leben gehalten, soll sterben dürfen, obwohl seine streng katholischen Eltern gegen den Entschluss von Vincents Ehefrau geklagt hatten. Das Urteil ist rechtskräftig und hat Verbindlichkeit für ganz Europa. Dabei bezogen sich die Richter unter anderem auf eine spezielle französische Gesetzgebung, die die Behandlung von dauerhaft im Wachkoma liegenden Patienten als »Übertherapie« qualifiziert.[19] Doch in Deutschland wird noch immer nicht nur auf ein Lebensrecht, sondern oft auf eine Lebenspflicht für Wachkomapatienten gepocht, zumindest wenn eine Patientenverfügung fehlt.

Denn fast alle Patientenverfügungen verlangen in einem solchen Fall die Einstellung jeglicher Behandlung. Aber wehe dem, der keine Vorauserklärung über seine Werte und Wünsche hinterlegt hat. Und das sind in Deutschland – kaum fassbar – über 70 Prozent der Bevölkerung.[20] Da scheint noch viel Aufklärungsarbeit vonnöten. Es gibt so viele Fallstricke. Der Wortlaut will wohlüberlegt sein. Präzision ist dabei oberstes Gebot. Was soll geschehen bei Hunger und Durst? Will ich im unrettbaren Koma noch Antibiotika erhalten oder an die Dialysepumpe angeschlossen werden? Wie kann ich vorbeugen, dass mir Angehörige, die nicht loslassen können, im Zustand der Wehrlosigkeit eine Willensänderung unterstellen, nur weil ich mich noch widerstandslos füttern lasse oder zu lächeln scheine, wenn ein Sonnenstrahl meine Haut berührt?

Meine eigene Patientenverfügung, die ich zusammen mit meinem Wittener Team – nach vielen schmerzlichen Beobachtungen – als Modifikation der vom Bundesjustizministerium empfohlenen Verfügung entworfen habe, ist, mit einigen Erläuterungen versehen, im Anhang nachzulesen. Wichtig scheint vor allem, den richtigen Bevollmächtigten zu bestimmen. Hier ist nicht nur ein tiefes Vertrauensverhältnis wichtig, denn eines ist sicher: Dieser mit großer Verantwortung Betraute sollte Courage haben, ausreichend Mut, um einem Vertreter des Ärztestandes oder einem von Eigeninteressen geleiteten Pflegedienstleiter im Bedarfsfall, wenn meine ureigenen Belange verletzt werden, beherzt zu widersprechen.

6 Dialyse: Lohnende Blutwäsche

Dialyse als lebensrettendes Verfahren hilft vielen Menschen, auch eine sehr lange Lebensspanne trotz Versagens der Niere weitgehend beschwerdefrei zu erleben. Problematisch wird das Verfahren, wenn es bei hochbetagten, schwer kranken Menschen zum Einsatz kommt. Hier ist eine Verschlechterung der Lebensqualität klar belegt, eine Lebensverlängerung tritt, wenn überhaupt, nur auf Kosten zusätzlicher Krankenhausaufenthalte ein.[1]

Der Fall von Waltraut

Bei der 88-jährigen Patientin Waltraut wurde schon vor Jahren ein beiderseitiger Nierenfunktionsausfall diagnostiziert. Geduldig ertrug sie ihr Schicksal, dreimal pro Woche machte sie sich, trotz der erheblichen Belastung, auf zur Dialyse. Die sogenannte »Honeymoon-Periode«, die Zeit kurzfristiger Euphorie angesichts der spürbaren Entgiftung des Körpers, war schnell zu Ende. Schon bald erholte sie sich nach der Prozedur zunehmend schlechter. Kaum ging es der alten Dame etwas besser, folgte schon der nächste Dialysetermin. Nach ein paar Monaten besprach sich Waltraut mit ihrem Sohn und ihrer Tochter. Es reiche ihr. Sie sei nun fast 90 Jahre alt, habe ein schönes Leben gehabt und wolle die Belastungen der Dialyse nicht auf ewig tragen. Doch sie wurde weiter behandelt.

Wenig später wurde sie vom Pflegepersonal des Seniorenheims leblos aufgefunden. Notarztruf, Krankenhauseinweisung. Nach vielen Untersuchungen stellten die Ärzte bedrohliche Herzrhythmusstörungen fest, ein kostenintensiver Defibrillator war rasch zur Hand – das müsse nun einmal so sein. Die Herzrhythmusstörung aber besserte sich nicht. So wurde Waltrauts Herzvorhof in einer minimalinvasiven Operation teilverschlossen. Nach langer Krankenhausbehandlung ging es dann zurück ins Pflegeheim.

Doch schon eine Woche später wurde der Notarzt erneut gerufen. Die Patientin hatte hohes Fieber. Also wurde die 88-Jährige erneut ins Klinikum verfrachtet. Der Privatpatientin stand natürlich eine intensivmedizinische Betreuung zu, eine Beatmungstherapie und umfangreiche Untersuchungen folgten. Da die geschwächte Frau unzureichend Nahrung aufnahm, wurde sie künstlich ernährt, die Dialyse intensiviert. Sie durfte einfach nicht sterben. Dafür war noch zu viel Geld mit ihr zu machen.

Erst auf massiven Druck der Tochter und, wie es in den Entlassungsdokumenten heißt, »gegen eindringlichen ärztlichen Rat« wurde Waltraut am Tag vor ihrem 89. Geburtstag zurück ins Heim verlegt. Dort konnte die Familie mit ihr noch einen wunderbaren letzten Geburtstag feiern. Wie hat die vierfache Großmutter den Besuch ihrer Kinder und Enkel genossen. In einem ausführlichen Gespräch haben sie dann gemeinsam festgelegt, jede lebensverlängernde Qual zu unterlassen – und dies auch gegen den erklärten Willen des Dialysearztes, der partout weitermachen wollte und die Angehörigen noch am Sterbebett mit den Worten einzuschüchtern versuchte: »*Wollen Sie wirklich, dass Ihre Mutter jämmerlich erstickt?*« Jetzt endlich durfte Waltraut – unter vorsorglicher Verordnung von Morphium – sterben. Kaum hatte ich die einschlägigen Dokumente vorbereitet, benachrichtigte die Tochter die Dialysepraxis und sagte sichtlich erleichtert den Termin an der künstlichen Niere ab.

Warum hat man der alten Frau in ihren letzten Lebensmonaten diese Tortur zugemutet? Denn so eine Blutwäsche (die bei vitalen Patienten mit Lebensaussicht natürlich sinnvoll ist) verändert die Qualität des Daseins zumeist fundamental. Die Kehle ist trocken, die Zunge klebt am Gaumen. Die kargen Mahlzeiten schmecken fad. Salz ist, wenn irgend möglich, zu vermeiden. Das Verlangen nach Trinkbarem wächst und wächst. Aber oft dürfen die nun für den Rest ihres Lebens Dauerdialysierten am Tag gerade einmal einen dreiviertel Liter Flüssigkeit zu sich nehmen, Suppen inbegriffen. Nephrologen – das sind die Ärzte, die sich vornehmlich mit Nierenerkrankungen beschäftigen – können hart sein. Der 1995 verstorbene Schriftsteller Horst Karasek hat die Befindlichkeit eines Dialysierten genau wie kaum ein anderer beschrieben. Sein Aquarium möchte er am liebsten leer saufen. Er hält den Durst nicht mehr aus. *»Ich habe Eiswürfel im Kühlschrank, die lasse ich mir auf der Zunge zergehen, oder beiße, wenn's hart kommt, in eine Zitrone.«*

Dialyse – was heißt das eigentlich?

In Deutschland werden derzeit rund 70 000 Menschen dialysiert. Das bedeutet konkret: Dreimal die Woche, ohne jede Urlaubspause, geht es an die Maschine. Oft mit Taxi oder Krankenwagen, im Sitzendtransport. Zunächst wird die dicke Blutwäschenadel in den sogenannten Shunt eingestochen, das ist eine operativ angebrachte Kurzschlussverbindung zwischen Arterien und Venen. Das erleichtert die vielen Punktionen, die dennoch, nicht nur wegen der Dicke der Shuntnadeln, zunehmend schmerzhaft sind. Immer wieder muss an den gleichen Stellen eingestochen werden.

Die nun folgende vier- bis zehnstündige Blutwäsche kann nur unter starker Blutverdünnung geschehen, denn sonst verkleben Schläuche und Filter sofort. Das hat zur Folge, dass viele Patienten Nasen- und Zahnfleischbluten bekommen, nicht wenige benötigen Transfusionen wegen der hohen Blutverluste. Die Dialyse an sich ist sehr belastend für den Kreislauf. Der mit der künstlichen Niere Verkoppelte fühlt sich, obgleich er Stunden auf einer Liege verbracht und den Arm anweisungsgemäß streng ruhig gehalten hat, anschließend wie gerädert. Und die Privatsphäre während der maschinellen Reinigung des Blutes tendiert gegen null. Oft sind fünf oder gar zehn Leidensgenossen hautnah dabei.

Manche Patienten schildern uns, dass sie die medizinische Betreuung wie Fließbandarbeit erleben. Der Arzt hat kaum Zeit für persönliche Worte oder gar für eine Besprechung der aktuellen Probleme. Viele Dialysepatienten leiden etwa unter dem streng einzuhaltenden Gewicht. Aber am schlimmsten, so klagen die meisten, sind die Muskelkrämpfe, die sich, oft regelmäßig, aufgrund der Verschiebungen der Blutsalze einstellen. Dazu kommen noch andere Malaisen. Der Shunt muss wieder und wieder operiert werden. Denn er verstopft nach einer gewissen Zeit. Der schlechte Zustand des Immunsystems führt zu Infektionen in den Harnwegen, aber auch am Shunt. Gelegentlich gelangen Problemkeime in die Wunden, sodass die Nierenkranken ihre Umgebung nur mehr mit Mundschutz, Haube, Schutzkitteln und Handschuhen erleben. Mancher fühlt sich gar wie ein Aussätziger.

Mehr noch: Diabetiker sind unter Dialyse äußerst schlecht einzustellen, die Folge sind Unter- und Überzuckerung. Nicht selten ist die Einnahme von 15 und mehr Tabletten notwendig, die wegen der verordneten Flüssigkeitsreduktion nur unzureichend nachgespült werden können. Der Magen beginnt zu rebellieren. Wegen all der Komplikationen geht es immer wieder für Wochen ins Krankenhaus. Im Schnitt verbringen ältere Dialysepatienten 173 Tage im Jahr im Krankenhaus oder in der Dialysepraxis.[2] In einer Untersuchung wurden ältere Patienten in Dialysebehandlung mit Nierenkranken ohne Dialyse verglichen: Erstere lebten zwar länger, die gewonnene Lebenszeit verbrachten sie aber vielfach in Kliniken. Die nicht Dialysierten verbrachten nur 16 Tage im Jahr in der Klinik oder beim Arzt und starben auch häufiger daheim – ohne Intensivmedizin.

Der Fall von Felix

Auch dem 74-jährigen Imker Felix blieben die Lasten der Dialyse nicht erspart. Wegen schwerer Durchblutungsstörungen, Herzschwäche und Nierenversagen war er schon seit Langem ans Krankenbett in einem Pflegeheim gefesselt. Die drei Termine pro Woche an der Dialysemaschine mit all den Komplikationen, all der Notversorgung in der Klinik hat er einzig als Horror empfunden. Die Lebensfreude sank und sank. Obgleich die Familie ihn vielfach besuchte und alles nur Erdenkliche anstellte, um ihn aufzuheitern. Vergebens! Anfang Februar 2015 entschloss er sich, die Dialyse zu beenden. Er wollte nun sterben.

Mein Palliativteam und ich versuchten noch, sein Gemüt mit einer Gesprächstherapie und durch die Gabe von Antidepressiva aufzuhellen – sein Entschluss aber blieb. Der Dialysearzt wurde informiert. Er rebellierte heftig. Ob wir den armen Mann denn umbringen wollten? Und in der Tat, bei absoluter Dialysepflicht führt der Abbruch der Behandlung in aller Regel binnen ein bis zwei Wochen zum Tod, der bei professioneller palliativmedizinischer Begleitung allerdings beschwerdearm verläuft. Doch das Leben fern von der verhassten Maschine, die vermehrte Zuwendung von uns, aber vor allem von seinen Angehörigen, hat ihm Freude gemacht – der altersschwache Imker lebte noch bis in den späten Mai. Dann bescherte ihm eine akute Herzrhythmusstörung einen schmerzfreien Sekundentod. Die eingeschränkte Nierenfunktion war für ihn nicht lebensbegrenzend gewesen. Ähnlich wie bei Waltraut stellt sich die Frage: Warum wurde diesem lebenssatten, schwer kranken, vom nahen Tode gezeichneten Menschen am Ende des Weges noch einmal die Tortur einer Blutwäsche zugemutet?

Die Antwort ist, fürchte ich, erschreckend einfach: Die Dialyse ist das zweitteuerste ambulante Einzelverfahren mit Jahreskosten von 50 000 Euro. Bei rund 70 000 Dialysepatienten im Lande schlägt diese Therapie also mit 3,5 Milliarden Euro Umsatz zu Buche, zuzüglich der Medikamentenkosten. Der Gewinn wird mit jährlich 10 000 Euro pro Patient beziffert. Bei Verkauf einer Dialysepraxis werden als Wert zwischen 25 000 und 40 000 Euro für jeden, der sich sein Blut hier waschen lässt, angegeben.[3] Eine Landarztpraxis gibt's dagegen schon für weniger als 1 Euro pro Patient, teils gibt sogar die Kommune noch einen Zuschuss.[4] Die Dialysepraxis dagegen bringt bei 100 Patienten mehrere Millionen Euro Praxiswert, dazu kommen dann noch die Kosten für Geräte.

Da wird es mit der tatsächlichen medizinischen Indikation offenkundig nicht immer gar zu genau genommen. Hauptsache, die Liegen sind maximal ausgelastet, die Blutrollerpumpen drehen. Hierzulande werden vor allem greise Patienten zur Ader gelassen. Die haben Zeit und widersprechen fast nie. Die lassen sich besonders gut abrechnen. Wundert es da, dass gerade diese Gruppe in Deutschland seit Jahren die höchste Zuwachsrate erzielt? Statistisch lässt sich belegen, dass der Altersdurchschnitt bei Dialysebeginn zwischen 1996 und 2006 von 63 auf 70 Jahre gestiegen ist.[5] Selbst der Anteil von Dementen nimmt zu, und wie wenig dabei der Patientenwille zählt, zeigt eine Publikation: Ein Bauer empfand schon lange keine Lebensfreude mehr. Bei zunehmender Bettlägerigkeit und erheblicher Demenz wurde gleichwohl eine Dialysebehandlung begonnen. Die »Zunahme des Trockengewichts« wurde dabei als besonderer Behandlungserfolg gewertet. Der Patient war an der Dialysemaschine unruhig, teils gab es 25 Alarme in einer Dreiviertelstunde. Fünf lange Jahre an der Dialyse vergingen, erst Wochen nach einer schweren Hirnblutung mit Koma wurde sie auf Wunsch der Ehefrau beendet. Eine Diskussion zum Sinn der Dialysebehandlung, zu Therapiezielen, Patientenwunsch oder gar Indikation enthält die Publikation nicht.[6]

Die Dialyse ist bei ansonsten Gesunden mit Nierenversagen lebensrettend. Das gilt jedoch nicht für alle Menschen, insbesondere nicht für schwer kranke Hochbetagte.

Patienten einer englischen Studie, bei denen aufgrund des Alters und der erheblichen Vorerkrankungen die Entscheidung zur Dialyse freigestellt war, wurden nachbeobachtet. Die Patienten, die sich für eine Dialyse in dieser Situation entschieden, lebten genauso lange wie die Vergleichspatienten, die auf die Dialyse verzichteten. Aber die Dialysierten hatten vielfältige Komplikationen, waren öfter in der Klinik und starben häufiger auch dort.[7]

Der Verzicht auf eine Dialysebehandlung schwer kranker alter Menschen ist nicht als sofortige Lebensbeendigung zu sehen. Ein an die Bedürfnisse jedes einzelnen Patienten angepasstes dialysefreies Management lässt sich zumindest hinsichtlich der Lebensverlängerung durchaus mit der Dialyse messen. Für ältere schwer kranke Patienten mit starker Einschränkung der körperlichen Funktionen kann eine intensive Alternativtherapie somit eine adäquate Lösung dar stellen.

Gerade bei älteren Heimbewohnern – und diese Gruppe nimmt hierzulande am schnellsten zu – stieg die Pflegebedürftigkeit nach Dialysebeginn dramatisch: Die meisten Patienten wurden zu Schwerstpflegefällen. Das verwundert natürlich nicht, führt allein das lange Liegen während der Dialyse zu einem Muskelabbau. Ältere erholen sich in den Folgetagen auch schlechter, bis es dann wieder zur nächsten Blutwäsche geht. Eine Untersuchung ergab, dass bei keinem einzigen pflegebedürftigen Patienten der Funktionszustand durch die Dialyse verbessert wurde.[8]

Schwerer wiegt aber noch, dass auch die Lebensqualität mit dem Dialysebeginn einen dramatischen Einbruch erfährt: Die Lebensqualität von älteren Dialysepatienten im Vergleich zur Normalbevölkerung war dreimal niedriger als in einer Gruppe final Nierenkranker, die sich gegen eine Dialysebehandlung entschieden hatten. Gerade für ältere Menschen zählen nicht normale Laborwerte, sondern Lebensqualität, zu Hause sein, Erhalt der Selbstbestimmungsfähigkeit.

Doch die Alternative rechnet sich nicht. In der Vergangenheit wurden Dialyseärzte von der Staatsanwaltschaft verfolgt, weil sie in zig Fällen Dialysebehandlungen durchgeführt hätten, obwohl diese nicht erforderlich waren. Grund war laut Staatsanwaltschaft die *»Gewährleistung einer profitablen Auslastung des Dialysebetriebs«*, also das Verschaffen entsprechender Einnahmen. Während ich dieses Buch schreibe, gehen Fälle von Dialyseärzten aus Dortmund durch die Medien. Sie meldeten Patienten nicht zur Nierentransplantation oder informierten sie falsch, damit sie nicht auf die Transplantationslisten kamen. Denn ein Patient, der eine neue Niere bekommt, braucht nicht weiter lukrativ dialysiert zu werden. Dies sei, so der Bochumer Transplantationschirurg Prof. Richard Viehbahn, »ein Verstoß gegen geltendes Recht«.[9] Jetzt ermittelt die Staatsanwaltschaft gegen die beiden Ärzte. Ein Dialyseregister soll nun Abhilfe schaffen, denn diese perfide Art schwerster Körperverletzung aus Gewinnsucht fällt ansonsten nicht auf.

7 Demenz: Vergessen und abkassiert

Menschen mit Demenz – also Patienten, die unter einer Hirnabbauerkrankung leiden – stellen bereits heute einen Großteil der in Pflegeheimen Betreuten dar. Ihr Anteil liegt bei rund 40 Prozent. Tendenz steigend. Das Pflegepersonal hat es dabei häufig mit einer Kombination von Verwirrung, Unruhe und Schmerzen zu tun. Da es bei diesem Krankheitsbild aber keinen heilenden, sondern allenfalls einen palliativ-lindernden Therapieansatz gibt, sollte die Linderung der Beschwerden bei allen ärztlichen Bemühungen an vorderster Stelle stehen.

Studien zufolge leiden rund 80 Prozent aller Pflegeheimbewohner unter Schmerzen. Wer noch bei klarem Verstand ist, darf auf probate Gegenmittel hoffen. Nicht aber ein Bewohner, der vor sich hindämmert. Eine weithin beachtete Studie ergab, dass demente Patienten mit einem Schenkelhalsbruch nur ein Drittel der Schmerzmitteldosis erhielten, die geistig gesunden Patienten mit dem gleichen Bruch gewährt wurde.[1] Noch immer gibt es Ärzte, die meinen, ein dementer Patient sei letztlich schmerzunempfindlich. Motto: »*Der kriegt doch eh nix mehr mit.*« Das allerdings ist ein folgenschwerer Irrtum: Mittels Schnittbilduntersuchungen – fachsprachlich »funktionelle Kernspintomographie« genannt – können Schmerzreize im Hirn sichtbar gemacht werden. Das Ergebnis lässt keine Zweifel zu: Patienten mit Demenz zeigen eine deutlich längere und stärkere Aktivität im Schmerzzentrum des Gehirns im Vergleich mit Gesunden. Dies bedeutet, dass Demenz die Schmerzempfindung steigert – und nicht etwa mindert, wie früher allgemein angenommen wurde.

Bei vielen Demenzkranken treten Verhaltensauffälligkeiten wie Aggression oder Unruhe auf. Zahlreiche Spezialisten gehen davon aus, dass diese Verhaltensauffälligkeiten als Ausdruck von Schmerz zu deuten sind. Aber noch immer ist es gängige Praxis, die Symptome mit Psychopharmaka niederzuknüppeln. Diese Präparate aber mindern das Schmerzempfinden nicht, sie haben in der modernen Schmerztherapie längst keinen Stellenwert mehr. Verhaltensauffälligkeiten sollten ursächlich, also mit Schmerzmitteln, bekämpft werden.[2] Stattdessen aber wird medikamentös ruhiggestellt oder schlimmer noch, die Patienten werden festgebunden, ihrer letzten Freiheit beraubt, etwa durch Fixierungsgurte oder an Bettgittern.

Der Fall von Gerda

Die 96-jährige Gerda, einst Näherin, war im Endstadium einer senilen Demenz angekommen, überdies zuckerkrank, und eine Herzschwäche hatte sie auch noch. Seit mehr als sieben Jahren war sie bettlägerig, seit fünfen wurde sie künstlich über eine Magensonde ernährt. Als wir ihre Behandlung übernahmen, war die betagte Frau in der Lebensendphase und litt sichtlich unter starken Schmerzen. Während diverser Klinikaufenthalte wurden ihr sieben verschiedene Medikamente verordnet, darunter Blutdrucksenker, Fettstoffwechselregulierer, Nierenschutzmedikamente und ein Blutverdünner, um einem eventuellen Schlaganfall vorzubeugen. Ein Schmerzmittel aber bekam sie nicht, trotz ihrer augenscheinlichen Qualen: Sie litt an schmerzhaften Gelenkversteifungen, an Muskelspastik und an einem riesigen Druckgeschwür am Gesäß, das eiterte und übel roch. Wer den Verband zu wechseln hatte, wurde unter den Pflegern per Losentscheid jeden Tag aufs Neue festgelegt.

Eine Berufsbetreuerin kümmerte sich indes mit routiniertem Desinteresse um die Belange der Kranken. Die einzige Angehörige, eine hochbetagte Nichte, hatte die Verantwortlichen im Heim darauf hingewiesen, dass Gerda bereits vor Ausbruch ihrer Demenz nicht mehr so recht habe leben wollen. Und ein Schicksal, hilflos dahinzuvegetieren, sei ihr zeitlebens unvorstellbar gewesen. Gleichwohl hatte die Berufsbetreuerin bereits vor Jahren, auf Ersuchen der Heimleitung, einer künstlichen Ernährung zugestimmt. Sonst müsse die Greisin immer wieder zur Infusionsbehandlung in das Krankenhaus. Und das sei unzumutbar.

Als ich Gerda zum ersten Mal untersuchte, schrie sie bereits beim Berühren der Gelenke auf, sie ließ sich kaum drehen und presste den Mund beim Pflegeversuch so fest zusammen, dass jede einvernehmliche Gabe von Flüssigkeit scheiterte. Das riesige Druckgeschwür am Po bedurfte eigentlich umgehend einer großen Operation. Ansonsten würde die Greisin bei lebendigem Leibe verfaulen. Aber gab es für einen solchen Eingriff noch ein legitimierbares Therapieziel? Und wie war fortlaufende künstliche Ernährung zu bewerten, die zudem gegen den mutmaßlichen Willen der Patientin geschah? Wir waren uns im Team rasch einig, dass es die einzig sinnvolle und zwingend gebotene Maßnahme war, die alte Dame nicht künstlich am Sterben zu hindern, die künstliche Ernährung und Flüssigkeitszufuhr zu beenden und ihr Gesäß mit geruchsauffangenden Verbänden zu versorgen. Daneben begannen wir mit einer hochdosierten Morphiumtherapie, die Gerdas Schmerzen schon bald beseitigte. Die Herztabletten setzten wir ebenso ab wie die anderen bislang verordneten Pillen.

Entgegen meiner ärztlichen Anordnung und gegen den Willen der Patientin wurde aber die künstliche Ernährung auf Weisung der Heimleitung fortgesetzt. Erst nach Einschalten des Betreuungsgerichts, nach langen Telefonaten mit einer einsichtigen Richterin, konnten wir schließlich, zwei Wochen später, die PEG-Sonde verknoten und somit die weitere künstliche Zwangsernährung verhindern, die einzig der Kasse der Pflegeeinrichtung zugutekam. Nach fünf Tagen ist Gerda gestorben, an den Folgen ihres Druckgeschwürs. Die Staatsanwaltschaft eröffnete zwar ein Todesermittlungsverfahren, doch das Verfahren wurde eingestellt. Die fortgesetzte schwere Körperverletzung, die Nichtbehandlung der Schmerzen, die Therapie ohne Ziel, die Zwangsernährung gegen den Willen der Patientin, der schwerwiegende Eingriff ins Selbstbestimmungsrecht: all das hatte, wie eigentlich immer, keinerlei juristische Konsequenzen. Der Blick der Staatsmacht prüfte lediglich, ob ein Pflegefehler das Geschwür am Gesäß ausgelöst und somit den Tod verursacht hatte.

Ruhiggestellt und zwangsernährt

Leider gibt es in Deutschland unendlich viele Gerdas. Denn das Wissen um den physischen Schmerz bei Demenz und um die rechtlichen Voraussetzungen für die Gabe beruhigender Psychopharmaka oder für die Anordnung einer Fixierung scheint hierzulande wenig verbreitet. Frustriert schrieb ein humorvoller Richter in einer entsprechenden Verfügung: »*Der Richter weist darauf hin, dass auf der Station C14 fundamentaler Rechtsirrtum unkorrigierbar darüber vorherrscht, wer über den Einsatz freiheitsentziehender Maßnahmen entscheidet. Dort besteht der irrige Glaube, dass Ärzte über den Einsatz freiheitsentziehender Maßnahmen entscheiden, nicht die Betreuer oder andere Vertreter.*«

So ist es in vielen Einrichtungen der Altenpflege bis heute Standard, den behandelnden Arzt um medikamentöse Ruhigstellung zu bitten, wenn ein Demenzbetroffener unruhig oder aggressiv wird. Doch eben dies ist hochproblematisch:

Pflegeeinrichtungen sind gesetzlich dazu verpflichtet, ein

angemessenes Schmerzmanagement umzusetzen.[3] Dies gilt selbstverständlich, ja: in besonderem Maße für Demenzbetroffene. Das aber geschieht nur selten. Und wenn wir entsprechend stark wirkende Schmerzmittel für die Patienten anordnen – so habe ich das heute in dem Pflegeheim von Gerda erlebt –, werden wir gebeten, diese wieder abzusetzen: Zu mühsam ist die Dokumentation der Morphiumgabe, besser sollte ich ein schwaches Mittel aufschreiben. Das sei leichter zu notieren! Es zeigt sich also einmal mehr: Demenzpatienten erhalten oft keine angemessene Schmerztherapie.[4]

Dagegen unterliegen sedierende Medikamente einer richterlichen Genehmigungspflicht, wenn sie ausschließlich zur Ruhigstellung durch Antriebsminderung verabreicht werden. Gerade diese Konstellation liegt im Fall eines Demenzbetroffenen in aller Regel vor. Gewiss, bei mechanischen Fixierungsmaßnahmen wird mittlerweile überwiegend eine richterliche Genehmigung eingeholt. Beim Anlegen einer medikamentösen Zwangsjacke geschieht das aber kaum. Das ist ein fataler Verstoß gegen geltendes Recht, mag sein, dass er oft aus Unwissen begangen wird. Aber dies sollte, um Nachahmer abzuschrecken, eigentlich nicht vor Strafe schützen. Allein: Hier versagt unser Rechtsstaat kläglich.

So werden wohl auch weiterhin schwerstkranke Menschen, die sich nicht mehr artikulieren können, ruhiggestellt und niedergespritzt, anstatt ihnen Schmerzmittel zu gewähren. Doch Schmerzmittel – insbesondere Morphine – stehen im Verdacht, das Leben zu verkürzen. Das ist falsch, aber das Gerücht hält sich hartnäckig. Außerdem scheint es – aus mir unerfindlichen Gründen – bis heute zu unserem Wertesystem zu gehören, dass Leiden nun einmal zum Menschsein gehöre. Vielleicht auch darum wird in unseren Heimen und Kliniken so oft bei der Gabe von Schmerzmitteln gegeizt und bei der Gewährung von lebensverlängernden und höchst profitablen PEG-Sonden so ungleich großzügiger verfahren.

Da aber jeder medizinische Eingriff den Patienten belastet, müsste es die ärztliche Fürsorgepflicht gebieten, bei nachweisbarer Nutzlosigkeit keine PEG-Sondenernährung mehr durchzuführen. Doch noch immer gilt der von fataler Ideologie geprägte Leitsatz: Das muss man tun, denn damit wird

1. das Überleben verlängert,
2. die Lebensqualität oder die Funktionsfähigkeit verbessert,
3. eine Lungenentzündung verhindert,
4. Mangelernährung vorgebeugt oder gelindert,
5. Druckgeschwüren vorgebeugt.

Dabei ist sich die Wissenschaft seit Langem einig, dass all diese Punkte nicht zutreffen. Zahlreiche solide internationale Untersuchungen und ihre nahezu erdrückenden Ergebnisse belegen das.[5] Ganz im Gegenteil: Patienten mit PEG-Sonde bekommen häufiger Lungenentzündungen, das Ersticken durch hochgewürgten Speisebrei ist eine häufige, letztlich tödliche Komplikation. Von den Druckgeschwüren ganz zu schweigen, die entstehen, weil die Patienten beständig in ihrem Urin liegen. Kurzum: Weder die Überlebenszeit noch das Wohlbefinden wird verbessert. Viele Demenzpatienten müssen gar gefesselt werden, damit sie sich die Sonde nicht aus dem Körper reißen. Kein realistisches Behandlungsziel lässt sich auf diesem Wege erreichen. Folglich ist eine PEG-Ernährung bei Demenz medizinisch nicht indiziert.[6] So steht es in nationalen und internationalen Leitlinien. Neuerdings wird Angehörigen in den USA dazu geraten, die PEG bei ihren Familienangehörigen abzulehnen. Begründung: »Das ist Übertherapie.« Und kürzlich hat sich auch die zuständige deutsche Fachgesellschaft für Altersmedizin – die Deutsche Gesellschaft für Geriatrie – in nicht zu übertreffender Eindeutigkeit geäußert: »*Bei Patienten mit fortgeschrittener Demenz soll keine Ernährung durch eine Perkutane Endoskopische Gastrostomie (PEG) erfolgen.*« Dies steht in der Klassifikation der »Überversorgung« auf Platz 2, also dicht hinter dem Spitzenreiter »zu viele unsinnige Pillen«.[7]

Demenzpatienten, denen eine künstliche Ernährung erspart bleibt, leiden nachweislich nicht unter einer erhöhten

Belastung. Sie brauchen nur eines: eine menschliche Pflege, also etwa Palliativversorgung, nur ein wenig mehr Zuwendung, statt einer Maschine, die die Nahrungszufuhr übernimmt. »PEG oder nicht PEG?« – diese Frage stellt sich eigentlich schon lange nicht mehr. Vielmehr sollten wir dafür kämpfen, dass diese Patienten endlich eine adäquate pflegerische und schmerzmedizinische Versorgung erhalten. Doch die PEG ermöglicht die Versorgung Schwerstpflegebedürftiger äußerst wirtschaftlich bei dünner Personaldecke. So verwundert es nicht, dass gerade Heimleitungen sich vehement gegen ein Beenden der PEG-Ernährung wehren und häufig auf einem Legen der Sonde insistieren. Dies hat gar eine findige Heimleitung in ihren Heimvertrag aufgenommen: »*Das Heim und dessen Mitarbeiter haben die sittliche Überzeugung, Leben zu schützen und zu pflegen. Der Bewohner oder sein rechtlicher Vertreter wird vom Heim und seinen Mitarbeitern daher ein Vorenthalten von Nahrung und Flüssigkeit nicht verlangen, auch wenn eine entsprechende Patientenverfügung oder ein entsprechender mutmaßlicher Wille vorliegt.*« Glücklicherweise haben hohe deutsche Gerichte derartige Klauseln, die das Selbstbestimmungsrecht mit Füßen treten, für nichtig erklärt.[8] Doch eben dieser Druck wird nach wie vor gegenüber Angehörigen aufgebaut, so wird ein Fall wie der folgende weiterhin trauriger Alltag sein.

Der Fall von Ingrid

1998 wurde bei Ingrid, der eigentlich rüstigen 75-jährigen Mutter von zwei Töchtern, eine Hirnabbauerkrankung festgestellt: Morbus Alzheimer, so die vernichtende Diagnose. Das führte – parallel zum geistigen Abbau – zu Depression, Selbstmordgedanken, ja sogar Suizidversuchen und 2001 schließlich zu zunehmender Pflegebedürftigkeit mit Verlust der Harn- und Stuhlkontrolle, Bettlägerigkeit, wiederkehrenden Unruhephasen, begleitet von lautem Schreien. Da Ingrids Mann schon vor Jahren gestorben war, kam eine häusliche Pflege nicht in Betracht. Ingrid wurde in ein konfessionelles Pflegeheim gebracht und dort regelmäßig von den beiden Töchtern besucht. Während die ältere, nennen wir sie Gabriele, vorzeitig einen Abschlag auf ihr späteres Erbe noch vom Vater erhalten hatte, bekam die andere, Monika, einen Anteil der recht üppigen Rente, von der trotz Ingrids stationärer Pflege noch einiges übrigblieb. Aufgrund einer Meinungsverschiedenheit in einer Angelegenheit der Vermögenssorge – es ging um die Rente der Mutter – und auf Betreiben von Monika wurde das Betreuungsgericht tätig. Dieses setzte für die alte Dame kurzerhand eine Berufsbetreuerin ein.

Ende 2010 schließlich drängte das Personal des Pflegeheimes den Hausarzt dazu, eine PEG-Sonde anlegen zu lassen. Der schrieb daraufhin an das Amtsgericht: »*Aus gegebenem Anlass muss ich berichten, dass die o. g. Pat. … sich nunmehr in einem derartigen Verfall ihrer Hirnfunktionen befindet, dass eine PEG (Magensonde durch die Bauchdecke) erforderlich ist. Ich bitte diese ggfs. zu genehmigen.*« Dann nahmen die Dinge ihren Lauf: Das Amtsgericht beauftragte die Berufsbetreuerin mit der Willensermittlung. Damit konnte der Hausarzt nicht dienen. Übereinstimmend teilten die erst zu diesem Zeitpunkt einbezogenen beiden Töchter mit, dass eine schriftliche Willenserklärung nicht vorliegt. Aber während Gabriele sich von der plötzlichen Entscheidung für das Legen einer Sonde überrumpelt fühlte und um Aufschub bat, um sich zu dieser schwierigen Frage gut informieren zu können, stimmte Monika ihr kurzerhand zu. Die Betreuerin genehmigte ohne weiteres Zögern die Operation zur künstlichen Dauerernährung. Gabriele kann anhand der Unterlagen des Heims zweifelsfrei nachweisen, dass die Trinkmenge der Mutter keinesfalls bedrohlich niedrig war. Stets hat sie 800 bis 1500 Milliliter täglich getrunken, eine Notlage bestand zu keinem Zeitpunkt. Also versuchte sie, eine Eilentscheidung des Betreuungsgerichts zu erreichen. Doch das Begehren wurde abgelehnt: »*Die gerichtliche Anordnung auf Aufschub der Maßnahme kommt nur bei Pflichtwidrigkeit der Betreuerin in Frage. Die Betreuerin hat den mutmaßlichen Willen der Betreuten so weit als möglich ermittelt. Eine weitere Aufklärung ist auch durch einen Aufschub nicht zu erwarten. Die Antragstellerin hat nicht vorgetragen, dass bezüglich des Willens der Mutter etwas bekannt sei. Eilmaßnahmen seien nicht zu veranlassen.«*

Einen Monat später wurde ich zu einer Gutachtenstellung über die ärztliche Notwendigkeit der PEG-Ernährung gebeten. Von Tochter Gabriele, meiner Auftraggeberin, und dem anwesenden Pflegepersonal wird der Terminalzustand der Demenzerkrankung bestätigt. Ingrid sei seit elf Jahren in dem Pflegeheim, habe zwei Schlaganfälle erlitten. Seit 2004 weise ihr Gangbild schwere Schädigungen auf, seit 2008 sei die Patientin bettlägerig. Ich brachte in Erfahrung, dass die Patientin früher sozial sehr engagiert gewesen sei und sich einem christlichen Weltbild verpflichtet sah. Beim Besuch eines Pflegeheims hatte sie einmal geäußert, dass man »*bei Menschen in einem so schlechten Zustand keine Manipulation an natürlichen Vorgängen mehr machen sollte*«. Ärzte mied sie, auch zur Krebsvorsorge ging sie nicht.

Als ich Ingrid untersuchte, fand ich sie in einem dramatischen Zustand vor. Die Patientin lag zusammengekauert auf einer Wechseldruckmatratze*. Ihre Haut und die Schleimhäute waren gut durchblutet, keine Geschwüre, keine Druckstellen. Die Augen waren gerötet. Ihre Mundhöhle zeigte eine starke Bildung von Borken**, die allerdings bei der Mundpflege ablösbar waren. Das Gebiss war unvollständig, nur vereinzelt fanden sich noch Zähne. Hinweise auf eine Infektion im Mundbereich gab es nicht.

* Matratze zur Verhinderung von Druckgeschwüren, offensichtlich war die Patientin in höchstem Maße davon bedroht, da sie sich nicht mehr selber umlagern konnte.

** Krusten, die sich bei fehlendem Essen im Mund bilden und durch gute Mundpflege eigentlich nicht auftreten sollten.

Die Arme waren in starker Beugestellung verkrampft und nur noch leicht unter Schmerzgrimassen weiter zu bewegen. Auch die Finger befanden sich in deutlicher Beugeverbiegung, in die linke Hand wurde ein Handtuch gelegt. Die Handinnenfläche war wund. Auch die Beine zeigten vergleichbare Fehlstellungen. Die Patientin war stuhl- und harninkontinent und mit einer Schutzhose* versorgt. Eine gezielte Kommunikation war nicht möglich, sie befolgte Aufforderungen nicht, war unruhig und rief ständig unverständliche Wortteile, ein Wiedererkennen der begleitenden Tochter konnte ich nicht feststellen.

Anhand eines speziell für Menschen mit Demenz entwickelten Testverfahrens – hierdurch kann mittels Verhaltensbeobachtung Schmerz eingeordnet werden – ermittelte ich einen Schmerzwert von 7 auf einer Schmerzskala von 0 bis 10. Die Patientin hatte also starke Schmerzen, die etwa von den Gelenkfehlstellungen oder den Muskelkrämpfen herrühren konnten. Ein Schmerzmittel bekam sie nicht, dafür jedoch Herzstützungsmedikamente, Medikamente gegen Arteriosklerose, 1000 ml Sondenkost und ein Antibiotikum. Nahrung oder Flüssigkeit wurde nicht mehr gereicht, eine elektrische Rollerpumpe füllte kontinuierlich den Magen mit Ernährungslösung.

Aus der Pflegedokumentation ging hervor, dass Ingrid nur noch passiv bewegt wurde, während der Umlagerungsmaßnahmen, die alle drei Stunden durchgeführt wurden. Zudem wurde ihr zwei- bis dreimal pro Schicht der Mund ausgewischt.

Beim Versuch zu trinken schluckte die Patientin völlig unauffällig. Ein Verschlucken war nicht feststellbar. Sie hätte also weiter wie bisher von einer Pflegeperson gefüttert werden können. Das wäre aber für das Heim mit täglichem Personaleinsatz verbunden gewesen. Nach meinem Gutachten – offenkundig bestand keine Indikation für die Zwangs-

* Schutzhose = politisch korrekte Bezeichnung für Erwachsenenwindel

ernährung – beantragte Tochter Gabriele bei Gericht die Würdigung dieses Gutachtens. Damit wäre der Weg zur Entfernung der Sonde geebnet worden. Ihr Antrag wurde in der ersten Instanz abgelehnt. Während die Beschwerde vor dem Landgericht lief, starb die alte Dame. Sie erstickte beim Hochwürgen von Sondenkost – allein, qualvoll, ohne Linderung ihrer Schmerzen. Der Hausarzt bescheinigte, beinah schon zynisch, einen »natürlichen Tod«. Genau genommen ist Ingrid aber an einer für PEG-Sonden typischen Komplikation gestorben – eigentlich hätte die Kriminalpolizei ermitteln müssen, aber eben nur eigentlich … Sterbende genießen in Deutschland nun einmal keinen Rechtsschutz. Die müssen durchhalten bis zum künstlich hinausgezogenen Ende.

Die beiden Töchter übrigens stehen seitdem nicht mehr miteinander in Kontakt.

Obwohl es hier einen Menschen gab, der sich unermüdlich für die Rechte seiner Mutter einsetzte, kann man Ingrids Schicksal nur als schrecklich empfinden. Hier wäre eine schriftliche Patientenverfügung Gold wert gewesen. Denn auf »gute Ärzte« oder auch »gute Richter« blind zu vertrauen, hilft nicht.

8 Strahlentherapie: Quelle strahlender Gewinne

Strahlenbehandlung ist neben Chemotherapie und Operation eine weitere Behandlungsmöglichkeit von Krebs. Radioaktive Strahlen sollen dabei vorwiegend Krebszellen bekämpfen. Diese Therapieform kann das Leben verlängern und wirkt oft leidenslindernd – oft, aber nicht immer.

Der Fall von Beate

Bei der 60-jährigen Beate, Mutter zweier erwachsener Töchter, wurde Mitte 2012 Brustkrebs diagnostiziert. Es folgten die direkte Tumoroperation, sechs Chemotherapien, dann schließlich Strahlentherapie. Das bedeutete für Beate immer wieder Krankenhausaufenthalte. Die Geburt ihres ersten Enkelkindes erlebte sie nur aus der Ferne. Doch allen Eingriffen zum Trotz schritt der Krebs voran. Also wurde die Chemotherapie zwei weitere Male gewechselt. Anfang 2015 wurden erneut Bestrahlungen angesetzt. Doch der Krebs wuchs weiter und breitete sich aus. Schließlich wurde die Chemo wegen zahlreicher Nebenwirkungen im April abgebrochen. Nahezu alle Körperregionen waren von Krebs durchsetzt: die Lymphgefäße, die Lunge, die Leber, die Knochen, Bauch- und Rippenfell, die Milz und auch das Hirn. Überall Metastasen! Und man sah es auch: Von der linken Achselhöhle ausgehend bis zum Hals war ein Krebsgeschwür aus der Haut herausgebrochen. Beate wollte nur noch eines: heim zu ihrer Familie!

Doch die behandelnden Ärzte überreden sie zu einer Hirnoperation. Und im Anschluss müsse der Kopf noch unbedingt bestrahlt werden, sonst werde man des Tumors niemals Herr. Die Operation Ende Mai hat Beate mehr schlecht als recht überstanden, sie war ja ohnehin ans Bett gefesselt. Doch die folgenden Bestrahlungen waren eine Tortur, die Lagerung auf dem harten, ungepolsterten Karbon des Bestrahlungstisches, das ewige Stillhalten. Sie winselte nur noch: *»Lasst mich doch endlich nach Hause!«* Aber ihr Strahlenarzt kannte kein Pardon. Nein, die Serie müsse beendet werden, sonst würden die Hirnmetastasen *»den Kopf zum Platzen bringen«*. Widerspruch schien zwecklos. Während des Aufenthalts in der Strahlenklinik wird ihr zweites Enkelkind getauft. Wie gerne wäre sie dabei gewesen – es hat nicht sollen sein.

Am Freitag darauf, spätnachmittags, entließ man die Todgeweihte schließlich nach Hause, schwerst pflegebedürftig, halbseitig gelähmt, bettlägerig. Sie hatte Schmerzen. Ihr war übel, sie erbrach. Aber das Krankenhaus hatte weder ein Pflegebett, noch einen Toilettenstuhl, noch die für das Wochenende notwendigen Medikamente organisiert. Sonntag dann meldete sich die verzweifelte Familie schließlich über unsere Palliativnetz-Notrufnummer. Viel konnten wir nicht mehr tun. Immerhin gelang es uns noch, die Übelkeit und den Schmerz zu lindern. Beate starb friedlich im Beisein von Töchtern, Schwiegersöhnen und den beiden kleinen Enkelkindern. Seit der Entlassung aus dem Krankenhaus waren vier Tage vergangen. Die Wunde der Hirnoperation war noch nicht verheilt.

Von dem unnötigen Eingriff haben allein die Ärzte und die Klinik profitiert. Gleiches gilt für die Chemotherapien in den letzten Lebensmonaten – und erst recht für die widersinnige strahlentherapeutische Wiederholungstortur. Die konnte ihr aufgrund ihres geschwächten Zustandes voraussehbar nicht mehr helfen. Im Gegenteil: Die belastenden Eingriffe haben ihr Leben verkürzt. Übertherapie hat Beate den letzten Rest ihrer Lebensqualität genommen. Wegen der verantwortungslos und ohne ärztliches Ethos verordneten Bestrahlungsserie konnte sie nicht einmal die Taufe ihres Enkels erleben. Dabei ist bekannt, dass Strahlentherapie die Beschwerden aufgrund einer Entzündungsreaktion oft zunächst sogar steigert. Eine Wende zum Besseren ist allenfalls später – nach mehreren Monaten – zu erwarten. Doch dieses Später gab es für Beate nicht. Sie hatte – was den behandelnden Ärzten nicht verborgen geblieben sein konnte – nicht den Hauch einer Chance.

Wann und wie wird Strahlentherapie eingesetzt?

Um die Wirkung der Strahlentherapie zu verstehen, sollte man, zumindest im Groben, um ihre Grundlagen wissen: Bei diesem seit den 1920er-Jahren immer weiter entwickelten Verfahren werden radioaktive Strahlen auf den Tumor gerichtet. Sie schädigen vor allem die Erbsubstanz der Tumorzellen, aber eben leider auch die der normalen benachbarten Gewebe. Da aber Tumorzellen schnell wuchern, reagieren sie auf die Bestrahlung ungemein empfindlich. Normales Gewebe wird auch geschädigt, doch hier funktionieren unter Umständen auch natürliche Reparaturmechanismen, die zu einer Regenerierung führen können. Darum wird mit zwei ausgeklügelten Tricks versucht, möglichst nur die sich lebensgefährlich ausbreitenden Zellen abzutöten:

Durch Schnittbilduntersuchungen lässt sich der Tumor genau lokalisieren. So wird er nun mit einem beweglichen Strahler von allen Seiten angegangen, in der nicht unberechtigten Hoffnung, dass die »bösen Zellen« ständig getroffen werden, das umliegende Gewebe aber nur kurz gestreift wird. Der zweite Trick besteht dann darin, dass man die zur Schädigung des Tumors notwendige Dosis unterteilt. Denn die beschädigten Tumorzellen erholen sich kaum, anders als das gesunde Gewebe. Diesen Trick nennt man Fraktionierung. Statt eine höchst gefährliche Gesamtdosis von 20 Gray* – so heißt die Strahlenmaßeinheit – auf einmal zu geben, verabreicht man also zehnmal zwei Gray.

Dieser zweite Kunstgriff hat freilich einen gravierenden Nachteil. Der Patient muss gleich zehnmal in den Strahlenkeller. Die Prozedur zieht sich über Wochen. Und jede radiologische Sitzung ist mit erheblichen Nebenwirkungen verbunden – dem »Strahlenkater«. Denn obwohl sich gesundes Gewebe rasch zu erholen vermag, so wird es eben doch erst einmal geschädigt: Betroffen sind Schleimhäute, der Magen-Darm-Trakt, das blutbildende System.

Etwa die Hälfte der Strahlentherapieverfahren kommt im Rahmen der heilenden Krebsmedizin zum Einsatz, bei Patienten, deren Karzinom noch nicht gestreut hat. Hier gilt es, mit gezielten, hohen Dosen möglichst alle Tumorzellen zu zerstören. Dieses Ziel gibt es bei der anderen Hälfte der Betroffenen nicht, bei denen sich bereits Metastasen gebildet haben. In diesem Stadium ist fast jeder Krebs unheilbar, Medizin kann den Tumor aufhalten, ihn sogar für eine gewisse Zeit zurückdrängen. Ganz zu stoppen ist er aber nicht mehr. In solchen Fällen ist das Ziel die Verkleinerung und, damit verbunden, etwa die Druckreduzierung bei Knochen- oder Hirnmetastasen. Das ist aber nur sinnvoll, wenn die entlastende Wirkung, die wenn überhaupt erst nach Monaten eintritt, noch vom Patienten erlebt werden kann. Beate hatte dazu absehbar keine Chance. Das macht ihren Fall so empörend.

Gleich zwei amerikanische Fachgesellschaften haben in ihrer Aufzählung der fünf Dinge, die ein Arzt nicht tun sollte, übereinstimmend erklärt: Bei Bestrahlung ohne Heilungsziel, bei einer symptomlindernden, also palliativen Behandlung ist

* Gray = Strahlen-Energiedosiseinheit; z. B. wirken 50 Gray Ganzkörperbestrahlung akut tödlich.

nicht mehrfach zu bestrahlen, sondern eine einzige hohe Einzeldosis zu verabreichen.[1] Diese Forderung, 2011 von amerikanischen Radiologen aufgestellt, ist überaus vernünftig.[2] So wird Leiden reduziert und die Belastung des Patienten auf einen Termin begrenzt. Doch hierzulande hört kaum einer auf den dringlichen Rat aus Übersee. Denn die ärztliche Gebührenordnung verleitet dazu, die Bestrahlungen wieder und wieder durchzuführen. Die Rechnung scheint simpel: Je mehr Termine, desto mehr Geld.* Ich jedenfalls vermag nicht nachzuvollziehen, dass für die einmalige Bestrahlung ca. 1075 Euro, für die gleiche Dosis in Zehnteln verabreicht dagegen mehr als zwölfmal so viel Honorar abzurechnen ist. Ob der Patient noch lange genug lebt, um von der Bestrahlung zu profitieren, gerät dabei angesichts des stattlichen Honorars nicht selten aus dem Blick. Und leider schauen die Krankenkassen über diesen eklatanten Missstand offenkundig gnädig hinweg: Es wäre doch relativ einfach für sie, ihre Abrechnungsdaten bei verstorbenen Krebspatienten genau auf diese nicht leitliniengerechte Behandlung zu durchforschen. Und ich bin mir sicher: Wenn man diesen Unsinn nicht mehr bezahlt, hört er auf: Die Patienten leiden weniger, die Krankenkassen sparen immense Summen und die Allgemeinheit profitiert von geringeren Beitragssätzen.

Unter dem Titel »Wirtschaftlich sinnvoll, wissenschaftlich Unsinn« widmet sich auch das Wissenschaftsmagazin *Odysso* 2016 dem Thema Strahlentherapie. Dort wird über eine vierfache Großmutter mit Krebs berichtet, die sich zur Bestrahlung gedrängt fühlte: »*Da gab's keine großen Diskussionen, das wurde mir wirklich so rübergebracht, als hätte ich überhaupt keine Optionen. Von Anfang an hieß es, es wird bestrahlt, es wird bestrahlt.*« Erst in der Reha habe sie nach der Bestrahlungsserie von den minimalen Vorteilen erfahren. Sie erklärt:

* Kosten stationäre Strahlentherapie mit einer Bestrahlung: 1075,25 Euro. Zehn Bestrahlungen bei gleicher Gesamtdosis mit sieben Tagen stationärem Aufenthalt: 12 971,80 Euro

»Ganz ehrlich? Hätte ich das gewusst, hätte ich mit großer Wahrscheinlichkeit diese Bestrahlung nicht machen lassen. Das war einfach Folter pur und meine Kinder sind groß. Ich habe wirklich überhaupt gar keine Lust, in den letzten Jahren zu leiden.«

Die Redaktion erläutert: »Oft werden Therapien empfohlen, die gewinnbringend für die Kliniken sind, wie hoch der Nutzen für die Patienten ist und was diese eigentlich wollen, steht überhaupt nicht zur Debatte.« Dem ist wohl nichts hinzuzufügen.[3]

Der Fall von Franzi

Das zeigt auch das Schicksal von Franzi, einer 51-jährigen Psychiaterin aus der Ruhrregion. Sie lebte in einem wunderbaren Haus mitten im Wald. Ende 2015 wurde bei ihr ein Bronchialkarzinom festgestellt, das bereits in das Lungenfell gestreut hatte. Wasser sammelte sich neben der Lunge und im Bauchraum. Trotz Operation und Chemotherapie schritt der Tumor unaufhaltsam voran.* Oft klagte Franzi über Schmerzen und Atemnot. Doch eine palliativmedizinische Betreuung kam für die behandelnden Ärzte nicht in Frage. Das wäre dem Eingeständnis einer Niederlage gleichgekommen. Im Krankenhaus sagte man ihr gar, der Haupttumor sei durch die Chemotherapie kleiner geworden.

Doch die zunehmenden Beschwerden deuteten in eine gänzlich andere Richtung. Im Arztbrief vom April 2016 füllte die Metastasierungsbeschreibung fast eine ganze Textseite: Befallen seien der Halswirbelkörper 7, die Brustwirbelkörper 1–7 sowie 10–12 und alle Lendenwirbelkörper, das Becken, das Kreuzbein, die Oberschenkelknochen, zudem einige Rippen,

* Kosten für jeden stationären Aufenthalt zur Chemotherapie: 2120,99 Euro (2 Tage) + Kosten des Medikaments

dazu die Leber, die Nebennieren, die Nieren und das Lungenfell.

Also wurde eine Bestrahlungsserie gestartet, von der es im Arztbrief hieß, dass die Patientin diese gut vertrage. Die Beschwerden hätten spürbar abgenommen. Ein Arztbrief aus Textbausteinen ohne direkten Bezug zum individuellen Patienten eben. Zusätzlich wurden ihr 17 verschiedene Medikamente verordnet. Dann wird Franzi – in vermeintlich besserem Allgemeinzustand – nach Hause entlassen.

Unsere Teamleiterin Schwester Beate ist noch am Entlassungstag zu Franzi in den Wald gefahren, der Ehemann und die Cousine der Todkranken waren ganz offensichtlich mit der Versorgung völlig überfordert. Bis auf ein Pflegebett war nichts organisiert. Den im Arztbrief attestierten Aufwärtstrend konnten wir nicht erkennen. Wir trafen eine Frau, die ganz offensichtlich im Sterben lag. Die Beschwerden, die wir bei allen Patienten abfragen und je nach Schwere mit einem Wert von 0 bis 10 bewerten, sprachen für sich: Schmerz (9), Übelkeit (5), Erbrechen (6), Atemnot (8), Verstopfung (3), Schwäche (10), Angst (4), Schlafstörung (8) und Depression (7). Selbst die kleinste Belastung führte zu starker Atemnot, sie war bettlägerig und der Gedanke an die weitere, bereits fest geplante Bestrahlungstherapie belastete enorm. Das flache Liegen auf dem unbequemen Bestrahlungstisch war eine Tortur für sie, genau wie die lange Fahrt zum entfernten Krankenhaus.

Warum aber wurde die Bestrahlung nicht in der Wittener Klinik durchgeführt? Von Franzis Haus bis dorthin waren es gerade einmal zwei Kilometer. Die mangelnde Transportfähigkeit der Patientin hätte zwingend für das örtliche Krankenhaus gesprochen. Überdies verfügt Witten über eine der modernsten radiologischen Einrichtungen in ganz Nordrhein-Westfalen. Aber im Ruhrgebiet gibt es nun einmal viel Konkurrenz. Ich darf einfach mal spekulieren, dass es im besten Fall gute persönliche Kontakte waren, die zu einem solch weiten Sterbendentransport führten, im schlechtesten Fall sogenannte Kick-back-Zahlungen – oder zu Deutsch: Bestechung. Eigentlich nur so lässt sich Franzis Verfrachtung in ein entlegenes Hospital erklären. Jedenfalls hat sie nichts mehr erfreut als meine Zusage, dass wir mit der Bestrahlung jetzt fürs Erste eine Pause machen, um die Situation vor Ort zu stabilisieren. Doch eben das war angesichts der umfangreichen Beschwerden kaum möglich. Das Ziel, sie durch eine geschickte Medikation wach und zugleich schmerzfrei zu halten, schien nicht einmal in Sichtweite.

Angesichts der Vielzahl der Beschwerden war uns schnell klar, dass eine rein körperliche Betrachtung ihrer Situation nicht gerecht würde. »*Total Pain*« nennt man in der Palliativmedizin das durchaus häufige Phänomen, wenn der Schmerz nicht nur Ausdruck körperlicher, sondern eben auch seelischer, spiritueller und sozialer Not ist. Und die vergeht nun einmal nicht durch Bestrahlung oder Schmerzpillen, sondern nur durch eine weitgehende Optimierung der Umstände, durch Ehrlichkeit und ein Vermitteln von realistischen Perspektiven. Vor allem aber gilt es, aktiv zuzuhören. Wer einer Patientin vorgaukelt, ihr Tumor sei kleiner geworden, dann aber weitere strahlenmedizinische Behandlungen durchführt, erschüttert jegliches Vertrauen, wenn der gute Befund letztlich frei erfunden ist.

Als Franzi merkte, dass ihr die Betreuer unseres Palliativteams zuhörten, dass sie ohne Zeitdruck erzählen durfte, geschahen unerwartete Dinge: Auf einmal brach sie in Tränen aus. Sie quälte ein schreckliches Erlebnis aus ihrer Jugend. Bei hohem Wellengang an der Nordsee war ein guter Freund beim Baden ins Meer abgetrieben. Der Junge schrie minutenlang um Hilfe. Erst Stunden später fanden sie ihn leblos am Strand. Aus seinem Mund quoll Schaum. Einer der Rettungsschwimmer sagte, er sei grausam am Wasser erstickt. Nun habe auch sie Wasser in der Lunge und fürchte sich vor nichts mehr, als bald so wie einst der tote Freund erstickt dazuliegen. Bei der Begleitung Sterbender erleben wir immer wieder, dass kaum etwas für den Patienten schlimmer ist als unausgesprochene

Ängste. Werden sie artikuliert, können wir daran arbeiten. Und mit den schwindenden Ängsten bessern sich meist auch viele andere Beschwerden: Schmerz, Atemnot, Übelkeit und vieles mehr sind eben keine rein körperlichen Nöte.

Die Aussicht, dass wir alles tun würden, um ihre Beschwerden zu Hause zu lindern, hat Franzi beruhigt. Wir haben ihr versichert, dass sie fortan, wann immer sie dies wolle, entspannt schlafen könne. Da gibt es medikamentöse Möglichkeiten, die sogenannte palliative Sedierung. In einer solch katastrophalen Situation ist sie ein Menschenrecht und verhindert sicher das Ersticken. Wir sprachen lange miteinander über alle Möglichkeiten. Auch mir tat dieses Gespräch am Ende richtig gut. Bevor ich aufbrach, fragte ich Franzi, die Psychiaterin, ob denn nun ich ihr oder sie mir für die Unterredung eine Rechnung schreiben solle. Wir haben herzlich gelacht.

Ich muss zugeben, dass wir es in diesem Fall nicht geschafft haben, Franzis Schmerzen komplett in den Griff zu bekommen. Zu weit war der Krebs fortgeschritten, zu wenig Zeit verblieb für eine Therapieeinstellung. Aber unser Versprechen, dass sie nicht ersticken werde, konnten wir dank palliativer Sedierung erfüllen. Franzi starb keine 14 Tage später im heimischen Wohnzimmer, in dem wir uns kennengelernt hatten. Nicht eine einzige Minute weniger hat sie wegen der abgesagten Bestrahlung gelebt. Sie hätte ihr einzig den letzten Frieden genommen.

Noch immer gibt es eine Medizin, die sich nicht um den Patientenwillen kümmert: Franzi hatte so viele Metastasen, dass kein Strahlengerät der Welt ihr hätte helfen können. Auch Beate wollte eigentlich nur noch nach Hause – zu ihren Töchtern und dem neuen Enkel. Und die Lehre vom Ganzen? Viel Geld im Gesundheitswesen ist nicht immer gut. Beate und Franzi – und wie all die anderen Unrettbaren heißen – hätten deutlich mehr von einer sprechenden, mitfühlenden Medizin gehabt als von emotionsloser, abrechnungsoptimierter Hightechversorgung. Wie es anders geht, wird sich im Kapitel »Palliativversorgung« zeigen.

9 Künstliche Ernährung: Lukrativ, aber oft sinnlos

Essen und Trinken, heißt es, halte Leib und Seele zusammen. Sogar die Liebe geht bekanntlich durch den Magen. Und wenn ein selbst gekochtes Mahl dem, für den es zubereitet wurde, nicht recht schmeckt, wird das oft als persönliche Kränkung empfunden. Solange wir vergnügt futtern, hängen wir am Leben. Kurz, unser Selbstwertgefühl klebt nicht zuletzt am Gaumen. Auch darum setzen uns Krebserkrankungen dermaßen zu. Sie gehen mit Appetitlosigkeit, raschem Sättigungsgefühl und drastischer Gewichtsabnahme einher. Der Körper kann die aufgenommenen Nährstoffe nicht mehr verwerten.

Sinn und Unsinn von künstlicher Ernährung

Selbst die künstliche Ernährung über Sonden oder durch die Vene ist in solchen Fällen selten hilfreich. Ein Nutzen ist allenfalls zu erwarten, wenn der normale Speiseweg in Mitleidenschaft gezogen wurde – also etwa bei Darmverschluss oder Zungenkrebs. Wenn ausschließlich andere Organe betroffen sind, kann eine künstliche Ernährung das Leben eines Tumorpatienten kaum verlängern. Selbst die wenigen positiven Studien dokumentieren nur eine minimale Lebensverlängerung – und das unter Inkaufnahme von Krankenhausaufenthalten und vielerlei Komplikationen. Die fragliche minimale Daseinsverlängerung bringt keinen Gewinn an Lebensqualität, man verbringt sie ohnehin in der Klinik. Das Drama lässt sich mit einer Möbelfabrik vergleichen, deren Haupttor verschlossen ist. Es nützt nichts, das Holz über Seiteneingänge in die Fabrik zu bringen, wenn drinnen die Maschinen, die es verarbeiten sollen, nicht mehr funktionieren. Neue Möbel werden hier nicht entstehen.

Kein Sterbender mag mehr essen wie zuvor: Es scheint ein Gesetz der Natur zu sein, dass ein Mensch (und übrigens auch ein Tier) in der letzten Lebensphase zunehmend weniger isst und trinkt – bis hin zur völligen Aufgabe der Ernährung. Körpereigene Mechanismen der Leidenslinderung verhindern weitestgehend, dass der Patient, der am Ende seines Weges angekommen ist, unter dem eigenen Befinden leiden muss. »Menschen sterben nicht, weil sie nicht essen«, hat Cicely Saunders, die Begründerin der Hospizbewegung, einmal gesagt, »sondern sie essen nicht, weil sie sterben.« Das weiß jeder erfahrene Pfleger, im Grunde sollte es auch jeder Arzt wissen. Das Baylor College of Medicine in Houston/Texas stufte bereits 1997 die künstliche Ernährung bei fortgeschrittener Tumorauszehrung als »unethisch« ein.[1]

Sinnvoll ist künstliche Ernährung dagegen für die Industrie. Mit Wochenkosten von fast 1500 Euro ist sie das drittteuerste ambulante Therapieverfahren. Und offenkundig ist die Industrie großzügig mit ihren Vertriebskanälen. Ein geschäftstüchtiger Ernährungsberater machte mir die Rechnung auf, dass sich durch die Provisionen aus der künstlichen Ernährung von zwei bis drei Patienten eine Krankenschwesternstelle finanzieren ließe. Auch bot er uns bei Versorgung meiner Patienten über ihn diverse »Wohltaten« an.* Unser Team blieb standhaft und stellte die äußerst seltene Indikation

* Dies ist erst seit Kurzem eine Straftat: § 299a: Bestechlichkeit im Gesundheitswesen.

künstlicher Ernährung weiterhin ausschließlich nach Patientenwohl. Und wir informieren die Patienten über sinnvolle Dinge, die sie tun können, um ihre Ernährungssituation zu verbessern – und da gibt es viel Hilfreiches.*

Der Fall von Heiner

Und doch sind Fälle wie die vom alten Steiger** Heiner in deutschen Krankenhäusern an der Tagesordnung: Der 93-Jährige hatte stark an Gewicht verloren, der Appetit war weg, sein Lebensmut sank von Tag zu Tag. An einem Mittwoch im Sommer fanden ihn seine Töchter auf seiner Wohnzimmercouch in erbärmlichem Zustand. Er schien vollkommen hilflos, ihm war schwindelig, er bekam kaum Luft. Der Rettungsdienst brachte Heiner in eine nahe große Klinik. Das Röntgenbild seines Brustkorbs kam einem Todesurteil gleich: Lungenfellkrebs. Seine Kinder haben mit ihm offen über die Diagnose gesprochen. Er hat sie gefasst aufgenommen, hatte aber noch einen Wunsch: Die letzten Tage und Wochen im Hospiz zu verbringen. Er kannte da eine Einrichtung aus der Nachbarschaft mit einem prächtigen Garten. Die Schwestern dort standen in hervorragendem Ruf. Ja, Bochum hat da seit Langem eine wunderbare Einrichtung: das Hospiz St. Hildegard.

Aber so schnell wollten die Ärzte den Todgeweihten nicht laufen lassen. Er wurde also mit schmerzhaften Spiegelungen der Lunge, des Darms und des Magens traktiert. Schnittbilduntersuchungen, wieder und wieder Blutabnahmen, tägliche Infusionen, sogar die Pein einer Stanzbiopsie vom Knochen blieb ihm nicht erspart. Dabei wird der Knochen des Brust-

* Palliativnetz Witten, Informationsblatt Ernährung. http://palliativnetz-witten.de/websitebaker/media/ernaehrung%202014%20infoblatt%20pnw%20a4V1.pdf

** Steiger = Aufsichtsperson im Bergbau (im Ruhrgebiet geläufiger Begriff)

beins mit einer sehr dicken Nadel durchstoßen, um Knochenmark für eine Untersuchung zu gewinnen. Eine Chemotherapie wollten sie dem armen Greis auch noch aufschwatzen. Die allerdings hat Heiner in aller Deutlichkeit abgelehnt, als Steiger war er es gewohnt, Konflikte in seinem Sinne zu lösen. Doch der behandelnde Professor drängte weiter: Bald schon, ließ er die Töchter wissen, werde der Vater nicht mehr richtig essen können. Darum müsse in einem kleinen chirurgischen Eingriff zumindest noch ein Port angelegt werden, damit er nicht verhungere. So verzögerte sich die Hospizaufnahme um eine weitere Woche, bis Heiner endlich in sehr schlechtem Zustand im Hospiz ankam. Der Medikamentenplan bestand aus vier Herzpillen, einem Magenschutzmittel und drei Blutdrucksenkern. Daneben erfolgte künstliche Ernährung mittels eines sogenannten Dreikammerbeutels (Fett, Zucker und Eiweiß), Vitaminen und Spurenelementen.* Schmerzmittel: Fehlanzeige, obgleich er immer wieder über bittere Qualen klagte. Im Hospiz angekommen blühte er einige Tage richtig auf, nachdem er Schmerzmittel erhalten hatte. Er trank schlückchenweise Tee und aß Joghurt. Und er erzählte den Hospizschwestern und mir teils stundenlang vom Bergbau. Ein wahres Geschichtsbuch des Ruhrgebietes. Am kommenden Wochenende starb er nachts – er schlief einfach ein. Den Port hat er im Hospiz nicht mehr gebraucht, die Fäden hätten am Todestag entfernt werden müssen – er hat sie ins Grab mitgenommen.

Künstliche Ernährung bei Krebspatienten: extrem fragwürdig

Dennoch empfiehlt eine Leitlinie, die in Deutschland in hohem Ansehen steht, Krebspatienten künstlich zu ernähren.[2] Die Verfasser räumen dabei selbst ein, dass sich ihre Empfeh-

* Kosten für künstliche Ernährung durch die Vene pro Woche: 1467 Euro

lung auf keinerlei wissenschaftliche Erkenntnisse stützen kann. »*Die aktuelle Datenlage zur Prävention einer Mangelernährung bei erhaltener Möglichkeit zur oralen Nahrungsaufnahme erlaubt keine sicheren Aussagen.*« Gleichwohl formuliert man unmissverständlich: »*Eine parenterale Ernährungstherapie ist angezeigt, wenn beim erwachsenen Patienten eine schwere Mangelernährung vorliegt.*« Die zum Beleg dieser Aussage herangezogenen Studien betrafen aber ausschließlich Patienten mit »defektem Speiseweg«. Menschen also, die akut keine Nahrung mehr aufnehmen konnten, weil der Speiseweg durch einen Tumor versperrt war. Selbstverständlich, hier hilft künstliche Ernährung.

Aber eben die überwiegende Mehrzahl der Krebskranken, all die mit intaktem Speiseweg, haben keine Besserung zu erwarten. Die aktuell gültige europäische Leitlinie formuliert es eindeutig und gibt dazu gar den höchsten Empfehlungsgrad »A«* an: Künstliche Ernährung hilft nicht und schadet möglicherweise bei Krebskranken ohne Schluckstörungen.[3]

Doch eben auf diese Patienten zielt die anderslautende deutsche Leitlinienempfehlung zur künstlichen Ernährung. Liest man die Leitlinie bis zum bitteren Ende, so ahnt man den Grund für diese absurde Empfehlung. Im Kleingedruckten wird freimütig erklärt: »*Die Erstellung der Leitlinien wurde von der Deutschen Gesellschaft für Ernährungsmedizin e. V. sowie durch eine dem Klinikum der Universität München durch die Firmen Baxter Deutschland GmbH, Unterschleißheim, B. Braun Melsungen AG, Melsungen, und Fresenius Kabi Deutschland GmbH, Bad Homburg, gewährten Förderung finanziell unterstützt.*«[4]

Hier hat also das Who is Who der deutschen Ernährungsindustrie kräftig unterstützt. Können dann derartige Empfehlungen verwundern?

* A – höchster Empfehlungsgrad heißt, die Aussage ist durch hochwertige kontrollierte Studien abgesichert. Es besteht also kein Zweifel an der Aussage.

Interessenkonflikte oder »Wes Brot ich ess, des Lied ich sing«

Die Arbeitsgemeinschaft der medizinisch-wissenschaftlichen Fachgesellschaften definiert den Begriff wie folgt: »Interessenkonflikte sind definiert als Gegebenheiten, die ein Risiko dafür schaffen, dass professionelles Urteilsvermögen oder Handeln, welches sich auf ein primäres Interesse bezieht, durch ein sekundäres Interesse unangemessen beeinflusst wird«.*

Ein Interessenkonflikt liegt etwa bei einem Arzt vor, der einen positiven Artikel zu einem Medikament schreibt und zugleich üppige finanzielle Zuwendungen von dem Hersteller der Arznei erhält. Oder bei einem Experten, der in einer Leitlinie Medikamente eines Herstellers empfiehlt, von dem er Beraterhonorare erhält. So etwas kann durchaus als eine Form von Bestechung empfunden werden.

Eine Untersuchung, die im *Deutschen Ärzteblatt* zu den vielfältigen Therapieleitlinien veröffentlicht wurde, zeigt das Ausmaß des Problems: 2190 ärztliche Experten haben in den Jahren 2010 bis 2013 deutsche Therapieleitlinien verfasst. Nur eine kleine Minderheit – um die zehn Prozent – hat dabei keinen Interessenkonflikt angegeben. Lediglich jede fünfzigste Leitlinie wurde ohne Interessenkonflikt erarbeitet. Bei den Tausenden Interessenkonflikten wurden diese aber nur in 111 Fällen durch ein Kontrollgremium bewertet. Dies führte in nur einem einzigen Fall dazu, dass der Autor sich seiner Stimme bei der Abstimmung zur Therapieempfehlung

* *Auch ich bin nicht frei von Interessenkonflikten. So halte ich gerne Vorträge, das Honorar kommt oft von der Pharmaindustrie, die die Veranstaltungen sponsert. Ich glaube zwar von mir, dass ich mich durch das Honorar nicht beeinflussen lasse – aber das glaubt jeder und es ist aus Studien bekannt, dass man doch unbewusst beeinflussbar ist. Daher habe ich diese Aktivitäten auf ein Minimum reduziert und spende das Geld dem Palliativnetz Witten e. V.*

enthielt. Das hatte dieser Arzt aber für sich selbst entschieden.[5]

Unter Nervenärzten ist richtiggehend Streit um Interessenkonflikte ausgebrochen, weil die Leitlinie zur Diagnose »Schlaganfall« recht offen kritisiert wurde, insbesondere eine industrienahe Empfehlung zu deren medikamentöser Vorbeugung.[6] In diesem Fall wurde – anders als es etwa die amerikanische Fachgesellschaft empfiehlt[7] – mit äußerst knapper Mehrheit eine Empfehlung für neue hochpreisige Medikamente abgegeben. Von den 23 stimmberechtigten Mitgliedern der Leitliniengruppe gaben zehn an, Beraterverträge mit den Herstellern der neuen Medikamente zu haben. Sechs weitere waren über Vortragshonorare mit den Herstellern verbunden. In der Stichwahl zur Therapieempfehlung enthielten sich lediglich vier dieser »Befangenen«.

Prof. Hans-Christoph Diener, anerkannter Nervenspezialist und verantwortlicher Vorsitzender der kritisierten Leitlinie, wehrt sich entschieden gegen die Unterstellung einer Beeinflussung von Leitlinienverfassern durch die Pharmaindustrie. Er betont, dass sich Mitglieder der Abstimmungsrunden, die Interessenkonflikte hätten, enthalten sollten. Unkommentiert lässt er aber, dass das bei der kritisierten Leitlinie nicht der Fall war.[8] Auch seine Aussagen bezüglich der Interessenkonflikte, von denen er sehr viele selber angibt, stellen sich in einem Beitrag von SAT.1 als unzutreffend dar.[9] Die kritische Leitlinie ist nach wie vor gültig[10] und wird die pharmazeutische Industrie einmal mehr in Entzücken versetzen: 1,8 Millionen Deutsche[11] sind von der Empfehlung der neuen, fast neunmal teureren Pillen betroffen. Wird die neue Leitlinie durchgehend befolgt, wird das über zwei Milliarden Euro in die Kassen großer Pharmakonzerne spülen.* Immerhin es gibt eine ärztliche Organisation, die sich diesen Missständen mutig

* Tagestherapiekosten für Pradaxa/Xarelto: 3,27 Euro, für Marcumar: 0,37 Euro. Rechnen Sie diese Differenz einmal auf 1,8 Millionen Betroffene und 365 Tage im Jahr hoch …

entgegensetzt. MEZIS* hat sich auf die Fahne geschrieben, diese Zusammenhänge transparent zu machen und zu bekämpfen. Doch aktuell zählt Mezis 982 Ärzte, das sind bei 385 149 deutschen Ärzten gerade einmal 0,26 %.

Als wäre das nicht schon erschreckend genug, werden auf der Internetseite der Deutschen Gesellschaft für Neurologie die Ärzte kritisiert, die die Dinge an die Öffentlichkeit brachten: »*Es wäre wünschenswert, wenn diese Kollegen in Zukunft ihre Energie in das Verfassen und die Korrektur von Leitlinien investieren würden*«, schreibt Prof. Diener.

Hier handelt es sich nicht um einen Einzelfall und glücklicherweise gibt es Kollegen, die das Problem nun breit an die Öffentlichkeit tragen. Auf der Internetseite »leitlinienwatch.de« kann man einsehen, dass von aktuell 104 ausgewählten Leitlinien nur neun als »unabhängige Leitlinie« bewertet werden.[12] Bei dem übergroßen Rest – mehr als 91 Prozent – gibt es mehr oder minder starke Auswüchse der Industriebeeinflussung.

So sitzen etwa in der Leitliniengruppe zur Lungenfibrose gleich drei Industrievertreter. Die Leitlinie zu Chronischer Lungenerkrankung wurde von einem Förderverein unterstützt, dem 19 Pharmaunternehmen bzw. Gerätehersteller angehören, alle Autoren der Leitlinie zur Multiplen Sklerose gaben an, einen Interessenkonflikt gehabt zu haben. 46 Prozent der bislang überprüften Leitlinien erhielten gar die »Rote Karte«, es herrscht also dringender Reformbedarf, nur knapp jede zehnte wurde als unabhängig erstellt eingestuft.[13] Leitlinien sind eigentlich bindend für die Therapie durch den Arzt – unfassbar, wie hier die Kontrolle einflussreicher Gremien bezüglich ihrer Neutralität versagt.

* »Mein Essen zahl ich selber«

10 Schmerzen: Weniger ärztliches Eingreifen ist mehr

Gefragt nach den Umständen, unter denen sie sterben wollen, geben die meisten Menschen an, dass sie vor allem ohne schlimme Schmerzen aus dem Leben scheiden wollen. Doch die Angst vor qualvollen Schmerzen ist auch schon vorher groß, so folgen viele Betroffene blauäugig und widerspruchslos dem Rat ärztlicher Experten.

Der Fall von Lotte

Die 93-jährige Lotte ist aufgrund einer Knochenabbauerkrankung und eines Schenkelhalsbruchs gehbehindert. Wenn überhaupt, kann sie sich nur mit einem Rollator fortbewegen. Sie lebt allein, die Versorgung fällt ihr zunehmend schwer, sie fühlt sich einsam. Nur noch ihr Hausarzt, zu dem sie gerne regelmäßig geht, hat ein offenes Ohr für sie. Er setzt ein paar Spritzen, dabei plaudern sie. So ist es schon lange Ritual, obwohl die Beweglichkeit dadurch nicht spürbar besser wird und die Rückenschmerzen auch nicht. Macht nichts, die Beschwerden belasten die betagte Studienrätin eigentlich wenig, im Gespräch mit der Gutachterin der Pflegeversicherung etwa hat sie ihre Kreuzschmerzen mit keinem Sterbenswörtchen erwähnt. Angesichts ihres Alters ist sie durchaus damit zufrieden, dass sie sich überhaupt noch bücken, einigermaßen aufstehen und ihren Rumpf beugen kann.

Dennoch diagnostiziert der Hausarzt, ein Allgemeinmediziner mit dem Schwerpunkt auf ganzheitlicher Schmerztherapie, »*eine Wirbelsäulenfehlstatik, ein Schulter-Arm-Syndrom mit blockierenden Muskelverspannungen, muskuläre Fehlbalancen der gesamten Wirbelsäule. Kreuzschmerz dazu, ein Hals-, Brust- und Lendenwirbelsäulensyndrom sowie ein Zervikalsyndrom*«, so die lateinische Bezeichnung für das bereits aufgezählte Halswirbelsäulensyndrom. Immer wieder bestellt er die alte Dame zur Behandlung: »*Geht nicht anders, sonst sitzen Sie bald schon im Rollstuhl und können gar nichts mehr!*« Artig folgt Lotte und nimmt insgesamt 35 Behandlungstermine mit über je 20 Punktionen am Rücken und den Gelenken sowie jedes Mal Reizstrom an diversen Stellen in Kauf. Sie findet den Arzt nun einmal sympathisch. Er scheint ihrem vermeintlichen Leiden zugewandt, auch wenn die Spritzen ziemlich wehtun und letztlich keinen Erfolg zeigen.

Wie erbeten, zahlt sie dem Arzt die Behandlungen gleich vor Ort mit der Eurochequekarte, das sind immerhin rund 500 Euro für jeweils eine halbe Stunde Behandlung. Jeder Rechnung ist eine detaillierte Erläuterung beigelegt, aus der nicht zuletzt hervorgeht, dass der Mediziner der greisen Dame so viel örtliches Betäubungsmittel pro Behandlungstag spritzte, dass bereits ein erwachsener Mann davon tödliche Vergiftungen erleiden könnte. Lotte aber wiegt nur noch 42 Kilo. Doch bei der Vielzahl der Diagnosen scheinen äußerste Maßnahmen geboten, zumindest wenn man dieser Rechnung glaubt:

Datum	GOÄ*	Leistungstext der GOÄ-Ziffer	Anz	Satz	Kosten in €
30.05.15	1	Beratung, auch telefonisch	1	2,3	10,73
	491	Infiltrationsanästhesie großer Bezirke	12	3,5	296,19
	490	Infiltrationsanästhesie kleiner Bezirke	5	3,5	62,23
	256	Injektion, Periduralraum	2	2,3	49,60
	551	Reizstrombehandlung	1	1,8	5,04
	8	Ganzkörperstatus	1	2,3	34,85
	493	Leitungsanästhesie, perineural	4	2,3	32,72
07.06.15	491	Infiltrationsanästhesie großer Bezirke	12	3,5	296,19
	490	Infiltrationsanästhesie kleiner Bezirke	5	3,5	62,23
	256	Injektion, Periduralraum	2	2,3	49,60
	551	Reizstrombehandlung	2	1,8	10,08
	255	Injektion, intraartikulär/perineural	1	2,3	12,74
	7	Untersuchung, ein Organsys. Haut/ Brust/ Bauch	1	2,3	21,45
	800	Neurologische Untersuchung	1	2,3	26,14
13.06.15	491	Infiltrationsanästhesie großer Bezirke	12	3,5	296,19
	490	Infiltrationsanästhesie kleiner Bezirke	5	3,5	62,23
	256	Injektion, Periduralraum	2	2,3	49,60
	551	Reizstrombehandlung	2	1,8	10,08
	255	Injektion, intraartikulär/perineural	1	2,3	12,74
	7	Untersuchung, ein Organsys. Haut/ Brust/ Bauch	1	2,3	21,45
	1	Beratung, auch telefonisch	1	2,3	10,73

Diagnosen: Wirbelsäulenfehlstatik, Schulter-Arm-Syndrom beiderseits, Polyarthritis chronica, Osteoporose, Myogelosen der Schulter-Nacken-Muskulatur mit Blockierung, Myogelose beiderseits gluteal, muskuläre Dysbalancen im Wirbelsäulenbereich, Lumbago, HWS-BWS-LWS-Syndrom, Cervicalsyndrom, Zustand nach Oberschenkelhalsfraktur

* GOÄ= Gebührenziffer der »Gebührenordnung für Ärzte«

Dies ist nur eine der vielen Abrechnungen, die Lotte zu begleichen hatte. Der Kostennote war jeweils ein Beiblatt beigefügt, das die stets gleichen mehr als 20 Orte der Punktionen aufführte. Ein weiteres Blatt erläuterte die besonderen Schwierigkeiten der Therapie, es handelte sich um einen Vordruck. Offenkundig gab es also bereits in der Vergangenheit Schwierigkeiten mit der Kostenerstattung durch Krankenkassen auch bei anderen Patienten.

Der Kollege schreckte nicht einmal davor zurück, Spritzen im Rückenmarksbereich abzurechnen. Diese wären bei der alten Dame völlig sinnlos gewesen. Mehr noch: Die Ausbildung, die für die Verabreichung dieser Spritzen erforderlich ist, hatte der Kollege nicht, er behauptete zudem, in diesem hochsensiblen Bereich dafür nicht zugelassene Medikamente einzusetzen. Letztlich können gefährliche Nebenwirkungen folgen: Hirnhautentzündung, Rückenmarksblutung, Querschnittslähmung. Dokumentiert waren diese Spritzen auch nicht – außer auf der Abrechnung mit dem entsprechenden Eurobetrag, der dann auch noch mit dem höchstmöglichen Steigerungsfaktor (mal 3,5) multipliziert wurde. Ja richtig – bei Privatpatienten darf der Arzt sein Honorar teils mit 3,5 multiplizieren – wenn der Fall »besonders schwierig war«. Die Gebührenordnung erläutert dazu: *»Der Arzt bestimmt den Steigerungsfaktor nach billigem Ermessen.«* Ich fasse zusammen: Diese Spritzen waren nicht notwendig, wurden mit falschen Berechnungspositionen berechnet, wurden bei fehlender Ausbildung nicht fachgerecht durchgeführt, entgegen dem Berufsrecht nicht fachgerecht dokumentiert und letztlich zum Höchstsatz berechnet.

Trotzdem erstattete die private Krankenversicherung die Behandlung zunächst. Erst im zweiten Jahr leitete die Kasse eine Überprüfung ein. Ergebnis: kein Erstattungsanspruch. Nun musste Lotte auch noch dafür kämpfen, ihr Geld vom Arzt zurückzubekommen. Die Geschichte von Lotte hat durchaus Methode.

Volkskrankheit Rückenschmerzen

Fast jeder leidet mindestens einmal im Leben unter Rückenschmerzen. Bei den Gründen für Arbeitsunfähigkeit oder Frühverrentung rangieren sie ganz vorn. Dabei sind die allermeisten Rückenschmerzen – etwa 90 Prozent – im Grunde harmlos und hängen vornehmlich damit zusammen, dass sich Stress und Unwohlsein in Muskelverspannungen äußern. Wer viel stehen muss, belastet nun einmal die Rückenmuskulatur, und Stress führt zu ihrer Verspannung. Würden wir den ganzen Tag liegen und unsere Arme hochhalten, wären wir ein Volk mit Armschmerzen.

Es gibt natürlich auch »gefährliche« Rückenschmerzen, die sind aber zum Glück sehr selten. Dabei ist es relativ einfach, die gefährlichen Verläufe zu erkennen und dann gezielt zu behandeln. Meist reichen ein vernünftiges Gespräch mit dem Arzt und eine gründliche körperliche Untersuchung. Ein Beispiel: Bei fortschreitenden Lähmungen oder bei plötzlichem Unvermögen, Wasser zu lassen, kann eine Notoperation unumgänglich sein.[1] Weitere Anlässe, die das Aufsuchen eines Wirbelsäulenchirurgen notwendig machen, sind sehr selten. Oft ist in solchen Fällen ein Eingriff genauso wirksam wie eine operationslose Therapie.[2] Ansonsten sind selbst Bandscheibenvorfälle in den allermeisten Fällen harmlos. Über 60 Prozent älterer Menschen haben sie – und wissen es gar nicht.[3] Sie sind gesund, aber wehe, sie müssen in die Röhre und man sagt ihnen: »Da ist ein schlimmer Bandscheibenvorfall, den muss man operieren.« Zeigt der »schlechte Arzt« dann auch noch das bedrohlich anmutende Bild, machen die Patienten fast alles, was er ihnen empfiehlt. Denn allein das Wissen um einen »schlimmen Befund« führt zu heftigen Schmerzen, die Medizin spricht vom Nocebo-Effekt. Wenn Sie also eine Kernspintomographie (MRT) machen lassen, ist die Wahrscheinlichkeit hoch, dass Sie mit einem bedrohlich anmutenden Befund konfrontiert werden und anschließend unter lang anhaltenden Rückenschmerzen leiden.[4]

Seriöse Expertengremien mit namhaften Medizinern verschiedenster Fachgesellschaften beschäftigen sich seit Jahren mit unserem Rücken. Sie haben Studien durchgeführt und internationale Arbeiten ausgewertet. Wieder und wieder werden dann Empfehlungen und Leitlinien herausgegeben, die in ihrer Eindeutigkeit kaum zu übertreffen sind. In den meisten Fällen – also bei Kreuzschmerzen ohne Hinweise für ernsthafte Nervenstörungen – helfe:[5]

- den Patienten von der Harmlosigkeit der Befunde zu überzeugen,
- den Patienten dazu anzuregen, seinen täglichen Verrichtungen weiter nachzugehen,
- zeitweise Schmerzmittel einzunehmen,
- langfristig Rückenübungen, Schwimmen im Warmwasser, Rückenschule, Entspannungsverfahren, Verhaltenstherapie.

Alles schön und gut, aber davon kann kein Arzt leben, denn viel mehr als Beratung und Verschreibung wird da nicht empfohlen.

Erst wenn sich die Schmerzen nach sechs bis acht Wochen nicht bessern, sollten schwerwiegende Erkrankungen zwingend ausgeschlossen – und dabei auf psychische und soziale Belastungsfaktoren geachtet werden. Allenfalls jetzt sind auch Röntgenbilder anzufertigen, die schlimme Erkrankungen – etwa Krebs – ausschließen sollen.[6] Eine spezielle Schmerztherapie und begleitend auch eine Schmerzpsychotherapie sind erst bei langwierigen Verläufen in den meisten Fällen geboten. Denn die Ursache des Übels liegt nun einmal zumeist im Zuviel an Stress. Die beste Therapie beruht daher auf einem sogenannten multimodalen Konzept aus Krankengymnastik, Gruppenübungen, Rückenschule, Psychotherapie, Entspannungsverfahren und Medikamenten. Auch Akupunktur kann durchaus sinnvoll sein.

Seit Jahren fordern verschiedene nationale und internationale Leitlinien, dass Folgendes tunlichst zu vermeiden sei, um einer Chronifizierung* der Beschwerden Einhalt zu bieten:

- Bettruhe oder Schonung
- Dramatisierung (»bei dem Röntgenbild sitzen Sie bald im Rollstuhl«)
- Spritzen in den Rücken, Infusionen
- Operationen, Wirbelversteifungen
- Röntgen- oder Schnittbilduntersuchungen
- Korsette oder Bandagen
- Krankenhauseinweisung
- passive Maßnahmen (Massage, Fango, Elektrotherapie …)

Unschwer wird man freilich erkennen, dass der erstgenannte Maßnahmenkatalog wenig lukrativ, wenig einträglich ist, der zweite dagegen schon. Ein Schmerzmediziner mit gutem Therapiekonzept muss entsprechend der ersteren Empfehlungen im Wesentlichen Beratungsgespräche führen. Hierdurch kann er, gemäß Gebührenordnung, allerdings maximal einen Stundensatz von 70,44 Euro erzielen. Dafür muss er aktiv zuhören, den Patienten beraten, Sorgen erkennen und bearbeiten, Lösungsansätze aufzeigen. Verpasst er seinem Patienten allerdings umfangreiche Rückeninjektionen, so kann er – erinnern wir uns an Lottes Krankenblätter – mit einem Stundensatz von 800 Euro und mehr rechnen. Die Ergebnisse unserer Erhebung haben wir 2011 in einer Arbeitsgruppe auf dem deutschen Schmerzkongress vorgestellt, dafür interessiert haben sich allerdings nur acht Zuhörer.[7]

* Chronifizierung: Übergang von vorübergehenden auf dauerhafte Beschwerden

Immer mehr Rückenschmerzpatienten in den Kliniken

Die Krankenkassen wissen durchaus um die Fragwürdigkeit dieser gängigen, wenig ethischen Variante des Schröpfens, ziehen aber leider die falschen Schlüsse. So klagt die Barmer Ersatzkasse[8] über eine Fehlversorgung von Rückenschmerzpatienten: Ein Drittel von ihnen begebe sich mittlerweile ins Krankenhaus und werde dort stationär behandelt. Von 2006 bis 2014 sei die Zahl der Krankenhausfälle von 282 000 auf 415 000 gestiegen. 30,5 Prozent würden operiert, weitere 29,9 Prozent erhielten eine Spritzen-Schmerztherapie. Ein weiteres Ergebnis gibt zu denken: Die Spritzentherapie hat um 40 Prozent, Bandscheibenoperationen haben um 12,2 Prozent und Wirbelsäulenversteifungen um 84 Prozent zugelegt. 34,4 Prozent allerdings erhielten keine Therapie. Das sei eine deutliche Fehlentwicklung, sagen die Barmer-Experten. Und stellen zudem fest, dass die Patientenzufriedenheit mit der Behandlung auch noch auf einem historischen Tiefstand ist.

Da stellt sich die Frage, was die Patienten denn für das viele Geld im Krankenhaus bekommen, wo der Nutzen liegt und warum etwa die Barmer Ersatzkasse dafür derart horrende Summen bezahlen muss. Aus schmerzmedizinischer Sicht ist festzustellen: Leitliniengerecht werden – von wenigen Ausnahmen abgesehen – wahrscheinlich nur jene 34,4 Prozent behandelt, die von berechnungsfähigen invasiven Therapiemaßnahmen verschont blieben. Aber das schlüge dann wohl als »Nichtleistung« zu Buche – lieber bezahlt man also unsinnige, aber formal nachvollziehbare Leistungen. Zum Patientenwohl geschieht das alles nicht.

Und von dieser Über- und Fehltherapie ist keineswegs nur der Schmerzpatient betroffen, den der Rücken plagt.

Der Fall von Nora

Nora, die 60-jährige Heilpraktikerin, leidet seit Jahren unter diversen Schmerzen an den Armen, den Zähnen und den Nasennebenhöhlen. Und als sei das nicht genug, kam auch noch ein Reizdarmsyndrom hinzu, eine klassische psychosomatische Erkrankung. Zahllose Untersuchungen konnten körperliche Ursachen für die Beschwerden nicht finden, mit Ausnahme vielleicht der sanierungsbedürftigen Zähne.

Begonnen hatten die Schmerzen, die nicht mehr weichen wollten, als sich die existentiellen Lebensprobleme häuften. Den Schwangerschaftsabbruch vor Jahren hat Nora jedenfalls niemals verdaut. Die Beziehung lief schlecht. Das Wartezimmer in ihrer Praxis wurde leerer und leerer. Bald war sie auf Hartz IV angewiesen. Geldsorgen raubten ihr den Schlaf. All das tut auf Dauer weh. Die Symptome sind uns Ärzten wohlbekannt. Somatoforme Schmerzstörung heißt das Leiden, das durch Schmerzen aufgrund eines psychischen Konflikts verursacht wird. Es ist einer psychosomatisch orientierten Behandlung gut zugänglich und vollständig heilbar – sofern Patient und Arzt die Situation richtig erkennen und entsprechend handeln.

Anders dagegen liegt der Fall, wenn sich die Patientin, wie Nora es tat, in die Hände diverser Ärzte oder Heiler begibt, die etwa mittels »energetischer Testung« einen deutlichen Störherd zu diagnostizieren glauben und dann mittels weiterer ebenso abenteuerlicher Untersuchungsmethoden ihre verwegenen Diagnosen stellen: Giftstoffbelastung durch Schwermetalle oder Schadstoffe (so ganz genau festlegen will man sich nicht), Bindegewebsverschlackung*, Überlastung der Ausscheidungsorgane. Gern als schuldhaft benannt werden auch »erschöpfte Neurotransmitter«. Mein Highlight ist frei-

* Die viel zitierten »Schlackenstoffe« wurden bis heute noch nicht gefunden.

lich die Diagnose »traumatische Ahnenlinie« – hier reicht die Fantasie des Autors nicht aus, um das Elend zu erklären, das auch Nora nachgesagt wurde. Also musste sie die unterschiedlichsten Anwendungen über sich ergehen lassen. Letztlich haben sie nur den Kontostand des Arztes verbessert, der die Heilverfahren abrechnete: Lasertherapie, Neuraltherapie, Osteopathie, Procain-Basen-Infusion, Blütenessenzen, Heilpilze, Homöopathie nach Ramakrishnan, Isopathie, Spagyrik, BIT (biophysikalische Informationstherapie), Hochtontherapie, Magnetfeldtherapie, Ozontherapie, Psychoenergetische Therapie (PSET) und selbstverständlich auch Reiki.

Doch all das konnte den Zustand der Schmerzpatientin nicht grundlegend verbessern. Was also tun? Der behandelnde Arzt war jedenfalls nicht um eine Antwort verlegen und erzählte Nora, man müsse die Behandlung ganz einfach regelmäßig wiederholen. Erst nachdem dies über Jahre so gegangen war, bekam ich den Auftrag, den Fall zu begutachten.

Immerhin – und das ist das Beste, was sich der traurigen Geschichte abgewinnen lässt: Noras Zustand hat sich, all der Quacksalberei zum Trotz, nicht ernsthaft verschlechtert. Verbessert hat er sich allerdings auch nicht, deshalb wird natürlich um die Fortsetzung der Therapie mit der Krankenkasse gestritten. Warnzeichen sind in solchen Fällen stets: Hochpreisige Behandlungen, denen es an einer wissenschaftlichen Anerkennung oder einer Erwähnung in Leitlinien fehlt. Und Krankenkassen sind in solchen Fällen nicht immer die »Bösen«, wenn sie etwas nicht erstatten – ganz im Gegenteil.

Der Fall von Andrea

Andrea ist es anders ergangen. Die 36-jährige Lehrerin empfand die berufliche Belastung als hoch und klagte – vielleicht auch deshalb – immer wieder über Nackenschmerzen. Mehr noch, Angst- und Panikattacken, depressive Zustände und unerklärbares Unwohlsein an den verschiedensten Stellen plagten sie. Ihr wurde schwindelig. Sie fühlte sich, als sei sie in Watte eingepackt.

Zuerst ging Andrea zum Orthopäden, der sie mit Spritzen und Akupunktur behandelte und sie, als nach Tagen eine Besserung ausblieb, zur Kernspintomographie überwies. Dort wurden mehrere leichte Bandscheibenvorfälle festgestellt, die aber das Nervengewebe nicht berührten, also auch nicht schmerzursächlich sein konnten. Wir erinnern uns: Viele Gesunde haben so etwas. Dennoch erfolgte eine erste Operation zur Versteifung der Halswirbelkörper 5 und 6 mittels eines Titanimplantats, doch der Eingriff verbesserte das Befinden der Patientin in absehbarer Weise keineswegs. Psychische Beschwerden kann man nun mal nicht mit dem Skalpell beheben.

Also wurden verschiedene Neurologen zurate gezogen. Sie diagnostizierten vornehmlich psychische Ursachen und empfahlen eine Verhaltenstherapie, doch wegen Panikattacken wurde diese eigentlich sinnvolle Behandlung abgebrochen. Stattdessen suchte Andrea nun einen Arzt für Mikrotherapie auf, der unter CT-Kontrolle die Halswirbelsäule taub spritzte. Der Erfolg war gleich null. Auch vier weitere Kernspinuntersuchungen brachten weder neue Erkenntnisse noch eine Linderung der Beschwerden. Aufgrund der diffusen Symptome wurde dann endlich eine sogenannte somatoforme Schmerzstörung diagnostiziert – Andreas Not hatte ihren Ursprung also in psychischer Belastung und nicht in körperlichen Befunden.

Durch Internetrecherchen gelangte sie auf die Seite eines Schmerzspezialisten und begab sich umgehend in seine Behandlung. Er empfahl Rabiates: eine sogenannte Epiduroskopie mit sofortiger minimalinvasiver Schlüssellochlaserung, verbunden mit täglichen Vitamin-Infusionen, umfangreichen technischen Untersuchungen und Laborbefunden. Das Procedere wiederholte sich. Andreas Entlassung erfolgte mit dem Hinweis, dass erneute Eingriffe dieser Art durchaus wahrscheinlich seien. Der Eingriff, der im Wesentlichen einer Rückenmarksnarkose gleicht, wurde wie folgt berechnet. Ein Schnäppchen war er nicht:

GOÄ	Leistungsbeschreibung	Anz	Satz	Euro
8	Ganzkörperstatus	1	2,3	34,85
490	Infiltrationsanästhesie kleiner Bezirke	1	2,3	8,18
252	Injektion, s.c./s.m./i.c./i.m.	2	2,3	10,72
274	Infusion, Dauertropf > 6 Std.	1	2,3	42,90
261	Einbringung von Arzneimitteln in parenteralen Katheter	3	2,3	12,07
650	Ein-Kanal EKG, Rhythmusdiagnostik	1	1,8	15,95
452	Intravenöse Narkose mehrmalige Verabreichung des Narkotikums	1	2,3	25,47
480	Kontrollierte Blutdrucksenkung während der Narkose	1	2,3	29,76
827	Elektroenzephalographische Untersuchung	1	2,3	81,10
602	Oxymetrie	1	1,8	15,95
268	Infiltrationsbehandlung, mehrere Körperregionen	1	2,3	17,43
298	Abstrichentnahme, Mikrobiologie	1	2,3	5,36
481	aktive Wärmetherapie	1	2,3	63,68
	Epiduroskopie, Epidurographie, Laserchirurgie, decompressive neuroplasty, epidurale Spülung, Epiduralanalgetische Therapie über EDK			
5280	Myelographie	1	1,8	78,68
5295	Durchleuchtung	1	1,8	25,18
5298	digitale Radiologie	1	1	10,93
685	Duodeno-/Jejunoskopie analog spinale Endoskopie	1	3,5	275,41
706	Licht-/Laserkoagulation(en)	1	3,5	122,39
2570	Rückenmark, Reizelektrodenimplantation analog	1	3,5	918,01
3120	Peritonealspülung, diagnostisch analog epidurale Spülung	1	3,5	61,21
474	Periduralanästhesie über 5 Stunden	1	3,5	183,60
435	Intensivmedizinische Überwachung intensivmedizinische Behandlung	1	2,3	120,66
	Summe			**2173,30**

Der selbst erbrachte Leistungsnachweis in Form eines »Operationsberichtes« ist vorgedruckt und besteht im Wesentlichen aus Abrechnungsziffern. Das in einem Operationsbericht obligate Aufführen einer Indikation fehlt – also die Antwort auf die Frage, warum die Operation erfolgte. Auch Untersuchungsverfahren, die für die Patientin vollkommen nutzlos sind, werden standardmäßig als Kosten aufgeführt, wie etwa die Hirnstrommessung (EEG), die kontrollierte Blutdrucksenkung ohne Gabe blutdrucksenkender Medikamente, die Infiltrationsbehandlung, die Abstrichentnahme, die aktive Wärmetherapie, die Myelographie, die Endoskopie des Epiduralraumes, die Laserung innerhalb des Epiduralraumes, die Spülung und die anschließende etwa ein- bis zweistündige intensivstationäre Überwachung, die in anderen Fällen dieser Klinik aber auch zeitgleich zur Narkose angegeben wurde. Wieder und wieder wurden mir fast gleichförmige Abrechnungen aus dieser Klinik von verschiedenen Privatversicherungen vorgelegt. Und für die etwa 20-minütige Prozedur werden über 2 000 Euro abgerechnet.

Und das Ergebnis? Nun, die Patienten erfahren durch die Rückenmarksbetäubung in der Tat für eine gewisse Zeit eine Linderung. Ziemlich genau so lange, wie die Katheterbetäubung anhält. Danach ist oftmals alles wieder so schlimm wie zuvor. Auch Andrea kehrte bald in die Klinik zurück, um einen erneuten Eingriff zu wagen.

Umstrittene Schmerzkatheter

Dabei wird in der medizinischen Wissenschaft seit Jahren kritisch über den Eingriff berichtet, der im Wesentlichen eine Weiterentwicklung eines Schmerzkatheters nach Prof. Gabor Racz darstellt. Das einer Rückenmarksnarkose ähnelnde Verfahren wurde von dem höchsten Medizinexpertengremium in Deutschland – dem HTA-Ausschuss – in einem 88-seitigen Bericht bewertet. Das Resultat: Es gibt keinerlei verlässliche Studien zu dem Verfahren, zudem würden auch Medikamente außerhalb ihrer Zulassung eingesetzt, deren Risiken nicht abschätzbar seien. Außerdem könne kein valider Wirksamkeitsnachweis der minimalinvasiven Kathetertechnik nach Racz erbracht werden.[9] Dieser Bericht wurde sogar im *Deutschen Ärzteblatt* als »Bekanntgabe der Herausgeber« veröffentlicht, widersprochen ist er bis heute nicht. Es existieren mittlerweile einzelne positive Berichte, veröffentlicht einzig in der Verbandzeitschrift der »Spritzenbefürworter«. Namhafte Schmerzexperten, wie mein Lehrer Professor Michael Zenz, schreiben dazu in *Der Schmerz*, dem deutschen Fachjournal der Schmerzmedizin: *»Schwerwiegende Komplikationen einer fragwürdigen Therapie – denn sie wissen nicht, was sie tun«*. Zu Recht weisen sie darauf hin, dass es ein Irrglaube ist, davon auszugehen, man könne etwa Rückenschmerzen durch Manipulationen oder durch Injektionen im Epiduralraum langfristig therapieren. Michael Zenz und seine Kollegen belegen: *»Auch mehr als 20 Jahre nach Einführung des Katheters gibt es immer noch keinen Beweis für die Wirksamkeit der Methode. Das sollte Beweis genug sein, dass diese Methode, die keine Kassenleistung ist, wahrscheinlich nur dem Rechnungssteller dient, nicht aber dem Patienten.«*[10] *»Die Behandlung ist nachgewiesenermaßen nicht wirksam«*, erklärt auch der Günzburger Neurochirurg Hans-Peter Richter im *Spiegel*. An der Göttinger Uni-Klinik wurde eine Pilotstudie mit dem Racz-Katheter bereits vor Jahren wegen »geringen Nutzens« und »unverhältnismäßig hoher Risiken« vorzeitig abgebrochen.

Doch noch immer wird, allen Warnungen zum Trotz, unverdrossen mit dem dünnen, Laserstrahlen versprühenden Katheter im Rückenmarkskanal gestochert. Da dieser aber bei jedem Menschen unterschiedlich ausfällt, ist es letztlich dem Zufall überlassen, wohin die Katheterspitze gelangt, ob sie die lädierte Region erreicht oder nicht. Selbst theoretisch kann der Katheter jedenfalls die Bandscheiben nicht erreichen, weil man allenfalls von hinten (dorsal) in den Rückenmarkskanal hineinschauen kann, nicht aber vorn (ventral), wo die Bandscheiben sitzen.[11]

Schlussendlich müssen also Krankenkassen für eine »Operationstechnik« zahlen, die seit über 25 Jahren die Patienten in erheblichem Maße gefährdet (da droht etwa ein Querschnittsyndrom) – ohne dass jemals ein therapeutischer Nutzen belegt werden konnte. Viele Schäden sind dagegen mittlerweile nachgewiesen. In weit über 60 Fällen, so zeigt eine interne Umfrage unter den neurochirurgischen Zentren Deutschlands, trugen Patienten schwere Komplikationen davon – sie erlitten Querschnittslähmungen, lebensbedrohliche Rückenmarks- und Hirnhautentzündungen oder Blutungen. In einem Fall fanden die Notoperateure die abgebrochene Spitze des Katheters sogar im Rückenmarkskanal.[12]

Seit Jahrzehnten betonen Ärztefunktionäre und die Politik[13] in Sonntagsreden, dass die »sprechende Medizin« gefördert werden müsse. Dies fordern auch die gesetzlichen Krankenkassen in einem Positionspapier mit dem wegweisenden Namen: *»Sicherstellung und Verbesserung der ambulanten Versorgung – Verteilungsgerechtigkeit in der Vergütung«*.[14] Aber haben die jahrzehntelangen Bemühungen der Politik gewirkt? Wie immer steckt der Teufel im Detail: Die Honorarverteilung liegt bei den Ärzten – ärztliche Selbstverwaltung heißt das Schlagwort. Und in den Gremien haben schon immer die Fachärzte die Mehrheit und damit das Sagen. Wie sich das auswirkt, zeigt ein Blick auf die Honorargewinner und die Schlusslichter:

Als die reichsten Ärzte unter den 32 verschiedenen Fachgruppen stehen die Krebsärzte mit Abstand auf Platz eins, gefolgt von den Radiologen, von denen viele die Zulassung zur Strahlentherapie haben. Die Bronzemedaille teilen sich Kardiologen mit Gastroenterologen. Dialyseärzte fehlen allerdings in der Aufstellung. Es sind also insbesondere die Ärzte Honorarkönige, die stark in das Sterbeverlängerungskartell eingebunden sind. Und hier sind ja bekanntlich die Gewinnmargen am höchsten, 50 Prozent der Gesundheitskosten fallen im letzten Lebensjahr an.

Und wie könnte es anders sein: Die drei finanziellen Schlusslichter sind in der sprechenden Medizin zu finden: ärztliche Psychotherapeuten stehen ganz unten auf der Verdienstliste, nur knapp hinter den Psychosomatikern und Psychiatern. Der Durchschnittsonkologe verdient damit etwa fünfmal mehr als ein ärztlicher Psychotherapeut.[15]

In der Mathematik schreibt man ja gerne unter solche Feststellungen: »Quod erat demonstrandum« – »Was zu beweisen war«.

11 Notarztdienst: Vom Nicht-sterben-Lassen

Wir alle wissen, dass wir sterben müssen. Auch und gerade wir Ärzte. Warum tun wir uns dann so schwer, den Tod, wenn er de facto unausweichlich ist, auch barmherzig zuzulassen?

Der Fall von Heiner

Der pflegebedürftige 94-jährige Rentner Heiner war schon längere Zeit bettlägerig, da die Hüften und der Rücken nicht mehr so wollten wie er. Gleichwohl hatte er noch viel Freude am Leben, nahm am Unterhaltungsprogramm des Pflegeheims, insbesondere an den Bingo-Abenden teil und war sogar im Heimbeirat engagiert. Als er eines Tages wegen gürtelförmiger Oberbauchschmerzen zum Hausarzt gebracht wurde, teilte der ihm nach der Ultraschalluntersuchung mit: *»Da ist etwas. Das müssen wir abklären. Also ab ins Krankenhaus.«* Der schlimme Verdacht erhärtete sich rasch: Bauchspeicheldrüsenkrebs. Auch die Nachbarorgane waren befallen. Heiner wurde auf eine erstklassig eingerichtete Krebsstation gebracht.*

* Kosten für sechs Tage stationären Aufenthalt: 2904,48 Euro, zuzüglich der Kosten für die Chemotherapie

Sogar ein Kühlschrank stand neben seinem Bett, der Kaffeeautomat im Flur verwöhnte Patienten und Besucher kostenfrei mit diversen Kaffeespezialitäten. *»Wie im Luxushotel habe ich mich gefühlt, wenn da nur nicht die vielen Untersuchungen gewesen wären!«* Kaum eine Körperöffnung, in die nicht ein Schlauch geschoben wurde.

Die Ärzte und Schwestern waren höchst zuvorkommend. Doch als Heiner nach Abschluss der Diagnostik dem »eindringlichen Rat« des Stationsarztes nicht folgen wollte, mit der für notwendig erachteten Chemotherapie zu beginnen, wendete sich das Blatt. Schon bald kam ein weiterer Arzt und beschwor den Patienten, einer Chemobehandlung zuzustimmen. Der Tumor würde ihn sonst zerfressen. Doch Heiner blieb standhaft: *»An irgendwas muss ich ja schließlich einmal krepieren.«* Mit wenigen Sätzen gab man dem Mann in biblischem Alter daraufhin zu verstehen, dass man ihn bei Therapieverweigerung augenblicklich entlassen werde. Er solle seine Sachen packen, für ihn sei kein Platz auf der Krebsstation. Noch am gleichen Tag ging es retour ins Heim.

So lernten wir uns kennen, als er wieder zurück auf der Pflegestation war. Die Entlassung, Freitag spätnachmittags, erfolgte ohne Arztbrief, ohne Medikamentenplan und ohne die notwendige Medikation gegen seine Schmerzen.* Der Versuch, den Kollegen in der Klinik am Telefon zu erreichen, scheiterte. Er war bereits im Wochenende. Ich begann trotzdem mit meiner Arbeit. Am Beginn einer palliativen Therapie steht, wenn irgend möglich, ein eingehendes Gespräch, um die Beschwerden abzufragen, gemeinsam ein Behandlungskonzept zu erstellen. Bei Heiner galt es zunächst, die Schmerzen, die Übelkeit und die dadurch bedingte Schlaflosigkeit zu lindern. Ich erstellte den Medikamentenplan und verabreichte Schmerztropfen, die ich mir von einem Nachbarpatienten aus-

* Krankenhäuser sind verpflichtet, die Medikation für die ersten Tage und Berichte zur Weiterbehandlung am Entlassungstag mitzugeben.

lieh. Das ist freilich nicht ganz legal. Hätte es sich um ein Betäubungsmittel gehandelt, kann das nach dem Betäubungsmittelgesetz sogar mit Gefängnisstrafen geahndet werden. Aber an einem Freitagnachmittag, wenn Apotheken nicht mehr beliefert werden und wie so oft seltener benötigte Medikamente nicht vorrätig haben, müsste ein Patient bis Montagmittag auf seine Schmerzlinderung warten.

Auch über die Therapieziele haben wir gesprochen – für Heiner stand das Hauptziel fest: »*Nie wieder Krankenhaus.*« Diese Aussage höre ich jede Woche mehrfach.

All das, auch eine auf seine Nichte ausgestellte Vorsorgevollmacht, dokumentierte ich in seiner Pflegemappe. Denn Dokumentation wird hierzulande ganz groß geschrieben. 20 und mehr Formulare sollen sorgfältige Pflege, Überwachung, Sturzneigung, Medikation, Lagerung und Gewichtskontrolle belegen. Jede Anordnung will eigenhändig mit Arztunterschrift eingetragen sein. Es kostet pro Woche mehrere Stunden meiner Arbeitszeit, bei den meisten Patienten folgende Eintragungen zu machen: *Kein Notarztruf, Palliativnetz informieren. Keine Gewichtskontrolle, kein Essens- oder Tabletteneinnahmezwang, Wunschkost, keine Infusion, keine Trinkmengenprotokolle, keine Blutzucker- und Blutdruckkontrolle, Lagerung nach Wunsch, sorgfältige Mundpflege und Symptomkontrolle nach Plan.*

Pflegeheime, die diese oft sinnlosen Dokumentationen sorgsam pflegen, bekommen vom Medizinischen Dienst Bestnoten. Wie es den Bewohnern dort wirklich ergeht, interessiert die deutsche Bürokratie nicht allzu sehr. Auch nicht, dass man manchmal vier oder fünf Schwestern im Dienstzimmer bei der Erledigung der umfangreichen Dokumentationspflichten antreffen kann, während die Bewohner vergeblich nach ihnen rufen.

Schon bald hatte sich Heiner mit der hoffnungslosen Diagnose abgefunden. Nur Schmerzen wollte er nicht ertragen müssen. Ansonsten aber sollten wir dem lieben Gott nicht ins Handwerk pfuschen. Auf diese Weise instruiert, war die Begleitung von Heiner für unser Palliativteam ausgesprochen erfüllend. Es gelang uns, seine Beschwerden zufriedenstellend zu lindern. Immer wieder lobte er uns dafür. Als er dann schwächer wurde und unter Atemnot litt, kamen die Palliativschwestern täglich und standen ihm tatkräftig bei. Wir konnten zusehen, wie er weniger wurde. Seiner Nichte sagte er: »*Ich möchte anonym bestattet werden, bloß keinen Grabstein – der würde mich doch erdrücken, so leicht wie ich jetzt bin.*« An einem späten Samstagabend hatte Heiner wieder einmal erhebliche Luftnot, die Nachtschwester verabreichte die notwendige Atemnotmedikation. Wunderbar wirksam gegen Luftnot ist Morphium. Kurz nach Mitternacht fand ihn die Nachtwache des Pflegeheims ohne Atmung vor – Heiner war friedlich eingeschlafen.

Pflichtbewusst rief die diensthabende Schwester augenblicklich beim vertragsärztlichen Notdienst an, obgleich es eine klare Absprache gab, dass unser Team stets bereitsteht und zuständig ist. Aber im Fall von Heiner zeigte sich noch einmal mehr unser tabuisierter Umgang mit dem Tod. Früher hätte eine Nachtschwester einen Arzt gerufen und vermutlich gesagt: »*Heiner X, 94 Jahre, ist soeben gestorben. Bitte kommen Sie zur Feststellung des Todes.*« Heute aber wird dem Pflegepersonal eingebimst, dass nur der Arzt vom Tod eines Patienten sprechen dürfe. Das Pflegepersonal könne nur feststellen, dass der Patient »*leblos sei, die Vitalfunktionen fehlten*«. So meldete Nachtschwester Viktoria am Telefon vorschriftskonform, sie habe den Patienten Heiner *ohne Vitalfunktionen* aufgefunden. Nach Abfrage der Personalien und des Ortes reagierte die Notdienstdisponentin, wie es Norm ist. »Ich schicke sofort Hilfe.« Der Notarztdienst wurde augenblicklich auf den Weg gebracht. Einsatzstichwort: Herz-Kreislauf-Stillstand. Höchste Alarmstufe! Entsprechend der Alarm- und Ausrückordnung der Feuerwehr wurden per Funkmeldeempfänger das dreiköpfige Team eines Rettungswagens, eine fahrende Intensivstation und das Notarzteinsatzfahrzeug mit Arzt und Sanitäter aktiviert.

Als die vier Sanitäter und der Notarzt wenige Minuten später eintreffen, ist Schwester Viktoria gerade dabei, Blütenblätter auf dem Bettlaken des Verstorbenen zu verteilen, eine Kerze, die Bibel und ein Kreuz auf den Nachttisch zu stellen. Sie wird zur Seite gedrängt, handtellergroße EKG-Aufkleber werden Heiner angelegt, ein Sanitäter ruft aufgeregt »Asystolie«* und beginnt mit einer Herzdruckmassage. Es folgt ein lautes Knacken. Dem ausgemergelten Greis brechen Rippen und Brustbein. Der Notarzt führt einen Beatmungsschlauch in die Luftröhre ein, dabei flucht er über die Zahnprothese, die sich gelöst hat. Der Beatmungsautomat wird angeschlossen, der die Lunge des Toten zwölfmal in der Minute aufbläst und den Körper mit Sauerstoff versorgt. Alle drei Minuten werden verschiedene Kreislaufunterstützungs-Medikamente in eine Vene gespritzt, die nach vier Fehlpunktionen letztlich getroffen wird. Heiner bekommt Infusionen. Als sich auch nach einer Dreiviertelstunde, nach zwölf Ampullen Adrenalin und zehn Elektroschocks keine Besserung zeigt, sagt der Notarzt endlich: »*Wir geben auf, Polizei rufen.*« Er stellt den Totenschein aus und belehrt die Nachtschwester, dass man den Menschen hätte retten können, wenn sie wenigstens eine Herzdruckmassage durchgeführt hätte.

Auf dem Formular wird er die Rubrik »unklare Todesart« ankreuzen.** Und immer, wenn die Todesart dort oder im Feld

* Asystolie = Null-Linie im EKG = Herzstillstand. Ruft das ein Teammitglied, dann wissen alle: Die sofortige Wiederbelebung soll beginnen.

** Leider ist vielen Ärzten der Unterschied zwischen *Todesart* und *Todesursache* nicht bekannt, weshalb die Polizei häufig überflüssigerweise gerufen wird. Unter *Todesart* versteht man die Kategorien »natürlich«, »nicht-natürlich« oder »ungeklärt«. Bei den letzten beiden Kategorien vermutet der Arzt als Ursache des Todes einen Unfall, ein Gewaltverbrechen oder einen Behandlungsfehler, also andere Ursachen als eine Krankheit. Jetzt muss er die Polizei rufen.
Als *Todesursache* wird dagegen die den Tod auslösende Krankheit bezeichnet. Wenn also ein Krebskranker stirbt, so weiß ich nicht sicher, ob er am Krebs oder etwa an einer Lungenembolie gestorben ist. Dies kann

»nicht-natürlicher Tod« markiert ist, muss die Kriminalpolizei ermitteln. Vielleicht lässt sich ja doch ein Schuldiger für das Ableben finden. Als Begründung für sein Verhalten wird der Notarzt später anführen, dass er ja nicht wissen konnte, welche Medikamente die Nachtschwester gegeben hatte, ob diese korrekt verordnet und richtig dosiert waren. Im Klartext: Der Verdacht steht im Raum, die Nachtschwester habe den Schwerstkranken, fahrlässig oder vorsätzlich, getötet. Oder ich – durch falsche Medikamentenverordnungen. Der Tote wird vollständig entkleidet und von den Polizeibeamten untersucht. Fotos werden gemacht, in jede Körperöffnung geschaut, dann wird die Leiche beschlagnahmt. Ein Polizeibestatter holt Heiners sterbliche Überreste ab. Schwester Viktoria wird noch in der Nacht von den uniformierten Polizeibeamten vernommen. Als später die Kripo in Zivil anrückt, muss sie abermals alles schildern. Ihre Aufzeichnungen werden beschlagnahmt.

Als die Kriminalpolizei morgens bei mir anruft, kann ich den freundlichen Beamten rasch aufklären, dass Heiners Tod erwartbar war und dass er als Tumorpatient im finalen Stadium vom Palliativnetz betreut wurde. Es habe, wie üblich, eine Bedarfsanordnung zur Behandlung der Luftnot bestanden. Mithin hätte die Nachtschwester genau nach meiner ärztlichen Anordnung gehandelt. Man könne den Menschen ja nicht einfach qualvoll ersticken lassen, die Schwester habe vorbildlich gehandelt. Der Beamte erwiderte, dass er sich das alles auch schon gedacht habe und nun die entsprechenden Aktenvermerke erstellen werde. Er gehe davon aus, dass die Staatsanwaltschaft keine Leichenöffnung anordnen werde. Später rief er dann noch einmal an, um mir mitzuteilen, dass die Staatsanwaltschaft die Leiche wieder freigegeben habe. Weitere Ermittlungen seien nicht notwendig. Immerhin, jetzt

ich unter den Ursachenangaben erwähnen. Gleichwohl darf ich feststellen, dass eine natürliche Todesart vorliegt, und ich brauche eben nicht die Polizei zu rufen.

konnte ich der Nachtschwester Entwarnung geben. Sie hatte vor lauter Angst und Schrecken kein Auge zumachen können. Am anderen Ende der Telefonleitung konnte ich den Stein hören, der ihr vom Herzen fiel. Ich lobte sie für ihre gute Behandlung und besprach mit ihr und ihrer Pflegedienstleitung, dass künftig besser gleich das Palliativnetz zu rufen sei. Bis heute hat sich eine solche Geschichte in diesem Heim nicht wiederholt.

Verfassungsrechtliche Hintergründe

Eigentlich müsste das Anrecht auf einen sanften Tod in unserer Verfassung verankert sein. Tatsächlich gibt es derartige Regelungen aber nur in den Verfassungen der Länder Brandenburg und Thüringen. In Letzterer heißt es etwa in Artikel I/1 vorbildhaft für die Denkweise eines modernen Rechtsstaates: »*Die Würde des Menschen ist unantastbar. Sie auch im Sterben zu achten und zu schützen, ist Verpflichtung aller staatlichen Gewalt.*« Und mein mittlerweile verstorbener Freund, der Hamburger Rechtsanwalt Dr. Peter Holtappels, der sich unermüdlich für die Rechte Sterbender einsetzte, ergänzte in einem Vortrag: »*Wiewohl andere Landesverfassungen der deutschen Bundesländer entsprechende Regelungen nicht kennen, gilt die Verpflichtung zum Schutz der Würde des sterbenden Menschen auch in ihnen als unmittelbar geltendes Bundesrecht mit der häufig übersehenen Konsequenz, dass alles entgegenstehende Recht a priori nichtig ist.*«[1]

Doch leider habe ich es in meiner täglichen Praxis immer wieder mit dem blanken Gegenteil, meiner Einschätzung nach verwerflichen Nicht-sterben-Lassen zu tun.

Der Fall von Ruth

Der Fall der 91-jährigen Ruth scheint mir ganz besonders erschütternd. Irgendwann bemerkte die einstige Fleischereibesitzerin zunehmende Vergesslichkeit. Sie verlor ihre Schlüssel, sie fand sich in der eigenen Wohnung nicht zurecht und verlief sich in der Stadt. Als die Situation den beiden Töchtern trotz bestem Bemühen über den Kopf wuchs, suchten und fanden sie einen Platz in einem Pflegeheim. Zunächst schien die alte Dame ihrem neuen Lebensraum durchaus Positives abzugewinnen. Sie häkelte und sang in der Musikgruppe die altvertrauten Lieder. Aber bald ging es rapide bergab. Die letzten drei Jahre war Ruth an ihr Bett gefesselt; sie wurde alle zwei Stunden gewendet, damit sie sich nicht wund lag. Ein Blasenkatheter leitete den Urin ab, die Schutzhose nahm den Stuhlgang auf. Sie konnte kaum noch sprechen, wurde von Angst- und Unruhezuständen geplagt. Gelegentlich kam es auch zu Handgreiflichkeiten.

Zuletzt lag sie teilnahmslos im Bett, nur bei der Pflege fing sie oft an zu stöhnen, verschluckte sich bei der Nahrungsaufnahme und wurde deswegen wiederholt ins Krankenhaus eingewiesen. Überhaupt aß und trank Ruth nur noch wenig. Sie bekam Lungenentzündungen. Das Pflegeheim übte zunehmend Druck auf die Töchter aus, der greisen Mutter doch eine Magensonde legen zu lassen, sie verschlucke sich ja sonst immer. Auch dauere das Füttern teils stundenlang. Manchmal ließ man das Essen einfach auf dem Nachttisch stehen, um es später unangetastet wieder abzuräumen. Entsprechend der Patientenverfügung setzten sich die Töchter gegen dieses Ansinnen mit aller Entschiedenheit zur Wehr und suchten den Kontakt zu unserem Palliativteam. Wir interpretierten die Unruhe als körperliche Schmerzen, die Ruth allerdings schon lange nicht mehr artikulieren konnte, und verordneten ihr Schmerzpflaster. Und siehe da, die Patientin wurde ruhiger.

Doch Essen und Trinken fielen der betagten Frau in der Tat zusehends schwerer. Oft war das Zuführen von Nahrung kaum möglich. Den Leitgedanken der Palliativmedizin vor Augen: »*Menschen sterben nicht, weil sie nicht essen, sondern sie essen nicht, weil sie sterben*«, beriet ich mich mit den Töchtern, die die zunehmende Essensverweigerung akzeptierten. Mit Fantasie und der Verwendung von wohlschmeckenden Teesorten ließ sich selbst die vordem vehement abgelehnte Mundpflege nun geradezu vergnüglich absolvieren. Die Ehrenamtlichen des ambulanten Hospizdienstes lasen ihr Bücher vor oder sangen an ihrem Krankenbett. Mit den Stationsschwestern konnte ich die weitere Begleitung, die Linderung möglicher Beschwerden besprechen, verordnete die notwendigen Medikamente und erörterte unser Notfallkonzept. Dies umfasste die Auflistung notwendiger Medikamente zur Behandlung akuter Leidenszustände – also etwa Atemnot oder Schmerzen, aber eben auch, dass im Notfall das Palliativnetz anzurufen sei. Eine Notfallpatientenverfügung mit den entsprechenden Anweisungen wurde erstellt und rechtswirksam von der Vorsorgebevollmächtigten, in diesem Fall der Tochter, unterzeichnet: »*kein Krankenhaus, kein Notarztruf, nur leidenslindernde Maßnahmen, etc.*«

Wenige Tage später bekam Ruth Rasselatmung. Dieses vergröbernd auch als »Todesrasseln« bezeichnete Atemgeräusch hört sich für alle Umstehenden bedrohlich an. Es entsteht, weil Sterbende den Speichel und die Sekrete der Atemwege nicht mehr schlucken können. Darum macht die Flüssigkeit im Rachen nun laute Rasselgeräusche. Der Patient liegt jetzt zumeist so tief im Koma, dass er keine Schluckreflexe mehr hat: Nicht einmal sein Stammhirn stört sich an der Behinderung der Atemwege und vergibt so nicht den Auftrag »Schlucken« oder »Husten«. Es ist höchst unwahrscheinlich, dass der Sterbende darunter leidet. Allerdings gibt es, ganz selten, auch eine andere Variante der Rasselatmung, nämlich dann, wenn der Patient am Lebensende zu schwach ist zum Schlucken. In diesem Fall merkt er die Atembehinderung, versucht immer wieder zu husten, kämpft mit dem unzureichenden Schlucken und Husten, leidet unter Luftnot und zeigt typische Stresszeichen: Er schwitzt, die Tränen schießen ihm in die Augen, er macht fahrige Armbewegungen oder beginnt, laut zu stöhnen. Jetzt ist rasche Hilfe durch Leiden lindernde Medizin geboten, die wir stets anordnen und auch vor Ort überlassen.

Da aber zumindest die Umgebung unter dem lauten Geräusch leidet, ist unsere Strategie für den Umgang mit dem Problem die Verordnung von speichelhemmenden Medikamenten. Leider braucht jeder Mensch höchstens eine Packung dieser Tropfen, eben nur am unmittelbaren Ende des Lebens. Mit diesem Heilmittel lassen sich also keine sprudelnden Gewinne erzielen. Darum stellte die Pharmaindustrie vor Jahren die Produktion dieses sinnvollen Präparats in Deutschland kurzerhand ein. Glücklicherweise werden ähnliche Tropfen aber auch für Augenleiden benötigt, sodass wir in der Not auf diese zurückgreifen können. Es bedarf allerdings bisweilen viel guten Zuspruchs, um die Patienten oder Angehörigen davon zu überzeugen, Medizin für die Augen in den Mund zu träufeln. Und eigentlich müssten die Kassen die Medikation, die ja zweckentfremdet wird, nicht bezahlen. Ein Glück ist, dass die Tropfen spotbillig sind und so noch nicht die Aufmerksamkeit der Kostenträger erregten.

Leider wusste die auf Ruths Station diensthabende Schwester von alledem nichts. Sie interpretierte die lauten Geräusche als Lungenödem nach einem Herzversagen, versuchte die Flüssigkeit mit einer Elektropumpe abzusaugen. Eine dem schieren Verschlucken gleich qualvolle Prozedur. Dann passierte, was leider allzu oft geschieht: Sie rief den Notruf 112. Einsatzstichwort »Atemnot«. Binnen vier Minuten traf der Rettungswagen ein. Rasch waren EKG, Sauerstoff und Infusion angelegt, ein Zwölf-Kanal-EKG geschrieben und ein Notarzt nachgefordert.

Mein Mobiltelefon klingelte. Der Rettungsassistent am anderen Ende der Leitung schilderte Ruths Zustand. Ich gab zu verstehen, dass es sich um eine dementiell Erkrankte am Ende ihres Lebens handele. Notfallmedizinische Maßnahmen seien fehl am Patz. Man möge die alte Dame in eine stabile Seitenlage bringen. Jemand von unserem Palliativteam komme vorbei, versprach ich. Die Antwort war schroff. Wenn ich nicht unmittelbar selbst erschiene, würde er einen Rettungshubschrauber anfordern, denn der städtische Notarzt sei in einem anderen Pflegeheim im Einsatz gebunden. Rettungshubschraubereinsätze sind extrem kostspielig, zumeist wird in Flugminuten berechnet, Kosten von mehreren Tausend Euro sind keine Seltenheit.

Also setzte ich mich ins Auto und eilte zu dem Pflegeheim. Die Situation entsprach nicht der viel zitierten »ars morendi« – der Kunst des friedlichen Sterbens. Geräuschvoll und schnell nach Luft japsend lag die alte Dame in ihrem Pflegebett, um sie herum eine Intensiveinheit aufgebaut: piepsende Monitore, Absauggerät, eine grellrote Trage, Notfallkoffer, Defibrillatormodul, Beatmungsgerät und Infusionsflaschen. Eine Sauerstoffmaske war fest auf das Gesicht geschnallt, an ihrem Boden sammelte sich bereits Flüssigkeit. Ich erbat als Erstes das Beenden des Absaugens, das Abnehmen der EKG-Kabel, der Sauerstoffmaske und der Infusion. Ich erläuterte freundlich, wenn auch unmissverständlich, dass hier nicht fliegende Rettungsrambos, sondern Gesten der Mitmenschlichkeit gefragt seien. Ich gab etwas Morphium sowie die Augentropfen in den Mund und informierte die Töchter. Diese setzten sich an das Bett der greisen Mutter, die bald darauf friedlich entschlief. Was wäre bloß geschehen, wenn die arme Frau ins Krankenhaus geflogen worden wäre? Die Patientin wäre dort ebenso profitabel wie sinnlos noch einmal intensivbehandelt und zwangsbeatmet worden – und dann einsam in der Klinik gestorben. Ihres Selbstbestimmungsrechts, ihres Aufenthaltsbestimmungsrechts, ihrer Würde beraubt.

Bei Sterbenden ist der Notarzt meist fehl am Platz

Gewiss, mittlerweile haben viele Notärzte und Rettungsassistenten Verständnis für unsere Behandlungsstrategien, vor allem für die Wünsche und Nöte der Patienten. Wird der Notarztdienst gerufen, erfolgt oft schon vor Ort der Telefonkontakt zum Palliativnetz, der Notarzt gibt Morphium oder andere Substanzen zur Leidenslinderung und überlässt die Weiterbehandlung unserem Team. So sollte es sein. Doch leider gibt es noch immer zahlreiche traurige Fälle wie die von Ruth oder Heiner. Da werden unsere Patienten noch auf dem Sterbebett in die Klinik transportiert. Sie versterben dann in der Notaufnahme, in Aufzügen oder auf Klinikfluren; oder erst nach wenigen Tagen Apparatemedizin, von Schläuchen und fiependen Monitoren umgeben, alleingelassen und ohne eine probate Versorgung mit Schmerzmitteln.

Heiner Geißler, früher einmal Bundesgesundheitsminister, nimmt bei diesem Thema kein Blatt vor den Mund:

»*So stirbt der Patient ganz im Stil unserer Zeit inmitten der hektischen Geschäftigkeit einer supertechnisierten und übermedikamentösen Medizin, in sterilen Räumen, abgeschirmt von der nicht keimfreien Außenwelt nach tagelangem Kampf der Ärzte mit dem Tod. Von jeder Kommunikation mit seinen Angehörigen, Freunden, Bekannten und dem Geistlichen etc. abgeschnitten, wird nun erst das Sterben zur seelischen Qual. Die Intensivmedizin wird hier zur Hölle der Einsamkeit, zum Absturz der Seele ins Nichts, zur wissenschaftlichen Versuchsstation und Folterkammer, sie verhindert, dass der Patient den Sinn seines Sterbens, Vollendung bzw. den Abschluss seines Lebens erkennen und vielleicht bewältigen kann.*«[2]

Immer mehr Notarzteinsätze

Die Anlässe für notärztliche Einsätze sind in den letzten Jahren – keineswegs immer nur zum Wohle der Kranken – ausgeweitet worden: Trank früher eine Heimbewohnerin nicht ausreichend, so kam der Hausarzt und verabreichte, letztlich vielleicht nur überbrückend, eine Infusion.* Heute wird daraus der »Notfall Bewusstseinsstörung« konstruiert. Verschluckte sich früher ein Patient, klopfte man ihm auf den Rücken und reichte die Nahrung fortan behutsamer. Heute rückt der Notarzt an, weil ein »Verdacht auf Aspirationspneumonie« gegeben sei. »Rutschte« früher ein Bewohner vom Stuhl, nennt man das heute »Sturzereignis«. Und trat Schwindel auf, wurde der Patient ins Bett gebracht. Heute wird eine Synkope** vermutet – und das hat oft dramatische Folgen. Nicht selten wird dann in der Klinik gleich der Herzschrittmacher oder der kombinierte Defibrillator eingebaut. Der Schnupfen wird zu »Atemnot«, der Bluthochdruck zur »hypertensiven Krise«, Schläfrigkeit zur Bewusstlosigkeit und der Sterbende zur »Person ohne Vitalzeichen«. In all diesen Fällen befiehlt ein Wortungeheuer, die sogenannte »Alarm- und Ausrückeordnung der Rettungsdienstträger«, dass Rettungswagen und Notarzteinsatzfahrzeuge mit Blaulicht und Martinshorn in Einsatz zu bringen sind.[3]

So hat der Leitstellendisponent einer Nachbarstadt kürzlich die vollkommen überforderte Ehefrau eines unserer Patienten – er hatte Nierenkrebs im Endstadium – am Telefon eilends zur Herzdruckmassage angeleitet. Nach den aktuellen Leitlinien nennt man das »Telefonrettung«. »Drücken Sie feste auf den Brustkorb, 100-mal pro Minute, Hilfe ist unter-

* Hausbesuch nach Ziffer 01410: 15,40 €, zzgl. Fahrtkosten 2 km: 1,40 €.

** Synkope hört sich viel dramatischer an als die deutsche Übersetzung: kurze Bewusstseinsstörung.

wegs.«* Als dann die junge Notärztin nebst vier Rettungsassistenten eingetroffen war, zogen sie den verstorbenen Mann aus dem Bett bis ins Wohnzimmer, unsanft schlug sein Kopf knallend auf den Boden. Es folgte über 30 Minuten eine Wiederbelebung mit Defibrillation, Medikation und Intubation. Als die Erfolglosigkeit ihrer Anstrengungen offensichtlich war, rief sie schließlich bei mir an: »*Wenn Sie jetzt nicht sofort kommen, rufe ich die Polizei. Ich stelle hier keinen natürlichen Tod fest.*«

Ich machte mich umgehend auf den Weg und traf vor der Haustür auf die Notärztin, die sich gerade ein Zigarettchen gönnte. Ihr Fahrer saß bereits abfahrbereit im Notarzteinsatzfahrzeug. In der Wohnung bot sich mir ein entsetzliches Szenario: Der tote Mann lag in einer Blutlache am Wohnzimmerboden, der Beatmungsschlauch steckte noch im Rachen, ein blutverschmiertes Laken deckte den Leichnam zu. Die beiden Söhne und die Ehefrau saßen schweigend und weinend am Wohnzimmertisch. Die Situation war rundum unwürdig, aber lehrreich zugleich.

Selbstverständlich muss kein Arzt bei einem Sterbenden – und schon gar nicht bei einem Verstorbenen – Rettungsmaßnahmen durchführen, wenn diese erkennbar aussichtslos sind oder seinem früher geäußerten Willen widersprechen. Auch ein ausgemergelter Krebspatient in Palliativbetreuung ist von Maßnahmen der Reanimation zu verschonen, wenn der natürliche Tod gekommen ist. In all diesen Fällen sollte der gesunde Menschenverstand bei der Entscheidungsfindung eingeschaltet werden.

Selbstverständlich muss ein Notarzt nur dann die Polizei rufen, wenn er Hinweise auf eine nicht-natürliche Todesart hat – also auf einen Unfall oder auf ein sonstiges Fremdverschulden. Bei dem zu erwartenden Todesfall eines Krebs-

* Dieses Vorgehen entspricht den internationalen Rettungsleitlinien von 2015: Laien sollten bei einem atemlosen und bewusstlosen Patienten angeleitet werden, Herzdruckmassage durchzuführen.

patienten, neben dessen Bett ein Arztbrief die Diagnose dokumentiert und eine rote Mappe die entsprechende Palliativversorgung, ist dies gewiss nicht notwendig. Die Notärztin, der es angezeigt schien, die Polizei zu rufen, hat selbst im vertraulichen Teil des Leichenschauscheins zur Todesursache geschrieben »*Palliativpatient mit fortgeschrittenem metastasierten Nierenkarzinom mit massiver oberer gastrointestinaler Blutung bei bekannter Mageninfiltration mit anschließender Asystolie. Wiederbelebungsmaßnahmen begonnen, bei anhaltender Asystolie nach Rücksprache mit der Ehefrau um 13.30 Uhr beendet*«. Gleichwohl war sie nicht bereit, eine »natürliche Todesart« zu bescheinigen. Das ist grotesk.

Selbstverständlich ist ein Rettungsteam nicht verpflichtet, die Leiche wieder in das Bett zu legen. Aber hätte das nicht die menschliche Barmherzigkeit geboten – als Ausdruck des Mitgefühls gegenüber der trauernden Ehefrau und den Söhnen?

Unser flächendeckendes Rettungssystem besitzt einen hervorragenden Ruf im In- und Ausland. Fast jeder Deutsche darf sich sicher sein, dass spätestens acht Minuten nach Alarmierung ein ausgebildeter Notarzt eintrifft und qualifizierte Hilfe leistet. Darüber hinaus besteht ein flächendeckendes zweites Notarztsystem durch Rettungshubschrauber. Dank Fördervereinen wie der Björn-Steiger-Stiftung wird erfolgreiche Medienarbeit betrieben. Wer sich Filme im Vorabendprogramm des Fernsehens anschaut, muss den Eindruck gewinnen, die Straßen und der Himmel seien bevölkert von unerschrockenen Teams, die Kinder und Unfallopfer erretten und selbst bei komplizierten Hausgeburten stets zugegen sind, wenn auch meist in letzter Sekunde.

Die Realität sieht leider diametral anders aus. Die lebensrettende Unfallhilfe ist längst zur Ausnahme geworden. Stadtkämmerer und Privatorganisationen haben das Gewinnpotential erkannt, das sich durch Notarzt- und Rettungsdiensteinsätze auftut: Umsätze, nicht selten dotiert mit über 1 000 Euro pro Fahrt, sind gar zu verlockend.[4] Die Frage nach der Notwendigkeit der hektischen Blaulichtaktivitäten ist folglich oft zweitrangig. Unter Notärzten heißt der Notarztdienst* mittlerweile auch »*Reise durch die Pflegeheime der Stadt*«.

Die Zahlen, nachzulesen etwa in den Veröffentlichungen der Bundesanstalt für das Straßenwesen, bestätigen den Eindruck: Von 1984 bis 2004 hat sich der Anteil der Rettungsfahrten, die dem Transport von greisen Patienten dienen, sage und schreibe verachtfacht. Das Durchschnittsalter aller Patienten ist von 43 auf 58 Jahre emporgeschnellt. Tendenz steigend. Und, um es vorwegzunehmen: Dies hat nichts mit der Überalterung unserer Gesellschaft zu tun. Denn es gibt heute wahrlich nicht achtmal so viele hochbetagte Menschen wie vor 20 Jahren. Doch allein im Zeitraum von 2004 bis 2013 sind die Einsätze der Rettungsdienste um 60 Prozent auf knapp 13 Millionen angestiegen.[5] Mittlerweile ist der Block »Fahrtkosten« in der Statistik der Ausgaben der gesetzlichen Krankenkassen praktisch so groß wie alle Kosten für Behandlungs- und häusliche Krankenpflege zusammen. In der Darstellung der Gesamtkosten fehlt allerdings die Palliativversorgung, sie macht weniger als ein Zwanzigstel der Kosten aus und war daher in der Grafik nicht mehr abbildbar.[6]

Ewig lockt das Geld

Das Kernproblem ist freilich einmal mehr im Finanziellen zu finden. Und eben hier zeigt sich, dass wir es nicht mit einer »Rettungskette«, sondern vielmehr mit einer »Abrechnungskette« zu tun haben. Ursache hierfür ist ein Abrechnungssystem, das Missbrauch geradezu provoziert. Denn nimmt ein Notarzt den Patienten nicht gleich mit ins Krankenhaus, so liegt eine nicht berechnungsfähige »Fehlfahrt« vor. Weder der

* Kosten Krankentransportwagen: 191 Euro (kein »Notfallpatient«)
Kosten Rettungswagen mit Blaulicht: 616 Euro
Kosten für Notarzt und Rettungswagen: 1330 Euro (gültige Sätze aus dem Ennepe-Ruhr-Kreis)

Notarzt, der zwischen 20 und 50 Euro Einsatzentgeld bekommt, noch der Rettungsdienstträger (rund 1 000 Euro pro Einsatz) erhalten eine Vergütung. Kann es da noch verwundern, dass Patienten so oft erzählt wird, *»zur Sicherheit nehmen wir sie mit, in der Klinik kann man bessere Diagnostik machen«*? Und der programmierte Wahnsinn geht weiter. Schickt der Krankenhausarzt den Patienten nach Durchführung einiger unauffälliger Testverfahren, wie es oft vernünftig wäre, nach Hause zurück, dann erhält die Klinik nur eine Notfallpauschale von rund 50 Euro. Wird der Patient hingegen stationär aufgenommen, so errechnet sich das Entgelt aus den Vorerkrankungen des Patienten und den durchgeführten Maßnahmen. Aufgrund der vielen Vorerkrankungen, gerade bei älteren Menschen, kann sich da der Erlös schnell um den Faktor 100 steigern. Patienten ohne Angehörige sind diesen Verfahren häufig hilflos ausgeliefert. In solchen Fällen gilt, wie fast immer: Ein kritisches Hinterfragen von Diagnose und Therapie würde viel Wahnsinn verhindern.

Kurzum: Senioren sind lukrativ. Da ist es durchaus folgerichtig, dass anno 2014 der Anteil über 80-jähriger Patienten bei den Notaufnahmen rund 30 Prozent betrug. Jeder dritte Krankenhausnotfallpatient ist älter als 80. Um kein Missverständnis aufkommen zu lassen: Jeder Mensch hat die gleichen Rechte auf medizinisch angemessene Versorgung. Aber viele alte Menschen wollen nicht Maximalmedizin, wollen nicht in Kliniken gesperrt werden, wollen keine kalte Apparatemedizin bei nicht heilbarer Krankheit und nicht aus ihrer vertrauten Umgebung gerissen werden. All das wird in den USA als Übertherapie eingestuft, sobald kein klares Therapieziel benannt werden kann. Risiken dieses teuren und weit verbreiteten Irrsinns bestehen besonders für ältere Menschen: Verwirrung bis hin ins Delir[7], Infektionen, Nebenwirkungen neuer Medikamente bzw. Behandlungsverfahren, Schlafstörungen sowie ein weiterer Verlust ihrer Mobilität und Funktionsfähigkeiten.[8] Fähigkeiten, die zu Hause noch gut funktionierten, werden schnell verlernt und können nach

Hospitalaufenthalten nur mühsam wiedererlangt werden. Dies betrifft in besonderem Maße Demenzbetroffene. Sie wehren sich kaum gegen die Klinikeinweisung. Dort jedoch einmal angekommen, werden häufig verschiedene Verhaltensauffälligkeiten als Reaktion auf die unverstandene Krankenhauswelt beobachtet: zielloses Umherlaufen, körperliche oder verbale Aggression und Schreiattacken bisweilen auch Wahnvorstellungen, Apathie oder Enthemmung.[9] Aber dann gibt es ja wieder erheblichen Behandlungsbedarf und kein Medizinischer Dienst wird die Notwendigkeit der Kliniktherapie bezweifeln.

Fragwürdige Notarzteinsätze

Eine groß angelegte Studie des Deutschen Roten Kreuzes brachte die Hintergründe steigender Einsatzzahlen ans Licht. Der Anteil akuter »echter« Notfälle sank von 37,6 Prozent im Jahr 2005 auf 22 Prozent im Jahr 2014. Auch bei nicht akut Erkrankten wird gern ein Notarzt angefordert, das bedeutet: Das bereits vor Ort befindliche Rettungsdienstfachpersonal ruft zusätzlich den Blaulichtarzt. Mittlerweile rückt der Notfalldoktor sogar »zum Wärmeerhalt« aus, zur »Schmerzbehandlung bei Rückenschmerz« oder »zur Anlage eines Venenzugangs«.[10] Die Dienstleistungen der Rettungsdienste haben sich grundlegend verändert: Musste 1984 noch bei etwa jedem fünften Notfallpatienten unmittelbar eine rettende Notbeatmung erfolgen, so war dies 2014 nur noch bei jedem 200. Einsatz der Fall. Bei 40 Prozent der Einsätze hätte, weil es nur um einen reinen Patiententransport von A nach B ging, auch ein schlichter Krankenwagen, möglicherweise auch ein hilfsbereiter Taxifahrer gereicht. Geschickt aber wurde ein hochtechnisiertes Notfallkommando: zwei Fahrzeuge neuester Bauart, vier Mann, ein Arzt. Denn dies lässt sich nun einmal bei den Kassen weit teurer abrechnen.

Dass die Zunahme der Einsatzfahrten allzu oft nicht medizinisch bedingt ist, lässt sich auch anhand anderer Fakten belegen. Bundesweit fehlen Notärzte, auch in Kassel. So wurde in der nordhessischen Metropole die Zahl der Notarztfahrzeuge nicht erhöht – die Einsätze blieben konstant bei etwa 10 000 Alarmfahrten pro Jahr. Ganz anders stellt sich die Lage bei den Rettungswagen dar: Hier wurden 20 Prozent mehr Fahrzeuge in Dienst gestellt. Ihre Einsätze im ersten Quartal 2015 lagen ebenso um 20 Prozent über denen des Vorjahres.[11] Zufall? Der Leiter der Kasseler Berufsfeuerwehr, Norbert Schmitz, kommentiert dies eher wortkarg: *»Keiner kann so richtig sagen, woran das liegt.«* Ich würde da gerne noch einen Satz hinzufügen: *»Keiner möchte so richtig zugeben, dass das zum Himmel stinkt!«*

Neben den unsinnigen Kosten sollte auch das besondere Risiko einer Einsatzfahrt bedacht werden. Von der Lärmbelästigung einmal abgesehen, birgt eine rasante Fahrt mit dem Rettungswagen erhöhte Unfallgefahren für das Rettungsteam, den Patienten, für Fußgänger und andere Verkehrsteilnehmer. In § 35 der Straßenverkehrsordnung heißt es hinsichtlich der Anwendung von Blaulicht und Martinshorn folgerichtig: *»Fahrzeuge des Rettungsdienstes sind von den Vorschriften dieser Verordnung befreit, wenn höchste Eile geboten ist, um Menschenleben zu retten oder schwere gesundheitliche Schäden abzuwenden.«* Aber eben nur dann. Der Rettungsdienst indes raste 2014, wie die Statistik zeigt, auch bei 70 Prozent der leichten Fälle mit Blaulicht und Martinshorn zum Einsatzort. Das ist alles andere als akzeptabel. Ein Artikel in der Fachzeitschrift *Der Notarzt* berichtet allein von neun tödlichen Unfällen mit Rettungsfahrzeugen in den letzten Jahren, etwa jedes dritte Rettungsfahrzeug ist in einen Unfall verwickelt. Zu Tode kamen dabei nicht nur die Patienten, sondern auch andere Verkehrsteilnehmer, wie etwa ein zehnjähriger Junge, der von einem Rettungswagen erfasst wurde.[12] Ausführlich wird in dem Fachartikel der Tod einer 82-jährigen Patientin diskutiert. Der Notarzt wurde wegen einer Bewusstseinsminderung der greisen Dame alarmiert. Beim Transport in die Klinik war der Rettungswagen mit deutlich überhöhter Geschwindigkeit bei Schneematsch und Sturm von der Straße abgekommen. Dabei rutschte die Patientin von der Trage, weil sie nicht ausreichend mit Gurten gesichert war. Umfangreich wird in dem Fachartikel die Verpflichtung zum Anschnallen der Patienten diskutiert. Umfangreich werden die tödlichen Verletzungen der Rentnerin angegeben, die sie bei dem Rettungswagenunfall erlitt. Weshalb überhaupt mit Blaulicht und höchster Eile gefahren wurde, mit 104 km/h mehrere LKW bei Schneematsch und Sturm überholt wurden, erfährt der Leser allerdings nicht. Hierzu heißt es lediglich: »*Hinweise für die den Rettungseinsatz begründende Bewusstseinsverminderung waren morphologisch nicht fassbar*«.[13] Auf Deutsch: Ein Grund für die schlimm endende rasante Blaulichtfahrt war nicht zu ermitteln.

12 Palliativversorgung: Mehr Lebensqualität, weniger Umsatz

Frühzeitige Palliativversorgung – also die umfassende Leidenslinderung bereits bei Feststellung einer lebensbegrenzenden Erkrankung – hat viele Vorteile: Lebensqualität[1], Stimmung[2], Krankheitsverständnis, Vorsorge und sogar Überleben[3] bessern sich. Palliativversorgung führt zu weniger Chemotherapie in den letzten Lebensmonaten[4], zu selteneren Notarzteinsätzen und weniger Krankenhausaufenthalten[5]. So wird mittlerweile seit Jahren empfohlen, Krebskranke frühzeitig in die Palliativversorgung einzubinden.[6] Damit sinken nachweislich Kosten, aber eben auch die Gewinne des Sterbeverlängerungskartells. Ob es da ein Zufall ist, dass dieses Kriterium nicht in die deutschen Zertifizierungsregeln von Krebszentren aufgenommen wurde? Mein diesbezüglicher Vorschlag wurde 2013 in einer Mail von einem Fachgebietspräsidenten abgebügelt und auf »Freiwilligkeit« verwiesen: Freiwillig auf Pfründe verzichten? Bis heute jedenfalls wird Palliativversorgung fehlerhaft als »Medizin für die letzten Lebenstage« verstanden. Dass es anders besser geht, sei anhand der Geschichten von Alfred und Gustav erläutert:

Der Fall von Alfred

Am 18. Dezember 2014 sitzen die beiden Söhne von Alfred bei mir in der Praxis. Ihrem 89-jährigen Vater gehe es gar nicht gut. Bauch- und Gelenkschmerzen raubten ihm jede Bewegungsmöglichkeit. Seine Herz- und seine Nierenschwäche würden zwar umfangreich behandelt, aber zum Sessel käme er nur noch gestützt. Jetzt habe er aufgehört zu essen. Auch Hella, die Mutter, sei krank, fortschreitend dement und lebe seit einiger Zeit im Heim. Zu Hause ging es einfach nicht mehr. Um Fassung ringend fasste Günther, der jüngere Sohn, die Lage zusammen: »*Papa möchte nur noch eines: eine erlösende Spritze zum Sterben!*«

Noch am selben Tag fuhr ich in seine herrschaftliche Villa. Der Hausherr lag auf der Wohnzimmercouch. Geistig rege gab er, wenn auch mit trauriger Stimme, umfassend Auskunft über Krankheiten, Medikation und über seine letzten Krankenhausaufenthalte. Gerade die hatten ihm kräftig zugesetzt: Keine Privatsphäre, Wecken frühmorgens, ständig neue Schwestern und Ärzte. Und keiner hatte Zeit. »*Versuchen Sie einmal, auf der Intensivstation gesund zu werden, Herr Doktor: Da bimmelt ständig irgendein Monitor, und wenn der einen nicht wach macht, dann ist es eine Schwester, die an irgendeinem Katheter fummelt – es ist einfach nur schrecklich.*«

Meine Frage nach seinem Beruf brachte ihn auf andere Gedanken, das Gesicht des alten Mannes blühte sofort auf. »*Zusammen mit Hella habe ich einst die Firma meines Vaters geleitet. Sie im Verkauf, ich im Betrieb. Unsere Maschinen verkaufen wir weltweit.*« Bilder an der Wand zeugten von besseren Zeiten. Viele Promis schworen auf die Geräte, Peter Alexander oder Johannes Heesters gingen hier ein und aus. Aber als sein Blick das Bild seiner Frau streifte, das auf dem kleinen Beistelltisch stand, wechselte die Stimmung abrupt: »*Sie ist mein Leben, nächstes Jahr hätten wir eiserne Hochzeit. Und nun bin ich zu schwach, um sie im Heim zu besuchen.*«

Die anwesende Schwiegertochter erläuterte das Drama: »*Der Vater ist jeden Tag zu Fuß zu ihr gegangen, gemeinsam haben sie die Tage im Pflegeheim verbracht. Jetzt schafft er den Weg nicht mehr. Wir haben versucht, die Mutter jedenfalls für ein paar Stunden hierherzuholen, aber der Ortswechsel setzt ihr zu, sie ist dann extrem verwirrt und kommt hier nicht mehr zurecht.*«

Eine der ersten Ideen, die uns im Team kamen, war den Kontakt der beiden wieder zu ermöglichen, damit die Lebensfreude nicht gänzlich versiegte. Alfreds Gelenkschmerzen milderten wir mit Morphium und verordneter Krankengymnastik. Christian, bewährte Pflegekraft in unserem palliativen Netzwerk, hat früher als Blaulichtretter gearbeitet. Der Patiententransport war für ihn kein Problem. In den ersten Tagen gelang es uns immerhin, die Schmerzen ein wenig zu mildern und die Beweglichkeit zu steigern. Alfred begann sogar wieder zu essen. Knapp eine Woche später brachten wir ihn zu seiner Frau. Die war sprachlos vor Freude, sie hatten einander fast einen Monat nicht mehr gesehen. Das hatte es in den 65 gemeinsamen Jahren noch nie zuvor gegeben.

Am nächsten Tag quälten Alfred Übelkeit und Schmerzen. Er schaffte es nicht zu Hella. Außerdem sollte die Kraft für Heiligabend aufgespart werden. Und die Rechnung ging auf. Die Pflegedienstleitung des Heims hat der Familie die erste Reihe in der Kapelle freigehalten. Die ganze Familie ist gekommen. Hella drückte ständig Alfreds Hand und sang, trotz ihrer Demenzerkrankung, die alten Weihnachtslieder mit – ihr Langzeitgedächtnis funktionierte. Die Rührung war groß und ehrlich. Die Gefühle der Familie kamen in einer Karte an unseren Pfleger zum Ausdruck:

Lieber Christian,
Du bist wie ein Weihnachtsengel in unsere Familie gekommen. Es ist so schön, dass es Menschen wie Dich noch gibt. Vielen, vielen Dank! Wir wünschen Dir und Deiner Familie ein glückliches und besinnliches Fest.

Wenig später aber macht Alfreds Darm Probleme, Subileus heißt der kritische Zustand, wenn der Darm nicht mehr richtig transportiert. Meist steckt eine Krebserkrankung dahinter – doch warum eine Diagnose erzwingen, wenn therapeutisch doch ohnehin nichts mehr zu machen ist. Denn die Botschaft unseres Patienten war eindeutig: Lieber daheim sterben, als sinnlose Torturen im Krankenhaus zu ertragen. So vergingen die Wochen. An guten Tagen ging es zu Hella, an schlechten blieb er traurig zu Haus. Schmerzen, Übelkeit und Bauchkoliken konnten wir meist gut kontrollieren. Aber Alfreds zunehmende Schwäche, seine Teilnahmslosigkeit, sein Desinteresse am Essen und Trinken, auch seine andauernde Müdigkeit kündigten das nahende Lebensende an.

Das Bett konnte er bald schon nicht mehr verlassen. In den Augen der Söhne war die Situation unwürdig. Aber wir erklärten ihnen, die zunehmenden Schlafzustände ohne Zeichen von Leid seien mit hoher Wahrscheinlichkeit kein unangenehmer Zustand für ihren Vater. Aus Berichten von Menschen, die Komaphasen überstanden haben, wissen wir, dass dieser Zustand ein Wechsel von angenehmen Traumzuständen und bruchstückhaften Erlebnissen aus der realen Umgebung ist. Es gilt, höchst behutsam mit den Komatösen umzugehen. Denn wenn sie erwachen, berichten sie oft Schreckliches von schmerzhaften intensivmedizinischen Prozeduren, wie das Absaugen wehgetan habe, wie belastend es gewesen sei, dass alle über sie und niemand mit ihnen geredet habe.

Weniger Therapie ist mehr!

Das kann man auch anders machen! Unser Team hat für die Angehörigen der Sterbenden einige »Wohlfühlangebote« parat, zu denen uns ein befreundeter Neurologe riet.[7] Wellness für die letzten Wochen, Tage und Stunden sozusagen:

- Häufige Besuche, im Patientenraum wohnen, ggfs. das Bett teilen
- Vertraute Gerüche, Lieblingsduft (Parfüm), Lieblingsspeise, verbreiten
- Abwechslung durch vorsichtige Lagewechsel
- Durchbewegen der Gelenke
- Geborgenheit durch begrenzende Lagerungen (»Nestlagerung«)
- Fersenhalten, Fuß- und Bauchmassage
- Handauflegen an Schulter, Kopf, Nacken
- Halten eines geliebten Gegenstandes
- Streicheln von Tieren im Bett
- Erzählen, Vorlesen, Gesang, leises Vorspielen der Lieblingsmusik
- Alltagsgeräusche (Zimmertür offen stehen lassen)
- Gedämpftes Licht, vertraute Bilder/Fotos
- Luftveränderung (»frische Luft«), Ausflug auf den Balkon oder in den Garten

In solchen Fällen ist weniger oft mehr. Dabei sollte man allerdings beachten: Mundpflege ist wichtig, denn durch einen trockenen Mund kann Durst entstehen – und den lindert man nicht durch eine nutzlose Infusion, sondern durch das Feuchthalten des Mundes. Also gilt es, mit dem Lieblingsgetränk die Lippen und die Zunge zu betupfen, die Lippen zu pflegen und mit einer Spritze tröpfchenweise Flüssigkeit in den Mund zu geben.

Tropicamid-Tropfen helfen gegen Rasselatmung – die entsteht durch das Nichtschlucken von Speichel und Sekreten –, denn das Medikament drosselt die Speichelproduktion.

Nur wenn der Sterbende Zeichen von Stress zeigt, leidet er. Wenn er schwitzt, wenn die Augen zu tränen beginnen, wenn er stöhnt oder fahrige Armbewegungen macht, gibt man ihm ein paar Antistressnasentropfen – mehr braucht er in aller Regel nicht: kein Krankenhaus, keinen Notarzt, keine künstliche Ernährung.

Alfreds Familie hat alle Ratschläge geradezu vorbildlich beachtet. Auch Paul, der sechsjährige Enkel, saß häufig bei seinem sterbenden Opa und hat ihn gestreichelt. Ende Januar dann – keine Infusion tropfte, kein Monitor fiepte – traten längere Atempausen auf. Die Familie versammelte sich, Alfred holte noch viermal tief Luft, öffnete die Augen und atmete ein letztes Mal langsam aus. Dann war es ruhig. Der alte Mann hatte seinen Frieden gefunden.

Bei ihm haben wir unser Behandlungsziel erreicht: Wir wollen, dass die Menschen wirklich leben – bis sie sterben. Das gelingt ziemlich oft!

Leidenslinderung statt aktiver Sterbehilfe

Alfreds Fall weist exemplarisch allzu liberale Sterbehilfebefürworter in ihre Schranken. Er bat um die erlösende Spritze, mithin also um aktive Sterbehilfe. Sein Leid war so groß, dass er das Leben nur noch als Last empfand, zeitweilig geht das jedem Vierten unserer Patienten so. Bessern sich die Beschwerden, kommt in den allermeisten Fällen die Lebensfreude zurück. Wie fatal wäre da der vermeintlich einfache Weg, die »Todesspritze« zu erlauben. Alfred hätte ein tolles Weihnachtsfest und eine erfüllende Lebensspanne für sich und seine Familie nicht mehr erlebt. In so einem Fall muss unser ärztlicher Auftrag sein: Leiden lindern.

Es ist gut so, dass die »Tötung auf Verlangen« fast überall auf der Welt verboten ist. Nur in den Benelux-Staaten darf man das bei zunehmend mehr Menschen. Dort bekommt man die Ausweitung auf immer neue Patientengruppen einfach nicht in den Griff. Mittlerweile achtet man dort nicht einmal so sehr darauf, ob sich der Patient dies selbst wünscht. Genannt wird das »Euthanasia without request«[8], also »Tötung auf Verlangen« – ohne Verlangen? Genau das ist problematisch und wird immer wieder mit dem Satz karikiert: »Einem Hund würde man eine erlösende Spritze geben.« Das allerdings ist »Tierarztethik«, denn kein Hund bittet um die Todesspritze. Und als Palliativarzt weiß man, dass Menschen selbst in sterbenahen Situationen, in denen alle anderen denken, »so viel Leid kann keiner tragen«, nur selten wirklich eine Lebensverkürzung wollen. Daher ist es ebenso richtig, dass eine Mitleidstötung in dieser Situation weltweit als Straftat angesehen wird.

Nur extrem selten treten auch von uns nicht beherrschbare Leidenszustände auf. In solchen Fällen sollte Patienten aber nicht der gruselige Suizid mit harten Methoden als einziger Ausweg bleiben. Ärzte, die in diesem Gewissenskonflikt leidensarme Selbsttötungsmethoden beschreiben, sollten nicht, wie jetzt durch den neuen Strafparagrafen, kriminalisiert werden: Durch diesen § 217 gerät jeder Arzt in den Fokus der Ermittler, wenn einer seiner Patienten sich mit den von ihm verordneten Medikamenten das Leben nimmt. Weil der Patient hier den letzten Schritt selbst gehen muss, scheint es keinen Dammbruch wie bei der aktiven Sterbehilfe zu geben, so jedenfalls haben es hoch angesehene Wissenschaftler ermittelt.[9] Mehr dazu im Anhang II (ab S. 271). Allein das Wissen um diesen letzten Ausweg hilft.

Der Fall von Gustav

So zum Beispiel auch bei Gustav. Der 73-jährige Ingenieur an der TU Dortmund bekam im November 2009 heftige Schmerzen im Unterbauch. Die Beschwerden besserten sich nicht, obwohl der besonnene Hausarzt alles versuchte. Schließlich überwies er Gustav zur Dickdarmspiegelung. Die Untersuchung brachte wenig Erfreuliches zutage: Krebs, konkret: »ein schleimbildendes Adenokarzinom des Sigmas«. In einer großen Operation wurden der halbe Dickdarm, die befallenen Lymphknoten und ein Teil des Bauchfells entfernt. Gustav bekam einen Medikamentenport implantiert, damit nach der OP gleich mit der Chemotherapie begonnen werden konnte.

Bis Mitte 2010 erfolgten wiederholte Chemotherapie-Behandlungen. Immer wieder musste die Dosis wegen schlechter Blutwerte reduziert werden. Gustav ging es während der Therapie schlechter und schlechter. Im August brach er sie ab. Die Nerven an Händen und Füßen waren als Nebenwirkung der Chemotherapie bereits nachhaltig geschädigt, was zu einem brennenden Schmerzsyndrom führte.

Nachdem die Chemotherapie abgesetzt war, ging es ihm zusehends besser. Die ständige Müdigkeit verflog bereits nach wenigen Wochen, lediglich die Schmerzen aufgrund der irreparablen Nervenschäden besserten sich kaum. An den Füßen wurden sie sogar schlimmer. Dennoch konnte er gelegentlich weiter in seinem Institut arbeiten. Sein junger Nachfolger und die Assistenten schätzten den international bekannten Professor sehr. Viele Patente hatte er eingereicht, wesentliche Grundlagen in seinem Fachgebiet erforscht. Obwohl er schon 2002 in Pension gegangen war, hatte er noch einen Arbeitsplatz an der TU. Wenn es gesundheitlich irgendwie ging, hat er dort vormittags Jungwissenschaftler betreut und Forschungsprojekte vorangetrieben. Nachmittags kümmerte er sich dann um die Enkelkinder und zeigte ihnen mit Freude die Museen der Stadt.

Bis Mitte 2010 fühlte Gustav sich im Großen und Ganzen gut. Er unterzog sich regelmäßig einer hausärztlichen Kontrolle. Die Resultate waren passabel. Im August fielen dann aber die gestiegenen Tumormarker auf. Eine erneute Darmspiegelung brachte keine alarmierenden Ergebnisse. Auch die Computertomographie deutete auf kein neues Problem hin. Doch weitere Untersuchungen ergaben dann metastasenverdächtige Befunde in beiden Lungenflügeln und im Bauch. Die Tumorkonferenz empfahl eindringlich die Teilnahme an einer Medikamentenstudie mit einem neuen Antikörpermedikament. Doch Gustav erbat sich Bedenkzeit. Er hatte zwar kaum eine Ahnung von den Problemen der Medizin, aber als Wissenschaftler vermochte er Studien zu lesen und auch zu interpretieren. Er recherchierte die bislang vorliegenden Daten zu den empfohlenen Medikamenten im Internet, informierte sich über die Ergebnisse, den Nutzen und den Schaden der Medikation.

Zu diesem Zeitpunkt fühlte er sich wohl, hatte keinerlei Schmerzen und fasste einen mutigen Entschluss: »Das mache ich nicht mit!« Sein verständiger Onkologe versuchte, ihn zu bekehren, riet ihm eindringlich zur Therapie, lud ihn wiederholt mit seiner Frau Ingrid zum Gespräch. Der Ingenieur aber lehnte das Therapieangebot dankend ab. Im Arztbrief des Onkologen heißt es, ein wenig ratlos: *»Der Patient entscheidet sich für eine beobachtende Strategie.«* Und, man staune: Sein Gesundheitszustand blieb weitgehend gleich, endlich besserten sich sogar die durch Chemotherapie bedingten chronischen Schmerzen an Händen und Füßen.

Nach Gustavs sorgsam mit seiner Frau abgestimmten Entscheidung vergingen zwei weitere Jahre bei recht guter Lebensqualität und wenig hausärztlicher Begleitung. Um Spezialambulanzen hat er konsequent einen weiten Bogen gemacht. Im Oktober 2014 bekam er über Nacht heftige Brustschmerzen. Per Notarzt ging es in die Klinik. Verdacht auf Herzinfarkt. Das Röntgenbild aber zeigte eine deutliche Metastasierung beider Lungen. Der Infarkt war schnell ausgeschlossen. Einen Herzkatheter lehnte Gustav ebenso ab wie die erneut eindringlich angeratene Chemotherapie gegen den Krebs. Stattdessen suchte der mittlerweile 78-Jährige den Kontakt zu unserem Palliativnetz. Zu sehr hatten ihn die Ärzte in der Klinik mit dem bedrohlichen Röntgenbild beunruhigt.

Er saß in seinem Ohrensessel, dem geliebten Erbstück seines Vaters, als wir uns das erste Mal trafen. Seine besorgte Frau nahm an dem Gespräch teil. Er klagte nicht. Er habe keine Schmerzen und laboriere nicht an Übelkeit, Erbrechen oder Verstopfung. Nur dann und wann ein wenig Atemnot, außerdem Schlafstörungen. Vor allem in der Nacht komme er aus dem Grübeln nicht mehr heraus. Aber nein, er wolle keine neuen Medikamente. Er brauche einzig eine Beratung über die Möglichkeiten, die er in seiner Situation habe. Und seine

Ingrid verlange nach einer Telefonnummer für den Fall, dass es ihm einmal schlechter ginge. Man müsse ja der Realität ins Auge sehen, er habe schließlich einen schlimmen Tumor. Da die Lunge voller Krebs sei, habe er Angst vor dem qualvollen Erstickungstod, den wolle er keinesfalls erdulden. Lieber helfe er vorher nach. Wir kamen uns in dem Gespräch sehr nah und er erzählte mir viel von seinen Werten und Vorstellungen.

Er nahm kein Blatt vor den Mund: Er empfinde es als würdelos, wenn er es eines Tages nicht mehr alleine bis zur Toilette schaffte. Keinesfalls wolle er monatelang in Windeln dahinvegetieren. Dann lieber selbstbestimmt in den Tod. Seiner Frau flossen bei diesen Worten die Tränen. Doch sie bestätigte: Wir werden das gemeinsam schaffen. Ich hörte lange zu, ließ auch die langen Gesprächspausen zu und als ich das Gefühl hatte, dass alle Sorgen auf dem Tisch lagen, bedankte ich mich für die offenen Worte.

Dann versuchte ich, meine Sicht der Dinge zu erklären. Palliativversorgung bedeute: Lebensqualität zu erhalten, ja sogar zu steigern und die gute Lebensphase so lang wie irgend möglich auszudehnen. Und wenn irgendwann die schlechte Phase kommt, dann werden wir dem lieben Gott nicht ins Handwerk pfuschen. Dann dauert es auch nicht mehr lange. Nur wer partout alle Möglichkeiten moderner Intensivmedizin ausschöpfen wolle, müsse eine lange unangenehme Sterbephase fürchten. Seine Entscheidung gegen eine Chemotherapie könne ich durchaus akzeptieren. Gustav und seine Ingrid hörten zu, waren auf einmal beinahe entspannt. Ich riet zu Beschwerdelinderung, Sport und einer vernünftigen Ernährung, unter Betonung von Fetten, Eiweißen und Gemüse und Minderung des Zuckeranteils – so ernährt man den Menschen und nicht den Tumor. Außerdem vermindert jede Form von Bewegung bekanntlich Depression und Müdigkeit, fördert gesunden Schlaf und verlängert das Leben – auch das von Krebspatienten.

Zusätzlich stellte ich gegen Müdigkeit und Depression ein Rezept für ein Amphetamin aus. Dessen antriebssteigernde Wirkung ist hinlänglich aus dem Missbrauch in Diskotheken bekannt. Natürlich musste ich hier nicht »Ecstasy« verordnen, denn die Substanz ist, auch zur Behandlung des Zappelphilipp-Syndroms, als Tablette verfügbar. Sie ist günstig und wurde bislang von keiner Kasse beanstandet, auch wenn sie zur Therapie von Palliativpatienten eigentlich nicht zugelassen ist. Dieses Problem gibt es übrigens bei ca. 60 Prozent der Medikamentenempfehlungen in der Palliativversorgung.[10] Die Tablette hilft letztlich schnell aus Stimmungstiefs und ist mithin ein Geheimtipp unter Palliativärzten.

Zuletzt sprach ich Gustav auf seine Erstickungsangst an. Schönreden und Leugnen sind in der Palliativversorgung ein striktes Tabu. Also verschwieg ich ihm nicht, dass die Lungenmetastasen ohne adäquate Behandlung schlimme Folgen haben könnten. Doch kaum ein Symptom ist nun einmal so gut zu lindern wie die Atemnot. Man verabreicht Dosen an Morphium, die genau an das Leiden angepasst sind. Dies gaukelt dem Hirn vor, man atme genug. Dabei nimmt man in Kauf, dass sich die Normwerte für das abgeatmete Kohlendioxid im Blut nach oben verschieben, der Patient ist mit weniger Atmung zufrieden. Das kann man, in äußerster Not, mit Morphium in Höchstdosen bis zum Atemstillstand treiben.

Dann erzählte ich den beiden eine Geschichte, die ich als junger Narkosearzt erlebt hatte. Ich sollte eine Abiturientin bei einer Armoperation narkotisieren. Weil sie Schmerzen hatte und ohnehin für die Narkose ein stark wirksames Morphiumpräparat benötigte, legte ich einen Venenzugang und spritzte ihr noch im Vorraum des Operationssaals das Präparat in die Vene. Wir gingen anschließend bei vollständiger Schmerzlinderung die 20 Meter zum OP, sie hörte meinen Berichten aufmerksam zu. Als sie sich auf den OP-Tisch legte, merkte ich, dass sie blitzeblau war. Sie hatte nach meiner Spritze einfach aufgehört zu atmen, war aber wach und folgte unserem Gespräch. Ich habe sie schnell mit der Maske beatmet. Alles ging gut. Aber ich weiß seitdem: Mit Morphium kann man den Atemreiz bis hin zum Stillstand ausbremsen.* »*Du stirbst am Atemstillstand und merkst es nicht einmal.*« Das empfanden der Professor und seine Frau als tröstlich. Jetzt wussten beide: Bei guter Palliativversorgung muss niemand ersticken. Nach Rezeptausstellung, Kontaktnummernübergabe und der Ankündigung, dass ich mich in den nächsten Tagen wieder melden würde, verabschiedete ich mich.

Kurze Zeit später telefonierten wir. Ingrid meldete sich und berichtete mir glücklich, Gustav sei nach längerer Zeit wieder einmal mit dem Elektrofahrrad ins Institut gefahren und darüber seien sie beide sehr froh. Fürs Wochenende hätten sich die Söhne und die Enkelkinder angekündigt. Als ich meinen Patienten schließlich selbst erreichte, fasste er seinen Zustand knapp zusammen: »Ich bin zufrieden. So kann es bleiben.« So drehte sich unser Telefonat bald schon nicht mehr um Gustavs Gesundheit, sondern um all die Projekte, die er gerade am Institut betreute. Ich hörte ihm gerne zu. Wir verabschiedeten uns, er versprach, sich zu melden, wenn es Beschwerden gäbe. Als ich auflegte, empfand ich tiefe Dankbarkeit. So schön, so erfüllend ist wohl kein anderer Beruf.

Fast ein ganzes Jahr verging, bis Gustav wieder von sich hören ließ. Noch am gleichen Tag, Ende August 2015, fuhr ich zu ihm. Inzwischen hatte er Knochenmetastasen, die zu erheblichen Schmerzen führten. Der Hausarzt – ein sehr verständiger Kollege – hatte bereits, hoch dosiert, Morphiumpflaster verordnet und eine Bestrahlungsserie in der Klinik veranlasst. Gerade die aber war für Gustav äußerst belastend. Immer wieder ins Krankenhaus, immer wieder für eine Ewigkeit auf dem unbequemen Tisch liegen. Immer wieder das ungute Gefühl radioaktiver Bestrahlung. Vor allem aber war die Wirkung vollkommen unzureichend. Insbesondere nach den ersten Behandlungsterminen wurde der Schmerz immer stärker. Davon berichten übrigens viele Patienten.

* Nicht ohne Grund nennt man in der Drogenszene die tödliche Überdosierung von Heroin (einem Morphiumabkömmling) »goldenen Schuss«.

Ich musste feststellen, dass nicht nur Knochenmetastasen Probleme bereiteten, sondern auch die Nerven geschädigt waren. Ein hässliches Nervenschmerzsyndrom war die Folge, das sich in brennenden und blitzartig einschießenden Schmerzen äußert, aber durchaus, sogar ohne Morphium, entscheidend zu lindern ist. Diese Medikation und ein wärmendes Cayennepfeffer-Pflaster drängten Gustavs Schmerzen in den kommenden Wochen in den Hintergrund. Eine Antikörpertherapie zur Knochenstabilisierung sollte Zusätzliches tun, ihre schmerzlindernde Wirkung ist empirisch belegt. Leider verursacht die Therapie bei maroden Zähnen schlimmste Probleme. Daher ist zuvor ein Besuch beim Zahnarzt Pflicht. Nachdem der bei Gustav grünes Licht gegeben hatte, spritzte ich ihm das noch relativ neue Medikament. Die Wirkung war fantastisch. Ganz offensichtlich verkleinerten sich die Metastasen, der Druck auf Nerven und Knochen ließ nach.

Der Schmerz verschwand. Allerdings führte das zu einer bekannten, wenn auch seltenen Komplikation: Solange ein Mensch Schmerzen hat, verträgt er das verabreichte Morphin zumeist sehr gut. Aber wenn der Schmerz beseitigt ist, kann jede weitere Morphiumgabe böse Nebenwirkungen verursachen: Übelkeit, Schläfrigkeit, Atemverlangsamung, im schlimmsten Fall Atemlosigkeit. Genau das ist Gustav widerfahren. Ingrid zitierte mich dringlich ans Krankenbett: *»Mein Mann hat die Spritze nicht gut vertragen. Seitdem geht es ihm schlecht.«*

Doch nicht die Spritze war schlecht, sondern in diesem Fall der Arzt, der deren Wirkung unterschätzt und die Morphiumdosis nicht reduziert hatte. Die Fähigkeit zur Selbstkritik sollte, denke ich, einen hohen Stellenwert einnehmen in unserem Beruf. Beunruhigt besuchten wir Gustav nun täglich, passten die Morphiumdosis immer wieder nach unten an und gaben ihm Medikamente gegen die Übelkeit. Weil aber nichts mehr im Magen blieb, wurden Infusionen unabdingbar. Endlich, nach einer Woche, konnte ich in meiner Kartei notieren: *»Übelkeit besser, nur einmal gewürgt. Patient hochzufrieden.«* Das Aufatmen war groß.

Immer wieder hat Gustav betont, dass er den Darmkrebs trotz der Chemotherapieverweigerung um mittlerweile fast fünf Jahre überlebt habe. Er gehört also statistisch zur stolzen Gruppe mit einer Fünf-Jahres-Überlebensrate. Aber keine Statistik hat den existentiellen Erfolg registriert, weil Gustav ja nicht bereit war, eine Chemotherapie über sich ergehen zu lassen. Damit ist er durch das Raster der von der Pharmaindustrie gesponserten Studien gefallen. Denn Patienten mit Nichttherapie werden von den bezahlten Test-Erhebern schlicht nicht registriert. Sie könnten ja am Ende das erwünschte Resultat verhageln.

Raus aus der Patientenrolle

Gustav und seine Frau haben es jedenfalls in vorbildhafter Weise geschafft, aus der Patientenrolle zu schlüpfen. Sie wollten nicht nur Opfer und Leidende sein und haben uns, wann immer wir kamen, wie gute Bekannte mit einem Kaffee oder einer Erfrischung erwartet. Sie haben ihr Ehe- und Berufsleben weitergeführt. Gustav hat spät noch einmal den Sport für sich entdeckt, mit seinen Söhnen eine intensive Zeit erlebt und sich gesund ernährt. Wann immer Beschwerden auftraten, ließ er sie umgehend behandeln. Er war ein mustergültiger Patient, eben einer, der sich nicht als Patient sah. Mit eiserner Disziplin hat er sein Immunsystem gestärkt und so den Krebs klein gehalten. Natürlich gibt es hier und da gut wirkende Chemotherapien. Doch bei vielen unheilbaren Tumoren ist Gustavs Strategie zumindest gleichwertig, ganz sicher aber angenehmer und darum in jedem Fall zusätzlich einzusetzen.

Irgendwann aber machte sich die schwer betroffene Lunge zunehmend bemerkbar. Atemnot trat auf, wie wir es von Asthmatikern kennen. Immer wieder mussten wir Medikamente zur Bronchienerweiterung geben. Wir bekamen die Situation stets in den Griff. Aber auch die vielen Momente der Verzweiflung seien nicht verschwiegen. *»Lohnt sich das alles* *noch, soll ich nicht doch lieber Schluss machen?«* Doch unterstützt von seinen Söhnen und von Ingrid kehrte die Hoffnung immer wieder zurück. Aber natürlich haben wir auch über eine Lebensverkürzung gesprochen. Ihm war klar, dass ich ihm keine erlösende Spritze geben würde. Wohl auch deswegen hat er mich niemals darum gebeten. Aber Gustav war es wichtig zu wissen, dass ich ihm ein erlösendes Medikament überlassen hätte, wenn alle Stricke gerissen wären und ich sein Leiden nicht mehr ausreichend hätte lindern können. Wir haben miteinander oft über den ärztlich assistierten Suizid diskutiert. Er meinte, die diesbezügliche Debatte im Bundestag hätte von Betroffenen geführt werden müssen. Dann denke man anders. Das hat mich überzeugt.

An einem Tag war Gustavs Atemnot so groß, dass ich ihm gegen den Bronchienkrampf eine Spritze verabreichen musste. Anfang November dann war er so wackelig auf den Beinen, dass er vor dem Waschbecken ausrutschte. Er zog sich eine schlimme Kopfplatzwunde zu. Doch Ingrid reagierte wach und besonnen. Sie rief trotz der bedrohlich aussehenden Blutung nicht den Notarzt, sondern das Palliativnetz. Die Versorgung einer Kopfplatzwunde gehört zur Grundausbildung eines jeden Mediziners, denn am haarbedeckten Kopf darf auch ein Anfänger das Nähen üben. So gab ich ihm also eine ausreichende örtliche Betäubung und versorgte die Wunde. Selbst von diesem gewiss nicht hundertprozentig perfekt durchgeführten Eingriff erholte er sich gut. Ich erinnere mich noch genau, dass wir herzhaft über meine mangelnde chirurgische Geschicklichkeit gelacht haben. Im November schaffte er es, noch ein Buchprojekt zu Ende zu bringen. Die Dinge, die zu regeln waren, hatte er da ohnehin schon lange erledigt.

Ende des Monats wurde die Luft knapper und knapper, immer wieder waren Notfallbesuche unausweichlich. Die Linderung seiner Beschwerden gelang immer weniger. Schon der Weg zur Toilette war eine Tortur für ihn. Langfristige Bettlägerigkeit drohte. An einem Dienstag – Palliativschwester Anna und ich waren erneut auf Visite – sagte er: »Meine Kraft geht zu Ende.« Anna, die gerade ihr Studium begonnen hatte, bekam einen besonderen Füller geschenkt, ich ein ihm wertvolles Messer, das in einem besonderen mittelalterlichen Schmiedeverfahren hergestellt worden war. Wir alle wussten, dass es zu Ende ging. Die ständige Atemnot, die Bauchprobleme und die ihm unerträgliche Schwäche waren für Gustav nicht mehr mit einem lebenswerten Leben vereinbar. Anfang Dezember, wenige Tage später, die Luftnot war wieder einmal extrem, bat er mich, ihn wegen der Tiefe seiner Luftnot nunmehr schlafen zu lassen, nachdem die übliche Therapie nicht mehr anschlug. Das Sauerstoffmessgerät zeigte ohnehin schon lange nur noch Werte, bei denen jeder Notarzt unmittelbar eine künstliche Beatmung eingeleitet hätte. Unter guter Leidenslinderung, begleitet von seinen Söhnen und den Küssen seiner großen Liebe, schlief er friedlich ein. Seine letzten lieben Worte haben ihr gegolten.

Anna und ich blieben noch längere Zeit an seinem Bett. Als er einschlief, war der Sauerstoffgehalt im Blut auf nicht mehr messbare Werte abgefallen. Doch die Atmung war ruhig, der Puls zwar schwach, aber rhythmisch. Am Abend jedoch wurde der Puls langsamer, die Atmung arrhythmisch, lange Pausen folgten. Ingrid nahm ihn noch einmal in den Arm und drückte ihm einen letzten Kuss auf die Stirn.

Die Ehefrau und die Söhne weinten. Dann auf einmal drehte sich die Stimmung: Ein Gefühl großer Erleichterung breitete sich aus und auch des Danks, dass die Angst vor einem grausamen Ersticken unbegründet war. Gustav ist friedlich gegangen, so wie ich es ihm versprochen hatte. Wir saßen alle noch lange im Zimmer und erzählten einander viele Geschichten aus dem Leben eines ganz besonderen Menschen.

Der Kontakt zu Ingrid und den Kindern riss nicht ab. Auch nachdem sie ihn zu Grabe getragen hatten, haben sie mir immer wieder versichert, wie froh sie darüber waren, dass Gustav noch so lange zu Hause bleiben konnte, sodass sie beliebig oft zu ihm ins Zimmer gehen konnten, um sich immer wieder ein Stück mehr zu verabschieden. Offenkundig wirkte die palliative Betreuung in vertrauter Umgebung über Gustavs Tod hinaus.

Mein Plädoyer für die Palliativmedizin

Mache ich Werbung fürs eigene Fach? Und wenn schon. Ich tue dies mit reinem Gewissen – und werde dabei unterstützt von der Politik, von der Meinung beider großer Kirchen und den Wünschen der Menschen im Land. Meine Erfahrungen werden durch die Fakten der bereits in der Einleitung erwähnten Studie der Bertelsmann-Stiftung belegt. Sie ließ die Daten von über 900 000 Verstorbenen auswerten. Die Ergebnisse sprechen für sich: Jeder zweite Deutsche stirbt im Krankenhaus. Befragt nach dem gewünschten Sterbeort aber haben nur drei Prozent aller Befragten angegeben, dass sie ihre letzte Lebensphase tatsächlich in der Klinik verbringen wollen. Wie ist die gewaltige Differenz zu erklären? Die Macher der Studie hakten nach und fanden interessante Details.

In Regionen mit mehr Krankenhausbetten, mehr Einpersonenhaushalten und mehr Sozialhilfeempfängern wird häufiger im Krankenhaus gestorben. Sogar in Gegenden mit einem hohen Anteil an professionell Gepflegten, sei es in Heimen oder auch zu Hause, starben die Menschen auffällig oft in der Klinik. Offenkundig erhöhte also eine normale professionelle Pflege das Risiko, nicht dort zu sterben, wo man es sich wünschte.

Auch mit dem Ausbau der Palliativstationen wurde der Anteil der Krankenhaussterbefälle erhöht. Einzig dort, wo überdurchschnittlich viele ambulant tätige Palliativmediziner im Einsatz waren, ließ sich eine deutliche Abnahme des ungewünschten Sterbens in der Klinik registrieren. Keine Veränderungen ergaben sich hingegen bei besonders hoher Hausarzt- oder Hospizbettendichte. Eine aufschlussreiche Tabelle listet die einzelnen Risikofaktoren für den Sterbeort Krankenhaus im Detail auf:

Risiko, (gegen eigenen Wunsch) im Krankenhaus zu sterben:	
Regionen mit mehr Krankenhausbehandlung	Risiko ↑↑
Einpersonenhaushalte	Risiko ↑↑
Sozialhilfeempfänger	Risiko ↑
Pflegeheime	Risiko ↑
ambulante Pflegedienste	Risiko ↑
Palliativstationen	Risiko ↑
ambulant tätige Palliativärzte	Risiko ↓↓
Hausarztdichte	Risiko ↔
Hospize	Risiko ↔

Die Anzahl stationärer Versorgungsplätze (Hospize und Palliativstationen) hat sich in den letzten zehn Jahren verdoppelt und reicht mit 60 Betten auf eine Million Einwohner ungefähr an den von der europäischen Palliativgesellschaft angegebenen Bedarf heran.[11] Dagegen sind die empfohlenen Versorgungsstrukturen für den ambulanten Bereich bislang nur zu etwa 30 Prozent erfüllt.[12] Viele »weiße Flecken« gibt es noch in unserem Land. Das führt zu einer dramatischen Unterversorgung im häuslichen Bereich. Während geschätzt 90 Prozent der Sterbenden Palliativversorgung benötigen, hat der Hausarzt nur bei 13 Prozent eine Palliativberatung geleistet. Und nur 3,5 Prozent der Verstorbenen bekamen dann auch eine spezialisierte ambulante Palliativversorgung. Die wurde meist viel zu spät gewährt und begann im Schnitt erst rund drei Wochen vor dem Tod. In zwölf Prozent aller untersuchten Fälle wurde eine palliative Versorgung sogar erst drei Tage vor dem Exitus verordnet.

Nüchtern fasst der Bericht zusammen: Die Prioritäten der Patienten oder andere Faktoren spielten eine untergeordnete Rolle. Salopp gesagt: Der Wille des Sterbenden ist den Verantwortlichen egal.

Dabei wissen alle Beteiligten längst, dass eine umfassende Versorgung im häuslichen Umfeld, insbesondere eine Einbindung in palliative Netzwerke, das Sterben spürbar erleichtert und dem letzten Willen des Sterbenden entspricht: weniger Klinik, weniger Apparatemedizin, weniger Notarzteinsätze, weniger ungewünschte Wiederbelebung, weniger Beatmung, weniger Depression, weniger Chemotherapie in den letzten Wochen! Dafür aber mehr Freunde und Familie, mehr gewohnte Umgebung, mehr Leidenslinderung. Und oft auch noch ein längeres Leben.[13] Palliativmedizin ist mithin der einzige medizinische Fortschritt seit der Einführung des Diktats der Wirtschaft in die Medizin, der das Leben verlängert, die Lebensqualität verbessert und gleichzeitig die Gesundheitsausgaben senkt.

Da sollte man doch annehmen, dass alle Welt, insbesondere die aufs Geld bedachten Krankenkassen, die ambulanten Palliativdienste auf ihrem Weg unterstützen. Doch weit gefehlt! Als sich der Gesetzgeber 2006 anschickte, einen gesetzlichen Anspruch für die spezialisierte ambulante Palliativversorgung in das Sozialgesetzbuch V aufzunehmen, bügelten die gesetzlichen Krankenkassen das Ansinnen kurz und bündig ab[14]: »*Ein Erfordernis für diese Neuregelung besteht nicht.*«

Noch drastischer brachte ein Schreiben, das ich in Antwort auf eine Bitte um Kostenübernahme 2007 erhielt, die Denkweise vieler Krankenkassen auf den Punkt: »*Bei der palliativmedizinischen Behandlung handelt es sich nicht um eine Behandlungsform mit nachgewiesenem therapeutischen Nutzen. Gesetzliche Krankenversicherungen müssen nur Kosten von Behandlungen übernehmen, die notwendig sind, um Krankheiten zu erkennen, zu heilen, ihre Verschlimmerung zu verhüten oder Krankheitsbeschwerden zu lindern.*« Also wird das Geld lieber in die skandalträchtige Übertherapie gesteckt, an der so viele – wenn auch auf Kosten des Patienten – allzu gut verdienen.

13 Reden wir über Geld

Darf man in Sachen Gesundheit über Geld reden, insbesondere wenn es um sterbenskranke Menschen geht? Ist es nicht geradezu verwerflich, den Lebenserhalt in Relation zum schnöden Mammon zu setzen? Die Stimmung gegen die Krankenkassen und die Politik schlägt jedenfalls schnell um, wenn die ökonomischen Aspekte unserer medizinischen Möglichkeiten berührt werden. Aufgrund der Wirtschaftsstärke in unserem Land regen sich dann oft Wut und Empörung: »*Es ist unverfroren, einem Patienten eine Behandlung wegen der Kosten vorzuenthalten.*« Medienwirksam werden dann einzelne Kassen bloßgestellt, die ihren Versicherten die Erstattung der neuesten, gelegentlich noch nicht einmal zugelassenen Krebstherapie verweigern. Aufgrund des öffentlichen Drucks knicken allerdings viele Versicherungsträger ein.

Parallel dazu wird gern ein Kampf vor den Sozialgerichten ausgetragen. Dort beruft man sich auf ein Urteil des Bundesverfassungsgerichts vom 06. Dezember 2005, das sogenannte Nikolausurteil. Ein tödlich erkrankter Jugendlicher wollte damals – da es schulmedizinisch keinerlei Heilungsmöglichkeiten seiner erblichen Muskelerkrankung gab – die Kosten u. a. für eine Bioresonanztherapie von der Kasse erstattet bekommen. Diese lehnte ab, denn die Wirksamkeit dieser Behandlung war nicht belegt, bis heute hat keine wissenschaftliche Studie einen Nutzen nachweisen können. Der behandelnde Arzt freilich empfahl die Methode und stellte den Eltern bis Ende 1994 Rechnungen über 10 000 DM.

Die Eltern des schwer erkrankten Jungen strengten einen Musterprozess an. Es könne doch nicht sein, dass die Kasse eine möglicherweise lebensrettende Therapie ihres Sohnes nicht zahlen wolle. Die höchsten deutschen Richter schlossen sich an. In ihrem Urteil heißt es wörtlich: »*Es ist mit den Grundrechten aus Art. 2 Abs. 1 GG in Verbindung mit dem Sozialstaatsprinzip und aus Art. 2 Abs. 2 Satz 1 GG nicht vereinbar, einen gesetzlich Krankenversicherten, für dessen lebensbedrohliche oder regelmäßig tödliche Erkrankung eine allgemein anerkannte, medizinischem Standard entsprechende Behandlung nicht zur Verfügung steht, von der Leistung einer von ihm gewählten, ärztlich angewandten Behandlungsmethode auszuschließen, wenn eine nicht ganz entfernt liegende Aussicht auf Heilung oder auf eine spürbare positive Einwirkung auf den Krankheitsverlauf besteht.*«[1]

Verteilungsgerechtigkeit in der Medizin

Und doch, ganz falsch liegen die Krankenkassen in diesem Fall nicht. Denn ein wichtiges medizinethisches Prinzip ist der Faktor Gerechtigkeit.[2] Konkret: Die Kassen klagen, keineswegs immer zu Unrecht, über ihre finanzielle Lage. Seit Jahren steigen die Beitragssätze, fortwährend nimmt die Belastung der Versicherten zu. Die Politik versucht gegenzusteuern. Dennoch werden Leistungen überall auf ein gerade noch erträgliches Maß reduziert, heißt es doch im Sozialgesetzbuch V: »*Leistungen müssen ausreichend, zweckmäßig und wirtschaftlich sein; sie dürfen das Maß des Notwendigen nicht überschreiten. Leistungen, die nicht notwendig sind, können Versicherte nicht beanspruchen, dürfen Leistungserbringer nicht bewirken und die Krankenkassen nicht bewilligen.*«[3]

So werden pflegebedürftige alte Menschen z. B. auf einfachste Schaumstoffmatratzen gelegt. Die sind so dünn, dass unsere Patienten sagen, da spüre man den Lattenrost durch. Man möge mir folgende, auf den ersten Blick zu Recht pietätlos wirkende Aufrechnung nachsehen: Wenn man nur sieben Patienten mit schwarzem Hautkrebs weniger mit einem aktuellen Krebsmedikament behandeln würde, hätte man genug Geld eingespart, um alle pflegebedürftigen alten Menschen auf eine bequeme Doppelmatratze zu legen.

Ist es gerecht, sieben Menschen mit statistischer Aussicht auf eine bestenfalls zwei bis vier Monate längere Lebenszeit, oft unter Inkaufnahme schmerzhafter Nebenwirkungen, mit einem unzureichend erforschten Medikament zu behandeln, dagegen die Gesamtheit aller Pflegebedürftigen in Deutschland auf komfortfreien Matratzen versauern zu lassen – und das oft über Jahre? Ich habe da erhebliches Bauchgrummeln und will das mit einer einfachen Rechnung begründen.

Ausgehend von den aktuellen Zahlen des Bundesamtes für Statistik gibt es hierzulande 148 800 zu Hause gepflegte Menschen mit Pflegestufe III.[4] Nehmen wir einmal vereinfachend an, einzig diese Gruppe benötigte ein Pflegebett. Die »Kassen-Matratze« dürfte um die zehn Euro kosten. Die Jahrestherapiekosten nur eines Medikamentes gegen den schwarzen Hautkrebs betragen 210 512 Euro.[5] Jede einzelne Spritze schlägt mit 26 314 Euro zu Buche. Dabei kommt es häufig zu Durchfall, Erbrechen, Übelkeit, Ausschlag, Juckreiz, Appetitminderung, Müdigkeit und Fieber. Auch schwere Nebenwirkungen wie Blutvergiftung, Schock und Hirnhautentzündung sind dokumentiert. Und für acht von zehn Patienten, die von diesem Krebs befallen sind, gibt es keine Heilung. Nicht einmal eine nennenswerte Lebensverlängerung. Sind diese Prioritäten wirklich gerecht?

Die größten Kostentreiber im deutschen Gesundheitswesen sind allerdings nicht die teuren und oft fragwürdigen Medikamente, sondern die Kliniken. 68 Milliarden Euro haben sie im Jahr 2014 erhalten.[6] Hier lohnt ein Blick in die Geschichte. Krankenhäuser sollten ursprünglich einzig heilbare Patienten aufnehmen. Diese Funktion aber verlor mit Einführung der

Sozialversicherung zunehmend an Bedeutung. So wurde im 20. Jahrhundert das Krankenhaus zum wichtigsten Sterbeort in industrialisierten Staaten. Und das ist bis heute, betont in Deutschland, auch so geblieben: Obwohl deutlich über 90 Prozent der Menschen die letzte Lebensphase eigentlich lieber daheim verbringen wollen, sterben nur weniger als 20 Prozent im heimischen Bett, und dies ungeachtet der Tatsache, dass der Gesetzgeber schon 2007 beschlossen hat, jedem gesetzlich Krankenversicherten auch eine häusliche Sterbebegleitung zu garantieren. Dennoch wird der letzte Atemzug zumeist im Hospitalbett getan. Und das hat Gründe.

Fragwürdiges Abrechnungssystem in den Kliniken

Im Zuge der Umstellung der Vergütung im stationären Bereich auf das Abrechnungssystem DRG (Diagnostic Related Groups) ist die wirtschaftliche Verantwortung im Gesundheitssystem bereits 2003 von den Krankenversicherungen auf die Klinikbetreiber übergegangen. Während früher die Kliniken, jeweils zum Jahresende, ihre Kosten vorrangig anhand der Verweildauer der Patienten geltend machen konnten (sog. Kostendeckungsprinzip), sollte das neue System den Wettbewerb ankurbeln. Ziel war es, »das Geld der Leistung folgen zu lassen«. Kliniken, die fortan für eine entsprechende Fallgruppe zu viel Aufwand betrieben, waren unrentabel und sollten möglichst dichtmachen. »Kliniken mit guter Medizin« hingegen würden gefördert. Im politischen Fachjargon hieß das, ein wenig vornehmer, das neue System führe zur *»Ausschöpfung von Effizienz- und Effektivitätsreserven des Gesundheitswesens«*.

Alle Jahre wieder berichten Zeitungen seitdem von der »Klinikpleitewelle«. Da verwundert es doch sehr, dass es seit der Umstellung einen dramatischen Trend zur Privatisierung der Kliniken gibt. In den letzten 20 Jahren hat sich der Anteil von Krankenhäusern in privater Trägerschaft mehr als verdoppelt, das geschah zulasten gemeinnütziger oder öffentlicher Träger.[7] Und im Gegensatz zu Letzteren zählen für private Träger besonders drei Prinzipien: Gewinn, Gewinn, Gewinn. Es lohnt also der Blick ins Detail.

Sobald wir im Krankenhaus behandelt werden, errechnet ein Grouper (das ist kein Fisch, sondern ein Computerprogramm) aus allen angegebenen Diagnosen eine spezifische Fallgruppe, aus der sich dann letztlich unter Betrachtung aller Diagnosefälle der Klinik ein bestimmter Eurobetrag ergibt. So sollen unsinnige Untersuchungen, unnötig lange Aufenthalte oder nutzlose Zusatztherapien verhindert werden. Denn diese rechnen sich für eine Klinik ja in der neuen DRG-Welt nicht mehr. Geld gibt's nur für den »Diagnosemix und die Prozeduren«. Gute Idee, könnte man meinen. Nun gilt: »Gleiches Geld für gleiche Leistung«.

Früher behielten die Kliniken die Patienten oft länger als nötig auf der Station, führten immer neue Untersuchungen durch, um den Aufenthalt und damit das Honorar zu strecken. Nur, ob das jetzige Verfahren tauglicher ist? Niemand wird bestreiten können, dass auch bei gleicher Diagnose nicht jeder Mensch die gleiche medizinische Behandlung braucht – und dies auch gar nicht will. Vor allem aber bedarf es nun in der Verwaltung wahrer Spezialisten, die das komplizierte Regelwerk überhaupt verstehen. In unseren Krankenhäusern entstehen gänzlich neue Berufsbilder, und jedes dritte Krankenhaus beschäftigt zehn und mehr von ihnen, Tendenz steigend:[8] »Codierassistenten, Controller und DRG-Beauftragte«. Letztere Aufgabe wird zumeist von Ärzten übernommen, die dann nicht oder nicht mehr ganz in der Patientenversorgung tätig sind.

Controller empfehlen Ärzten »DRG-freundliche Diagnosen und Prozeduren«, anschließend wird strikt darauf geachtet, dass der Patient so kurz wie irgend möglich im Krankenhausbett verweilt. Denn eine längere Liegezeit wird ja von den Kassen nicht bezahlt. So lag man 1994 durchschnittlich noch zwölf Tage in der Klinik, 2014 waren es nur noch sieben Tage.[9] In Anrechnung gebracht werden kann nur der sogenannte DRG-Fallwert. Folglich rentiert sich ausschließlich die Behandlung der Hauptkrankheit. Hat also etwa eine Asthmatikerin einen Bandscheibenvorfall, so kann sie sich in der DRG-Welt darauf verlassen, dass dieses Problem grundlegend erst nach der Entlassung und der Wiederaufnahme in einer anderen Abteilung gelöst werden wird. Die Ausführung der Leistung, die Überlebensraten, die Lebensqualität und Komplikationen – all das spielt bei der Honorierung keine entscheidende Rolle, oder noch schlimmer: Entwickelt sich nach einer qualitativ schlechten Behandlung eine Komplikation, die nur durch besondere Betreuung und einen langen Aufenthalt behandelt werden kann, so wird es besonders lukrativ: Denn nichts wird so gut entlohnt wie Intensivmedizin und Beatmung.

Diesen Unsinn kann man auch gut an einem anderen Problem darstellen. Seit Jahren nehmen die Schreckensberichte über Krankenhauskeime zu: »40 000 Todesfälle durch Klinikinfektionen« titelte etwa die *taz*.[10] Diese Problembakterien verbreiten sich durch mangelnde Hygienemaßnahmen, und selbst mit diversen Antibiotika kann man ihrer nicht mehr Herr werden. Am bekanntesten ist der MRSA.* In Amerika muss eine Klinik die Folgekosten selbst tragen, die mit dem Problemkeim bei aufwendigen Behandlungen entstehen. Mithin ist das Eigeninteresse groß, das Problem praktisch »im Keim zu ersticken«, die Infektionsraten sanken um 30 Prozent.[11] Anders dagegen das deutsche Abrechnungssystem: In der aktuellen DRG-Novelle wird ein eigenes Zusatzentgelt für Problemkeimbetroffene auf Intensivstationen ausgelobt: Belohnung für schlechte Hygiene?

Anderes Beispiel: DRG-Maßstäbe zugrunde gelegt, erwirtschaftet die Operation eines Leistenbruchs 2 439 Euro. Gewinne

* MRSA = Meticillinresistenter Staphylokokkus aureus. Der bekannteste von zig grassierenden Problemkeimen.

erzielt die Klinik also vor allem dann, wenn die Patienten zwar stationär aufgenommen, aber bald wieder entlassen werden. Der gleiche Eingriff wird weltweit fast durchgehend ambulant erbracht, da ist kein Krankenhausaufenthalt nötig, gesund wird man auch zu Hause. Für einen ambulant durchgeführten Eingriff aber zahlt eine deutsche Krankenkasse nur knapp über 500 Euro. Wundert es da, dass in Deutschland nur 15 Prozent der Leistenbrüche ambulant operiert werden?[12] Verbringt der Patient also eine Nacht auf Station, garantiert das der Klinik Mehreinnahmen von rund 1940 Euro. Die Logis kostet rund so viel wie eine Übernachtung in den teuersten Hotels der Republik, etwa dem Adlon Kempinski Berlin. Junior Suite mit Blick aufs Brandenburger Tor. Zwei Personen. Frühstück am Bett inklusive.

Seit Jahren klagen die Kassen über steigende Krankenhauskosten, beschwören die Möglichkeiten ambulanter Medizin. Wie klug ist es da, für den gleichen Eingriff im Krankenhaus rund das Fünffache zu vergüten? Und das Problem verschärft sich. Der Leidtragende ist der Kranke. Denn zur Steigerung des Umsatzes einer Klinik braucht man Ärzte für viele lukrative »Prozeduren«, Pflegepersonal dagegen wird wohl nur als Kostenfaktor gesehen. So nahm die Zahl der Krankenhausärzte zwischen 2001 und 2014 um 37 Prozent zu, in der gleichen Zeit fielen aber vier Prozent der Pflegekräfte dem Rotstift zum Opfer.[13] Kamen 2001 auf einen Arzt noch drei Pflegekräfte, so sind es 2014 nur noch zwei. Insbesondere für sterbenskranke Menschen wichtige pflegerische Versorgungsleistungen wie Zuhören, Trostspenden, das Informieren und Beantworten von Fragen und die Erläuterung weiterer Versorgungsmöglichkeiten nach der Entlassung aus dem Krankenhaus führen nicht zu einem geldlichen Mehrwert. Die Grundpflege wird an minderqualifiziertes Personal ausgegliedert. Die Bezugspflege, bei der ein Patient von einer bestimmten Schwester gepflegt wird, hat heute in deutschen Krankenhäusern keinen Raum mehr. Das erkennen auch Pflegekräfte: 70 Prozent von ihnen denken, dass erforderliche Pflegeleistungen »eher nicht immer« durchgeführt werden, 72 Prozent berichten von Abwägungskonflikten zwischen wirtschaftlichen und pflegerischen Zielen.[14]

Dagegen erläutert Jörg Reschke, Finanzchef im privaten Helios-Klinikkonzern, auf die Kritik des Einsparens von Personalkosten: *»Abteilungen, die mit weniger Personal arbeiteten, wiesen oft die besseren Ergebnisse auf.«* Und er hat auch gleich die Antwort auf diesen Widerspruch: Diese Abteilungen hätten eine gute Informationstechnologie. Leider erläutert der Bericht nicht weiter, welche Ergebnisse besser sind und inwieweit Computertechnologie hier zu einer Zufriedenheit führen kann.[15]

Die Fallzahlen dagegen sind drastisch gestiegen, hier ist Deutschland wieder einmal Weltmeister.[16] Damit einhergehend stiegen auch die Umsätze und Gewinne der Kliniken. Spareffekt in der DRG-Welt = null. Deutschland liegt mit 240 Krankenhausfällen pro 1000 Einwohnern und Jahr mit 50 Prozent über dem Durchschnitt der Industrienationen. Das Rheinisch Westfälische Wirtschaftsinstitut stellte fest, dass die Fallzahlen um zwei Prozent pro Jahr zugenommen hätten. Eine »ökonomisch bedingte Mengenausweitung wurde vermutet«.[17] Dem widerspricht naturgemäß die Deutsche Krankenhausgesellschaft: Die Ausweitung liege an den besseren medizinischen Möglichkeiten und der zunehmend älter werdenden Bevölkerung.

Dabei gibt es ernsthafte wissenschaftliche Arbeiten, die feststellen, dass das Älterwerden der Gesellschaften einen vernachlässigbaren Anteil an der Kostensteigerung im Gesundheitswesen hat.[18, 19]

Belegt ist hingegen, dass attraktive Einzelleistungsvergütungen, die Reduktion von Zuzahlungen und die Einführung der DRG-Krankenhausfinanzierung zu einer Behandlungsausweitung führen.[20] Die Ursache der Mengenausweitung sind finanzielle Fehlanreize.

49 Prozent der Krankenhausärzte und 37 Prozent der Pflege-

kräfte sind sich übrigens sicher, dass sich die Behandlungsqualität seit Einführung der DRG verschlechtert hat.[21] Ärztliche Diskussionen um die richtige Diagnose werden immer mehr von Überlegungen zur lohnendsten Verschlüsselung nach dem DRG-Index abgelöst. Dabei haben Mitarbeiter zunehmend das Gefühl, es könnte sich bei dieser Form der Abrechnung auch um Körperverletzung oder Betrug handeln.[22]

Der Wuppertaler Neurologe Johannes Jörg hat in seinem lesenswerten Buch *Berufsethos kontra Ökonomie* die Unsitten der Branche in einem Sündenregister aufgelistet[23]:

- Bevorzugung teurer Fälle
- Abweisung von Patienten bei drohenden Verlusten
- Einhaltung der am besten vergüteten Liegezeiten
- Frühentlassung nach Erreichen der Fallpauschale (sogenannte »blutige Entlassung«)
- Verlegung auf die Intensivstation zur Gewinnoptimierung
- Aufteilung einer Behandlung zur Vermehrung der Fallpauschalen (Splitting)

Ich kann das DRG-Elend nur bestätigen. Der Medizinstudent Malte etwa berichtet mir aus einem Praktikum an einem mittelgroßen Krankenhaus. Dort wurde eigens ein Oberarzt eingestellt, um die Codierung sowie die mittlere Grenzverweildauer zu prüfen. Und dies, wohlgemerkt, in einem Land mit einem Mangel an gut ausgebildeten Medizinern! Die Kollegen nennen den Controller im weißen Kittel, bedingt liebevoll, Stasi-Offizier. Eine Assistenzärztin, berichtet Malte, habe über Tage betteln müssen, damit ein sterbenskranker Mann nach Überschreiten der Grenzverweildauer nicht entlassen wurde. Hals-über-Kopf-Rauswürfe erleben wir Palliativmediziner übrigens regelmäßig. Gerade hatte ich wieder so einen Fall. Die Tochter eines schwer dementen Greises, der von einem Notarzt ins Krankenhaus eingewiesen worden war, lehnte das Ansinnen der Ärzte ab, ihrem Vater trotz fehlender Indikation eine PEG-Sonde anzulegen. Noch am gleichen Tag erfolgte die

Entlassung zurück ins Heim, ohne Arztbrief, ohne Schmerzmedikament. Unser Palliativteam fand den alten Mann vollkommen aufgelöst und schreiend in seinem Krankenbett vor.

Ein Schwerkranker, der sich – und sei es durch Intervention der Angehörigen – einer verordneten (und gut abzurechnenden) Therapie verweigert, stört, ja sprengt das System. Denn insbesondere die ganz ernsten Fälle versprechen den Kliniken, wegen den lebensbedrohlichen Diagnosen und der damit einhergehenden Behandlungsprozeduren, besonders hohe DRG-Erlöse oder, in eine Kurzformel gepackt: Je schlimmer die Krankheit, desto lukrativer das Geschäft. So ein Sterbender ist darum sogar noch einträglicher als ein Privatpatient, aber natürlich nur dann, wenn er die kassenfüllenden Eingriffe auch klaglos über sich ergehen lässt. Und da sich ja kaum ein Kostenträger wirklich für den Ausgang der Therapie oder für die anschließende Lebensqualität des zur Abrechnungsziffer degradierten Leidenden interessiert, wird noch auf dem Sterbebett operiert, eine satte Rechnung gestellt. Und dann geht's ab ins Hospiz.

Viele Ärzte plädieren mittlerweile dafür, das ganze DRG-System abzuschaffen. Doch längst schon hat sich eine ganze Verwaltungsindustrie auf das Programm spezialisiert, neue Berufe sind entstanden, Softwarehäuser verkaufen Ampelsoftware (grün: der Patient darf noch bleiben, rot: die umgehende Entlassung nach Hause ist ökonomisch geboten). Auch wird wohl kein Politiker zugeben mögen, dass die Einführung dieses Regelwerkes ein Flop war, den letztlich die Kranken mit einem Verlust von Daseinsqualität und Menschenwürde bezahlen. Selbst der Deutsche Ethikrat äußerte sich jüngst in ungewohnter Deutlichkeit zu der Problematik:

Das DRG-Vergütungssystem hebt stark auf Handeln und Anwenden von aktiven Maßnahmen ab, Zuwarten und Nichthandeln wird bestraft.[24] *Dadurch entstehen Anreize für überflüssige, doppelte und somit unnötige Maßnahmen. Wird der Erlös für eine Behandlung gemindert, wird sie in den Folgejahren weniger häufig abgerechnet. Wird sie dagegen besser be-*

zahlt, gibt es eine Fallzahlausweitung.[25] Allein diese belegte Tatsache gibt zu denken. Prof. Michael Hallek, Vorsitzender der Deutschen Gesellschaft für Innere Medizin, erklärt: »*Als Ärzte ist es nicht nur unsere Pflicht zu behandeln, sondern auch Behandlungen zu unterlassen, wenn sie dem Patienten nichts nützen oder ihm sogar schaden könnten.*«[26]

In den Krankenkassen geht derweil die Angst um, die Abschaffung von DRG würde zu fehlender Kostenkontrolle führen. Verschwiegen werden soll denn auch nicht, dass es keine Patentlösung gibt. Als früher nach der Liegedauer abgerechnet wurde, gab es auffällig lange Liegezeiten, seit der Umstellung auf Belohnung nach Prozeduren gibt es zu viele Eingriffe. Plakativ wurde das in der Landesgesundheitsministerkonferenz festgestellt: »Früher hatten wir Freiheitsberaubung, heute Körperverletzung.«[27] Um »Mengenausweitung« zu verhindern, hilft wohl nur die von uns Ärzten gehasste Budgetierung: Darunter versteht man etwa, dass z. B. für die Hausarztmedizin in etwa stets die gleiche Geldmenge bereitgestellt wird. Erbringen Hausärzte mehr Leistungen, so wird einfach pro Leistung entsprechend weniger bezahlt. Niedergelassene Ärzte kennen das ungeliebte System seit Jahren, man wird es wohl auch in Kliniken einführen müssen, denn dann zahlt sich Leistungsausweitung nicht mehr aus.

Ambulant vor stationär: So steht es im Sozialgesetzbuch – aber das rechnet sich nicht, wie auch ich jeden Tag in meiner Praxis erlebe. Wird ein greiser Heimbewohner, wie es täglich geschieht, ins Krankenhaus gebracht, weil er zu wenig getrunken hat und darum dehydriert ist, so könnte er eigentlich nach einer kurzen Infusion und einigen guten Ratschlägen bereits Stunden später wieder zurück in sein ursprüngliches Domizil. Doch wie wird sich wohl ein junger Assistenzarzt verhalten, der um all die leeren Betten in der Klinik weiß: Wenn er medizinisch vernünftig handelt, kann das Krankenhaus gerade einmal rund 50 Euro für eine ambulante Behandlung berechnen. Nimmt er den greisen Mann stationär auf, sind aufgrund der zahllosen Diagnosen mit ein wenig überflüssiger Diagnostik und Therapie schnell mehrere 1000 Euro eingespielt. Was wird wohl ein Chefarzt, der am Unternehmensgewinn beteiligt ist, mit einem jungen Arzt machen, der in der täglichen Frühbesprechung stolz von seinem Behandlungserfolg erzählt: *»Ich habe dem alten Mann eine Infusion gelegt, schon bald darauf hat er die Schwester gebeten, ihm eine Zeitung zu bringen. Er schien rundum zufrieden. Darum habe ich ihn wieder zurück ins Heim geschickt. Er war richtig gut drauf.«*

Die Ökonomisierung des Gesundheitssystems und ihre Auswirkungen

Die Folgen der allumfassenden Ökonomisierung sind offenkundig: Onkologische Abteilungen verbreiten sich am schnellsten, Großkliniken haben mittlerweile 30 bis 50 Prozent ihrer Betten für Krebspatienten reserviert.[28] Aber gerade die wollen nun einmal zuallermeist lieber zu Hause sein. Das weiß natürlich auch der Assistenzarzt in der Notaufnahme. Er wird allerdings einen Teufel tun und den alten Mann, der zu wenig getrunken hat, nur ambulant infundieren. Da denkt er, streng hierarchisch, im Sinne seines Chefs und der Klinikleitung. Krankenhäuser in Deutschland haben nun einmal traditionell eine strikte Struktur, denn sie entstammen historisch dem preußischen Militär. Die Ränge Ober- oder Chefarzt entsprechen der militärischen Rangfolge mit den dazugehörigen Befehlsbefugnissen. Chefarzt – Chefarztvertreter, 1. Oberarzt, Abteilungsleiter, Funktionsoberarzt, Altassistent, Stationsarzt, Weiterbildungsassistent, Berufsanfänger, Pflegepersonal, Pförtner, Reinigungskraft. Obgleich es den weißen Kitteln an entsprechenden Abzeichen mangelt, ist doch jedem Glied der Kette seine Position in der Hierarchie nur allzu bewusst.

So wird die »Philosophie der Einrichtung« von oben nach unten jedem Einzelnen aufoktroyiert. Rein rechtlich gesehen gehört der Arzt zu den freien Berufen – doch das ist eine Wunschvorstellung. Denn ein Weiterbildungsassistent etwa, der gegen Entscheidungen von oben rebelliert, wird niemals zu den für seine Facharztausbildung so notwendigen Einsätzen im OP gelangen. Er lernt keinen Ultraschall und keine Endoskopie. Seine Karriere ist verbaut. Stattdessen wird sich ein solch aufmüpfiger Arzt in unbeliebten Posten wie dem Aufwachraum wiederfinden oder den ganzen Tag Blutdruck- und Sauerstoffwerte aufschreiben und eher belanglose Patientengespräche führen.

Kurzum: Wer sich im Interesse seiner Patienten diesem System widersetzt, riskiert Ausbildung, Karriere und Arbeitsplatz. Dieses Schicksal kann sogar einen Chefarzt treffen. Fordert der nämlich allzu lautstark mehr Personal oder macht gar auf Missstände aufmerksam, winkt schon die »einvernehmliche Trennung« am Horizont. Es gibt freilich auch sanften Druck. Wer wird schon, des aufrechten Gangs wegen, auf die in Aussicht gestellten Zuwendungen verzichten? Das Zauberwort hierbei heißt Bonusvereinbarung. Vor Jahren bescherte uns der Bonuswahnsinn von Bankern weltweit die Bankenkrise.[29] Nun bescheren uns unsittliche Bonusverträge die Beflügelung des Sterbeverlängerungskartells.

Gerade Bonusabsprachen sollen leitende Ärzte gefügig machen. Denn eigentlich bekommen sie nur ein überschaubares Grundgehalt. Davon lässt sich kaum eines der geliebten Statussymbole finanzieren. Keine schnittige Luxuslimousine, kein frei stehendes Eigenheim mit Blick über die Ufer der Ruhr.

Eine Bonusvereinbarung indes verspricht sprudelnde Mehreinnahmen. Sie garantiert vertraglich, was natürlich kein Patient weiß, eine Gewinnbeteiligung am Klinikumsatz. Andere, kaum weniger unanständige Anreize sind die verbindlichen Zusagen einer bestimmten Anzahl von besonders lukrativen Operationen, Intensivbeatmungsstunden, Chemotherapien oder Bestrahlungen. Denkt man das Modell zu Ende, dann wird hier zielführend an die Korrumpierbarkeit leitender Krankenhausärzte appelliert. Da wird man sich schon einmal zu einer »großzügigen Indikation« hinreißen lassen oder, schlimmer noch, zur Durchführung einer Maßnahme, die nicht indiziert ist, man könnte auch sagen: zur Inkaufnahme von Körperverletzungs- oder gar Tötungsdelikten, falls eine nicht gebotene Therapie den schlimmstmöglichen Ausgang nimmt. Darf das ein Rechtsstaat dulden? Und was sagt das über unseren Umgang mit Sterbenden, mit Menschen also, die keine Lobby haben und schon gar keinen Rechtsschutz erfahren?

An die Öffentlichkeit gelangte das mit Verlaub perverse System erst, als es um die ganz großen Fälle ging. 2012 fielen Unregelmäßigkeiten bei der Organtransplantation an der Universitätsklinik Göttingen auf. Unter anderem wurden Laborwertmanipulationen von schwer kranken Patienten mit Leberversagen festgestellt. Den schlechteren Laborwerten folgt eine Bevorzugung bei der Organvergabe: Schlechtere Leberwerte – schnellere Organzuweisung – häufigere Lebertransplantationen in der eigenen Klinik. Der beschuldigte Arzt hatte, neben seinem monatlichen Grundgehalt von immerhin 14 000 Euro, zusätzlich für jede transplantierte Leber einen »Bonus« von 1 500 Euro erhalten.[30] Diesen Bonus gab es bis zur 60. Leber. Ob es da purer Zufall war, dass er 2009 59 und 2010 58 Lebertransplantationen durchgeführt hat? Als die Vereinbarung auslief, fielen die Transplantationszahlen in der Uniklinik Göttingen signifikant. Und das Ende vom Lied? Der Chirurg kam in Untersuchungshaft, wurde angeklagt … und 2015 freigesprochen. Die Begründung war eher abenteuerlich. *Die Manipulationen seien dem Arzt zwar nachgewiesen worden und würden vom Gericht auch »missbilligt«. Da aber die Transplantationsrichtlinien der Bundesärztekammer ohnehin verfassungswidrig seien, kämen die Verstöße des Chirurgen keinen Straftaten gleich.*[31]

Beklemmend scheint mir: Große öffentliche Empörung erregte der denkwürdige Freispruch nicht. Aber hätte nicht eigentlich ein Aufschrei durch das Land gehen müssen? Man stelle sich nur einmal vor, welcher Medienrummel entstünde, wenn in einem Forschungslabor Katzenbabys gequält würden, der verantwortliche Peiniger aber straffrei davongekommen wäre, weil das Tierschutzgesetz nun einmal zu unscharf ist. Der Mann bräuchte wahrscheinlich Polizeischutz. Ganz anders scheint es um unser Aufregungspotential bestellt, wenn es um sterbenskranke Menschen geht, die ahnungslos auf eine gerechte Verteilung von Spenderorganen vertrauen – und schließlich im Leberkoma dahinscheiden.

Was tun gegen Transplantations-Manipulationen?

Immerhin, 2012 wurde die Bundesärztekammer aktiv: Eine Kommission nahm alle Transplantationszentren der Republik eingehend unter die Lupe: Nicht nur in Göttingen, sondern auch in Leipzig, München rechts der Isar und Münster wurden »schwerwiegende Richtlinienverstöße« festgestellt.[32] Das Transplantationsgesetz wurde verschärft, ein Kontrollgremium eingesetzt. Das war immerhin ein Anfang.

Auf dem Deutschen Chirurgenkongress legte 2012 Professor Hans-Peter Bruch, Präsident des Berufsverbandes deutscher Chirurgen und ein mutiger Mann, den Finger in die Wunde, indem er den Transplantationsskandal in einen größeren Zusammenhang stellte: »*Der Kernauftrag der Medizin, das Patientenwohl, gerät unter solchen Bedingungen allzu leicht aus dem Fokus und droht ersetzt zu werden durch ökonomische Vorgaben, die kaum mehr nach dem Befinden des Patienten fragen. Menschliches Leid wird zum Gegenstand DRG-relevanter, nicht selten aufwertbarer erlössichernder Überlegungen und budgetrelevanter Zielvorgaben oder anders ausgedrückt – nicht die Frage, was fehlt dem Patienten, sondern vielmehr die Frage, was kann man im Zusammenhang mit seinem Leiden noch abrechnen, wird von zentraler Bedeutung.*«[33] Sein Resümee fällt für die eigene Branche wenig schmeichelhaft aus: »*Weltfremd*« sei, »*wer glauben mag, dies hätte dauerhaft keine Auswirkungen auf die Indikationsstellung und die Zahl medizinischer Interventionen.*«

Auch die Bundesärztekammer hat 2013 zur Gesamtproblematik eine umfangreiche Stellungnahme[34] verfasst, die in ihrer Deutlichkeit erstaunt:

- Da wird beklagt, dass in Deutschland aus ökonomischen Gründen zu viel operiert und aufwendige Technologien zu oft eingesetzt würden.
- Die Anzahl der Wirbelsäulenoperationen habe sich innerhalb von fünf Jahren verdoppelt.[35]
- Die Zahl der medizinischen Behandlungen in Kliniken habe sich in den Jahren 2006 bis 2010 um 13 Prozent erhöht, wobei aufwendige und finanziell gut entlohnte Behandlungen überproportional zunahmen.[36]
- Es gebe Ärzte, die von zunehmendem Druck, von angeblichen wirtschaftlichen Zwängen berichteten, z. B. bei der Auswahl von Patienten zur stationären Aufnahme, bei der Auswahl der Behandlungsmethoden und der Dauer des stationären Aufenthalts.
- Von Patienten werde eine mangelnde Transparenz im Hinblick auf den Stellenwert ökonomischer Ziele und deren Gewicht gegenüber medizinischen und sozialen Gesichtspunkten beklagt.

Die Kammer verschweigt nicht, dass finanzielle Bonusvereinbarungen in Chefarztverträgen die Patientenversorgung gefährden. Ärzte werden aufgefordert, fragwürdige Verträge zu melden.

Selbst der Gesetzgeber wurde tätig. In § 136a SGB V ist nun geregelt, dass *die Deutsche Krankenhausgesellschaft im Einvernehmen mit der Bundesärztekammer Empfehlungen abzugeben hat, die sicherstellen, dass Zielvereinbarungen, die auf finanzielle Anreize bei einzelnen Leistungen abstellen, ausgeschlossen sind. Die Empfehlungen sollen insbesondere die Unabhängigkeit medizinischer Entscheidungen sichern.*

Bonusvereinbarungen sind legitim bei Mitarbeiterzufriedenheit, Qualitätskennzahlen, wissenschaftlicher Expertise,

Wirtschaftlichkeitszielen, zufriedenen Patienten und guter Fortbildung. Nur diese empfiehlt die Bundesärztekammer. Die Deutsche Krankenhausgesellschaft hatte die problematischen Bonusvereinbarungen in ihren Musterverträgen Jahre zuvor allerdings selbst empfohlen. Dies bestätigen auch 85 % der Klinikgeschäftsführer in einer 2018 publizierten Studie.

Freiwillige Selbstbeschneidung jener Gruppe, die umfangreich von unethischen Klauseln profitiert, funktioniert nicht. Der Unternehmensberatung Kienbaum zufolge haben 97 Prozent der Chefärzte 2015 Verträge mit entsprechenden Fehlanreizen gehabt. Leidvolle Sterbephase egal – es lebe der Bonusvertrag!

Der Fall von Anton

Ein Beispiel, das ich jüngst erlebte, scheint mit typisch für die Gesamtsituation. Anton, geboren 1929, »Fallnummer 6259158«, als die ihn der Arztbrief auswies, litt an Demenz. Infolge seiner krankheitsbedingten Unruhe war er gestürzt. Augenblicklich rückte der Rettungswagen an. Schnell war die Diagnose gestellt: Bruch des rechten Oberschenkels – die äußerst schmerzhafte Verletzung würde ihn über Wochen quälen. Noch am gleichen Tag abends erfolgte die *»offene Einrichtung des Bruchs und das Einbringen eines dicken Marknagels zur Stabilisierung des Knochens«. »Unauffälliger Verlauf nach der Operation«*. Das eingebrachte Metall saß regelrecht, die Wunde war reizlos, im Blut fanden sich keine Entzündungszeichen. Anton sei darum zur Vollbelastung freigegeben.

Dann aber stand da geschrieben, dass sich der verwirrte Mann den Urinkatheter gleich zweimal selbst gezogen hatte, Teile des Katheters steckten noch immer in der Harnblase. Trotz des anhaltenden Verwirrtheitszustandes erfolgte die Verlegung in ein Pflegeheim bereits am dritten Tag nach der Operation. In der einschlägigen Fachliteratur hingegen ist nachzulesen, dass Patienten mit solch schwerer Verletzung durchschnittlich 13 Tage im Krankenhaus bleiben sollten.[37] Durch das Einsparen von rund zehn Tagen mittels Ruck-Zuck-Entlassung lassen sich die Kosten, die der Patient verursacht, drastisch reduzieren und damit der Gewinn der Klinik deutlich erhöhen. Der Arztbrief empfahl *»die weitere Mobilisation, eine Thromboseprophylaxe bis zur Vollbelastung, die Entfernung des Nahtmaterials nach zwei Wochen, die Kontrolle der Harnblase durch einen Urologen und die Kontrolluntersuchung frühestens nach sechs Monaten«*. Auch Herzpillen, Magen- und Darmmedikamente wurden dem bettlägerigen Mann verordnet. Von einer Fortsetzung der Schmerzmittelinfusionen, die Anton im Krankenhaus erhalten hatte, war nicht die Rede.

Nach seiner Rückkunft ins Heim war der Patient kaum zu beruhigen, er verweigerte Essen, Trinken und Medikamenteneinnahme. Seine Schmerzen steigerten sich derart, dass das Pflegepersonal Tage später den ärztlichen Notdienst rief. Der Kollege wollte den Patienten umgehend erneut einweisen, der chirurgische Oberarzt verweigerte aber mehr oder weniger die Aufnahme. Eine derartige »Reklamation« erbringt schließlich keine neue Fallpauschale. Die Behandlung im Krankenhaus müsste mithin kostenfrei erfolgen, quasi eine Garantieleistung. 45 Minuten wurde verhandelt, sogar der Chefarzt wurde an den Hörer zitiert. Der fuhr die hochengagierte Altenpflegerin zunächst mit den Worten an: *»Seid ihr nicht in der Lage, dem Mann seine Tabletten zu geben?«* Doch schließlich lenkte er ein und stellte am Ende fast schon resignierend fest: *»Hier ist es genauso schlimm wie bei euch – eines Tages gehen wir alle zusammen unter.«*

Bei der Neuaufnahme für weitere drei Tage wurde noch eine Metastasierung in der Lunge diagnostiziert. Neue Diagnose – neues DRG – keine Garantieleistung. In der Klinik bekam der Mann einige Infusionen gegen Schmerzen. Dann ging es für Anton ins Heim zurück. Wieder ohne jene Schmerzmittel, derer er so dringend bedurfte. Jetzt wurde unser Team alarmiert und an Antons Krankenbett gerufen. Er schrie erneut vor Schmerzen. Wenigstens jetzt konnten wir dem Armen helfen. Vier Tage später fuhr ich erneut ins Pflegeheim, um seinen Tod festzustellen. Die akuten Beschwerden waren zu behandeln, der geraubte Lebenswille aber nicht.

Lukrative Krebspatienten

Die makabre Kosten-Nutzen-Rechnung kann allerdings auch in eine gänzlich andere Richtung ausschlagen. Wurde etwa Anton, mit dessen Leiden kein Gewinn mehr zu erzielen war, aus durchsichtigen Gründen augenblicklich aus dem Krankenhaus abgeschoben, so werden andere eben dort übermäßig lange festgehalten. Dieses Schicksal ereilt im Besonderen die vielen Krebspatienten. Was die Kosten von onkologischen Behandlungen betrifft, rangiert Deutschland im europäischen Schnitt ganz vorn. Und das liegt in erster Linie an den überdimensionierten, oft absehbar nutzlosen Therapiemaßnahmen im Krankenhaus. Denn wenn irgend möglich, wird der Krebskranke stationär behandelt. Ambulante Behandlungen sind nun einmal ökonomisch weit weniger lukrativ – und bei dem Ernst der Erkrankung lässt sich auch schnell ein Grund für eine Klinikeinweisung finden. Die allerdings hilft dem Betroffenen oft nicht.

Weil Übertherapie am Lebensende ein ziemlich einträgliches Geschäftsfeld ist, konkurrieren überregionale Anbieter um die sogenannten »cash cows«. Die wenigsten der hier aufgeführten Fallberichte sind aus Witten. Um meinen Wohnort konkurrieren im Bereich von einer halben Stunde Anfahrt fast 50 Krankenhausabteilungen und 35 niedergelassene Krebsmediziner um Krebspatienten.

Das bietet jedoch keinen Vorteil für den Kranken. Einschlägige Erhebungen belegen, dass gerade ältere Patienten im Krankenhaus nur selten ihr Bett verlassen. Die mangelnde Bewegung kann gravierende Konsequenzen nach sich ziehen: Thrombosen, Bewegungsverlust, Muskelabbau, zunehmende

Pflegebedürftigkeit. Die Entfernung von der vertrauten heimischen Umgebung erhöht zudem das Risiko einer Verwirrung – des sogenannten Delirs. Darüber hinaus lauern auf den Stationen erschreckend oft die heimtückischen Krankenhauskeime, Erreger also, denen selbst mit den wirkmächtigsten Antibiotika kaum mehr beizukommen ist. Sie gefährden insbesondere geschwächte Patienten, also Sterbenskranke. In dieser Risikogruppe fängt sich beinah jeder vierte stationär Behandelte einen dieser Keime ein.[38]

In den Krankenhäusern spricht man nicht von guten Gewinnen, sondern recht euphemistisch vom »positiven Deckungsbeitrag« der Krebspatienten. Aufgrund der Schwere ihrer Erkrankung wird die stationäre Behandlung in aller Regel besonders hoch bezahlt. Die Fallpauschale bringt meist mehr ein, als ein Patient an Kosten verursacht. Allzu lange allerdings sollte er wiederum auch nicht in der Klinik verweilen, denn das schmälert den Gewinn. So haben in unseren Hospitälern längst penible Controller das Ruder übernommen. Die Patienten klagen, nur konsequent, über einen vollkommenen Kontrollverlust im Krankenhaus. Sie fühlen sich als hilflose Objekte, ohnmächtig sehen sie sich schmerzhaften Untersuchungen ausgesetzt, die wie im Akkord abgespult werden. Aufgrund der Spezialisierung ist jeder Arzt nur für einen kleinen Teilbereich zuständig, keiner redet mit dem Kranken über sein Gesamtproblem. Und da am Personal zunehmend gespart wird, haben auch die Schwestern und Pfleger kaum Zeit, zwischenmenschliche Gespräche zu führen. Dabei wären gerade die so eminent wichtig.

Der ganze Klinikbetrieb unterliegt einem ebenso erbarmungslosen wie erbärmlichen Kosten-Nutzen-Kalkül. Stellenabbau, Entlassungen, unmenschliche Arbeitsbedingungen, Ausgliederung in den Billiglohnsektor und Überlastungsanzeigen von Ärzten und Pflegepersonal sind die Folge.[39]

Despektierlich nennen manche Konzernleitungen die unrentablen Kassenpatienten, die einzig die Ambulanzen füllen, »Chipvieh«. Schwer kranke Patienten, die teure Prozeduren ablehnen oder bei denen Eingriffe nicht in Frage kommen, sind die »poor dogs«. Krebserkrankte hingegen werden gerne als »cash cows« gepriesen. Die Zimmer auf den Onkologiestationen haben mittlerweile gelegentlich Hotelcharakter, einzelne Bereiche heißen gar »Dubai-Flügel«. Auf der anderen Seite werden die »poor dogs« in nicht wenigen Kliniken schlicht abgelehnt. Man pickt sich nur die geldbringende Klientel heraus.

Verlustpatienten müssen draußen bleiben oder werden Hals über Kopf vor die Tür gesetzt, ohne Arztbrief, ohne Medikamentenplan, ohne Schmerzmedizin, ohne Pflegebett, ohne Urinflasche, ohne Sauerstoff und ohne brauchbare Informationen für den Hausarzt. Und wenn daheim dann dringend ein Pflegebett benötigt wird, so bekommen die Angehörigen meiner Patienten von einer Verwaltungsangestellten einer Betriebskrankenkasse schon mal zu hören: »*Wir arbeiten nur mit dem überregionalen Anbieter XY zusammen. Ihr Bett kommt in zehn Tagen, legen Sie den Vater doch so lange auf eine Matratze auf dem Boden.*« Gelegentlich treffen die unerlässlichen Hilfsmittel erst ein, wenn der Patient tot ist.[40]

Hilflose Klinikprüfungen, gefestigte Strukturen

Weil Klinikbehandlungen teuer sind, wird ihre Notwendigkeit natürlich eingehend vom Medizinischen Dienst der Krankenkassen (MdK) geprüft. Im Schnitt werden rund 50 Prozent der Krankenhausrechnungen beanstandet.[41] Dabei liegt das Hauptaugenmerk der Revisoren auf der Reduzierung von stationären Behandlungen in den leichten Fällen. Denn wenn sich im Nachhinein herausstellt, dass auch eine ambulante Versorgung medizinisch ausreichend gewesen wäre, muss die Kasse die Kosten für den stationären Aufenthalt nicht erstatten. Ein Katalog listet auf, wann eine Krankenhausbehandlung dagegen unzweifelhaft geboten ist:

1. Bei schweren Erkrankungen (Bewusstseinsstörungen, Puls unter 50 oder über 140)
2. Notwendigkeit der Vitalwertekontrolle, mindestens alle vier Stunden
3. Herzschwäche
4. Notwendige Maßnahmen wie Infusionen oder Drainagen

Die Kriterien treffen also auf alle Fälle bei Sterbenskranken zu. Hier wird nicht lange gefackelt: Ab auf Station! Da ist eine »cash cow« im Anmarsch. Und die Kasse wird mit hundertprozentiger Sicherheit zahlen, einerlei, ob ein Verbleib in der Klinik dem Kranken guttut – oder eher nicht.

Erschwerend hinzu kommt ein Phänomen, das ich – mit einem Augenzwinkern – den Kim-Jong-un-Effekt nennen möchte, der auf einer rigiden Hackordnung basiert. Das System zielt zu weiten Teilen ausschließlich auf wirtschaftliche Vorteilsnahme. Es besteht seit vielen Jahren. Junge Ärzte werden von Oberärzten ausgebildet, die vordem ihrerseits unter diesen Bedingungen unterwiesen wurden. Es ist für sie Normalität. Sie kennen nichts anderes. Darum erinnern mich die Verhältnisse in unseren Krankenhäusern an die Zustände in Nordkorea. Selbstverständlich bin ich mir der Zuspitzung, die in diesem Vergleich liegt, durchaus bewusst. Aber ganze Generationen von Krankenhausmedizinern kennen keine Demokratie am Arbeitsplatz. Sie sind in einer Art »Wirtschaftsdiktatur« groß geworden. Und dann akzeptiert man das eben als normal – man kennt ja die »Patientenfürsorge-Demokratie« gar nicht mehr. Und sicher kann da der Kursus »Ethik in der Medizin«, der mit einer Wochenstunde ein Semester lang läuft und in zwei Prüfungsfragen bei der Medizinerprüfung gipfelt, nichts Grundlegendes ändern. Es steht zu fürchten, dass auch die kommende Ärztegeneration das Diktat der Ökonomie normal finden wird. Diese Problematik erkennt der Deutsche Ethikrat in seiner aktuellen Stellungnahme[42] ebenso – wenn er sie auch nicht genauso nennt …

Kosten für Arzneimittel

Zur rundum befremdlichen Normalität in diesem System gehört auch der Umstand, dass die Arzneimittelpreise explosionsartig steigen. Betrachtet man die deutsche Situation im Einzelnen, so ergibt sich: Mit der großen Mehrheit der nützlichen Heilmittel, die unter die preislimitierende »Festbetragsordnung« fallen, werden nur 44 Prozent der Umsätze gemacht. Das wiederum bedeutet: Neu entwickelte Präparate ohne Kostenbegrenzung – eingesetzt bei nur etwa jeder vierten Verordnung – generieren deutlich mehr als die Hälfte der gesamten Arzneimittelkosten. Bei den Krebsmedikamenten ist es noch weit drastischer: Hier verursachen 2,5 Prozent der Verordnungen 26 Prozent aller Kosten.[43] Sie sind also entscheidend verantwortlich für die Kostenexplosion im Arzneimittelmarkt. Und da hierzulande, mal nur im europäischen Vergleich betrachtet, mit die höchsten Preise für diese Medikamente bezahlt werden, trifft uns das Problem besonders hart. Interessant ist in diesem Zusammenhang zu erfahren, wer so alles an pharmazeutischen Produkten verdient: Nehmen wir eine Arzneipackung mit einem Preis von 1 000 Euro. Davon erhält der Apotheker 39 Euro, der Großhandel 43 Euro, der Fiskus 190 Euro und der Hersteller den übergroßen Rest. Die beiden Hauptgewinner, der Staat und die Industrie, haben an niedrigen Preisen wohl kein Interesse.

Wonach aber bemessen sich die Arzneimittelpreise in Deutschland? Für neue Medikamente gilt seit 2011 ein Regelwerk mit einem ziemlich verschwurbelten Namen, das Arzneimittelmarktneuordnungsgesetz (AMNOG). Danach hat der Hersteller, wenn er von der Europäischen Arzneiaufsichtsbehörde die Zulassung erhalten hat, zunächst für ein Jahr die Möglichkeit, den Preis nach eigenem Belieben festzusetzen. Innerhalb dieser zwölf Monate wird das neue Arzneimittel auf seinen Zusatznutzen vom gemeinsamen Bundesausschuss bzw. vom Institut für Qualität und Wirtschaftlichkeit im Gesundheitswesen (IQWiG) geprüft. Besteht kein nennenswerter Zusatznutzen, fällt das Arzneimittel unter die sogenannte Festbetragsregelung. Ein zumeist relativ niedriger Betrag wird bestimmt. Ist der Hersteller damit nicht einverstanden, wird er sein Arzneimittel im deutschen Markt nicht anbieten können. Macht nichts, es gibt ja Alternativen.

Ganz anders stellt sich die Lage freilich dar, wenn dem neuen Präparat ein Zusatznutzen attestiert wird. Dann kommt es zu Verhandlungen über den Preis. Dabei muss der Hersteller der gesetzlichen Krankenversicherung einen Rabatt einräumen. Gelingt keine Einigung, folgt ein Schiedsverfahren.[44] Das Verfahren gleicht dem Feilschen auf den Märkten aus »Tausendundeinenacht«: Man beginnt mit einem extrem hohen Preis, gibt dann beim Handeln ein wenig nach – und am Ende sind alle zufrieden. Kurzum, letztlich kann die Pharmaindustrie die Preise also nach eigenem Gutdünken bestimmen. Man spricht darum auch von Mondpreisen. Das bedeutet: In jedem Land wird er so hoch angesetzt, wie er gerade noch vom dortigen Markt akzeptiert wird. Sperren sich einzelne Länder, so drohen die Hersteller, die jeweiligen Patienten vor Ort von der Behandlung auszuschließen. Dies hat etwa Pfizer in Deutschland mit dem für Blutkrebs vorgesehenen Wirkstoff Bosutinib kurzzeitig gemacht.[45] Bayer hat diesbezüglich aktuell das Medikament Regorafenib vom deutschen Markt abgezogen.[46] Kommerz vor Patientenwohl?

Unlängst schlug eine Reihe von Wissenschaftlern Alarm: »*Den Arzneimittelmarkt prägt eine Reihe von Marktversagenstatbeständen.*«[47] Die Entwicklungskosten der Krebsmedikamente sind so hoch, dass weniger als 20 Firmen weltweit noch mithalten können. Und da es unter diesen keinen echten Wettbewerb gibt, bestimmen sie über die Preise, die mittlerweile häufig 100 000 Euro pro Patient und Jahr übersteigen. Das Krebsmedikament Ipilimumab etwa lässt sich nicht einmal in Gold aufwiegen, es ist rund 100 000-mal teurer als Gold. Legitimiert wird die Geldschneiderei mit dem stereotyp heruntergebeteten Argument, die Pharmaindustrie brauche die horrenden Beträge, um die entstandenen Forschungskosten auszugleichen. Diese werden von den Pharmakonzernen gern mit über einer Milliarde US-Dollar pro neuem Krebsmedikament angegeben. Verschwiegen wird dabei gerne, dass die Ausgaben für das Marketing teils doppelt so hoch sind.[48]

Unabhängige Wissenschaftler meinen freilich, diese Zahlen seien frei erfunden und sprechen von maximal 100 bis 200 Millionen US-Dollar. Und das auch nur dann, wenn es sich um wirkliche Neuentwicklungen handelt. Das allerdings ist nur bei vier Prozent der als Novität präsentierten Präparate der Fall. Der Rest sind Abwandlungen bereits bekannter Stoffe, auch Scheininnovationen genannt.[49] Und zu erwähnen wäre auch, dass viele wirkliche Neuentwicklungen nicht von der Pharmaindustrie vorangetrieben werden. Zu 85 Prozent wird die Grundlagenforschung an den Universitäten betrieben, also aus Steuermitteln finanziert. Ganz schön praktisch: Die Allgemeinheit zahlt die Forschung – und die Industrie macht den Profit. Und ob das Ganze auch wirklich einen Nutzen hat, scheint allenfalls am Rande zu interessieren.[50]

Am lukrativsten ist es jedenfalls, das Geschäftsinteresse auf die 96 Prozent der Scheininnovationen zu verlegen. Die Entwicklung ist nicht teuer und recht einfach. Den Preis können die Konzerne dennoch weitestgehend in Eigenregie bestimmen. Die Entwicklung von einer Vielzahl ähnlicher Wirkstoffe mit oft minimalem Nutzen – nach dem Motto »Ich will aber auch kassieren« mit der sogenannten Me-too-Mentalität vorangetrieben – behindert nicht selten die Kreativität in der klinischen Forschung.[51] Amerikanische Krebsärzte rebellieren bereits und sprechen von einem abgekarteten Spiel der Pharmaindustrie, das allein der Aufrechterhaltung eines Monopols gelte und für die derzeit überhöhten Preise der Krebstherapie verantwortlich sei.[52,53]

Neben den Pharmaherstellern profitieren natürlich auch Krankenhäuser, Labormediziner, Facharztpraxen, radiologische Institute und Apotheker von den exorbitanten Gewinnspannen. Sie alle fallen darum als unabhängige Berater des Patienten aus, zumal sich die Hersteller fürs Mitmachen als höchst erkenntlich erweisen sollen. Ein Heer von Pharmavertretern verdient, umsatzabhängig, am Einsatz der rettungsverheißenden Medikamente. Die Hartnäckigkeit der Handlungsreisenden erinnert an Drückerkolonnen für Zeitschriftenabonnements. Nur das Abo zahlt in diesem Fall ein anderer.

»Sponsoring« durch die Pharmabranche

Da sind noble Essenseinladungen an Ärzte oder beratende Onkologieschwestern geradezu Peanuts. Klassiker aber sind noch immer Einladungen zu Fortbildungsveranstaltungen, abgehalten bevorzugt an malerisch gelegenen Orten. Ein attraktives Rahmenprogramm versteht sich da von selbst.

Da Geld bekanntlich nicht stinkt, werden Vorträge – gern auch in der eigenen Praxis – oder Hospitationen generös gesponsert. Hospitation heißt dabei, dass ein Pharmavertreter den Arzt den ganzen Tag begleitet, ihm viel Wertschätzung signalisiert – und, ganz nebenbei, umfänglich das eigene Medikament bewirbt. Zum krönenden Abschluss wird dann meist noch ein Tageshonorar bezahlt. Das macht Laune und stimmt günstig. Ich weiß durchaus, wovon ich rede. Wenn ich etwa meinen Lieblingsvortrag »Humor & Palliativversorgung« vor einem Qualitätszirkel von Hausärzten halte, bekomme ich dafür zumeist ein Honorar von 300 Euro. Spreche ich aber auf Einladung einer onkologischen Klinik, so ermöglichen Sponsorengelder der Industrie – korrekt über Fördervereine verbucht und versteuert – gerne 1000 Euro plus Fahrtkosten und Mehrwertsteuer.

Alles legal – aber auch moralisch richtig? Ich beruhige mein Gewissen, indem ich derartige Honorare dem Palliativnetz Witten e. V. spende. Na ja, und hinter vorgehaltener Hand, bei einem Glas Wein erfährt man hier auch mal etwas von lachendem Bargeld und anderen umsatzabhängigen Wohltaten, die die Grenze der Legalität weit überschreiten. Prof. Karl Lauterbach berichtet in seinem lesenswerten Buch *Die Krebsindustrie* über enge, undurchsichtige Beziehungen, die niedergelassene Onkologen zur pharmazeutischen Industrie unterhalten. Ebenso nebulös sind die Preisgestaltungen in den Kliniken. Die Krankenkasse ersetzt den offiziellen Medikamentenpreis. Wenn es nun einen sogenannten »Naturalrabatt« von zehn Prozent gibt, kann man leicht den Gewinn ermitteln: elf Ampullen liefern – zehn Ampullen bezahlen. Natürlich gibt es hierzu weder Literaturangaben noch verlässliche Belege. Sprechen wir also, um uns Ärger zu ersparen, bei den ganzen Angaben zu Arzneimitteln in diesem Buch von bloßen Gedankenexperimenten.

Aber aufschlussreich ist es durchaus, wenn man sich nur einmal die unterschiedlichen Erscheinungsbilder des Kongresses der Deutschen Gesellschaft für Palliativmedizin und des Deutschen Krebskongresses vor Augen hält. Während Ersterer meiner Fachgesellschaft zuletzt ein sattes Minus beschert hat, steht im letzten verfügbaren Bericht der Deutschen Krebsgesellschaft ein Vereinsergebnis von über zwei Millionen Euro im Jahr 2014.[54] Wer vorher nur Schmerz- und Palliativkongresse kannte und nun auf den Deutschen Krebskongress zu einem Vortrag eingeladen wird, der fühlt sich von der Wittener Zwiebelkirmes nach Disneyworld in Florida versetzt. Überall Messestände mit Köstlichkeiten, Schampus, Werbegeschenken. Die Ärzte und ihr beratendes Pflegepersonal sollen sich großzügig bedienen. Auf dem Palliativkongress indes gibt es bestenfalls freien Kaffee, Gebäck und Kugelschreiber ohne Großraummine. Und hält man dort ein wissenschaftliches Referat, kann man auch noch seinen Eintritt selber bezahlen. Welcher Pharmakonzern investiert schon groß in die Palliativmedizin. Mit der leisen, humanen Begleitung auf den letzten Metern des Lebens lassen sich nun einmal keine Milliardenumsätze einfahren.

Die Elite der Medizin, die Leiter von Unikliniken, die Professoren, die Leitlinien verfassen und Expertenempfehlungen geben, spielen da zumeist in einer ganz anderen Liga. Kritische Distanz zur Industrie können sie sich kaum erlauben. Ihre Institute sind abhängig von Fördergeldern der Pharmawirtschaft. Man buhlt geradezu um die Gunst der Industrie, die sich ihre Fürsprecher frei auswählen kann. Als erfolgreich gilt ein Professor, der möglichst viele dieser sogenannten Drittmittel einwirbt. Alles legal – und hoch erwünscht.

Explodierende Medikamentenkosten

All diese freundlichen Zuwendungen schlagen, wie sich versteht, kräftig zu Buche. Wundert es da, dass die Kosten, gerade bei Krebsmedikamenten, explodieren? Sie sind in den Jahren von 2005 bis 2013 um das 35-fache gestiegen.[55] Man stelle sich einmal vor, die Nahverkehrsanbieter ließen jedes Jahr ihre Fahrzeuge auf einer Rennstrecke testen und würden feststellen, dass diese jetzt im Schnitt vier km/h schneller unterwegs sind. Wer aber braucht solche Minivorteile? Und wenn nun deswegen die Ticketpreise auf 100 Euro pro Ortsticket binnen zehn Jahren erhöht würden? Kein Mensch würde das mitmachen. Busse und Bahnen blieben leer.

Und in der Krebsmedizin? Bis heute sind auf diesem Sektor ungefähr 30 hochpreisige Medikamente auf dem Markt, deren astronomische Kosten freilich meist in keiner Relation zur Wirkung stehen. Von den zwölf in den USA 2012 erstmals zugelassenen neuen Krebsmedikamenten, jeweils für im Schnitt 120 000 US-Dollar pro Jahr erhältlich, trugen nur drei überhaupt zu einer Verlängerung des Lebens bei. Zwei davon verhalfen den Kranken nicht einmal zu einem zusätzlichen Lebensmonat.[56]

Bis 2020, so schätzen Experten, wird sich die Zahl der neuartigen Medikamente von 30 auf fast 400 erhöhen. Ohne regulierende Eingriffe ist die Kostenentwicklung bei steigender

Krebshäufigkeit sowie längeren und komplexeren Behandlungen wohl von keinem Gesundheitssystem der Welt zu stemmen.

Selbstverständlich: Jeder Kranke soll die Möglichkeit einer optimalen Behandlung erhalten. Das gebietet die Würde des Menschen. Aber sinnlose, oft aussichtslose und mit Leid verbundene Experimente, die das Dasein eines Todgeweihten aus Gier in die Länge ziehen, sollten verboten sein. Darum ärgern mich auch die gern zitierten Studien amerikanischer Eliteuniversitäten, die der Zulassung von neuerlichen Krebsmedikamenten dienten. Um dieses Ziel zu erreichen, werden Patienten mit schweren Begleiterkrankungen, schlechtem Allgemeinzustand und hohem Lebensalter von den Erhebungen systematisch ausgeschlossen. Doch genau sie, die älteren Männer und Frauen mit schweren Begleitkrankheiten, werden als Ultima Ratio mit den neuen Wirkstoffen behandelt. Dabei ist nicht erwiesen, ob ein neues Medikament bei ihnen auch nur den geringsten Nutzen hat. Sechs vom Bundesgesundheitsminister mit einem diesbezüglichen Gutachten betraute Professoren schreiben dazu eher freundlich, die Studien seien unter Alltagsbedingungen eher wenig aussagekräftig.[57] Man weiß allerdings sicher, dass die geprüften Präparate erhebliche, oft schmerzhafte Nebenwirkungen mit sich bringen. Es dürfte kaum ein Zufall sein, dass in den Studien Angaben zur Lebensqualität vielfach fehlen – nicht jedermann würde für zwei gewonnene Lebensmonate zusätzliches Siechtum auf sich nehmen.

Interessant ist auch, dass jeder dritte Wissenschaftler ein Fehlverhalten bei seinen medizinischen Forschungen zugibt.[58] Eingestanden werden Veränderungen von Ergebnissen, die Erstellung fragwürdiger Daten, dubiose Interpretationen, Datenunterschlagung bis hin zur glatten Fälschung. Bemerkenswert ist, dass das vor allem auf den Druck des Geldgebers – also wohl des Arzneimittelherstellers – hin geschah. Zu Gefälligkeiten verleiten ließen sich übrigens weniger die Jungwissenschaftler als die etablierteren Kollegen. Ob dies am

Ende mit einschlägiger Berufserfahrung im Medizinbetrieb, also dem Verlust von Werten zusammenhängt?

Einmal mehr geht Monetik vor Ethik. Dies belegt auch der wahrlich skandalöse Umstand, dass bei nahezu keinem der bislang zugelassenen hochpreisigen neuen Medikamente – trotz eines Milliardeneinsatzes – ein nachhaltiger Nutzen bei älteren und kränkeren Patienten nachgewiesen wurde. Weil man im Voraus wusste, dass hier kein positives Ergebnis zu erreichen war? Verordnet, zum Wohle der Pharmaindustrie, wird freilich unverdrossen.

Wie wirksam sind die neuen Medikamente?

In den letzten Jahren sind dank der Forschung im Wesentlichen nur in zwei Bereichen bahnbrechende Fortschritte erzielt worden. Es gibt medikamentöse Hilfe bei seltenen Blutkrebsformen und auch bei schwarzem Hautkrebs. Aber diese Erfolgsgeschichten wurden flugs auch auf andere Krebsmedikamente übertragen, obwohl mit diesen größtenteils nur Minimalerfolge verzeichnet werden können: Die Tumore wuchsen weiter. Und die Lebensqualität sank. Aber der Pharmaindustrie gelingt es dennoch, ihren neuartigen Produkten den Nimbus von Wunderdrogen zu verleihen und die Hoffnung auf dauerhafte Heilung zu schüren. Ein Hersteller spricht gar vom »Lazarus-Effekt« – als könnten die Medikamente den Patienten auf dem Sterbebett wiederauferstehen lassen[59], wie bei der Wiedererweckung des Lazarus durch Jesus.* Etwas nüchterner hören sich da die Fakten an: »*Die Lebenserwartung von Krebspatienten stieg durch die neuen Substanzen im Schnitt um 2,1 Monate. Von Revolution kann da nicht die Rede sein.*«[60] Wissenschaftler des King's College prüften alle 68 in den letzten Jahren zugelassenen neuen Krebs-

* Johannes (11, 44)

therapien in Europa im Langzeitverlauf. Nur 2 (2,9 %) der hochpreisigen Arzneien verbesserten Lebensqualität und Lebenszeit, die Hälfte hat einen patientenrelevanten Nutzen auch nach Jahren nicht belegt.

Neue Krebsmedikamente, Kosten und Wirkung:[61]

Name	Indikation	Verkaufs-einheit	Jahres-therapie	Durchschnittliche Lebensverlängerung
Cetuximab (Ebilux)	Lungenkrebs	1464,46 €	60 000 €	5 Wochen
Bevacizumab (Avastin)	Brustkrebs	472,18 €	100 000 €	6 Wochen (statistisch unklar)
Erlotinib (Tarceva)	Bauchspeicheldrüsenkrebs	2354,42 €	29 000 €	12 Tage
Sorafenib (Nexavar)	Nierenkrebs[62]	4874,32 €	34 000 €	12 Wochen

Ein wesentliches Problem der neuen Substanzen ist, dass sich bei den meisten Medikamenten innerhalb kurzer Zeit eine Art Resistenz entwickelt. In der Tat sterben viele Tumorzellen ab. Doch es steht zu befürchten, dass die überlebenden, in ihrer Struktur veränderten Zellen in der Folge schneller und aggressiver wuchern als je zuvor.

Das Nierenkrebsmedikament Axitinib etwa verlängert das progressionsfreie Überleben um etwa zwei Monate. Dieses kleine Plus wird allerdings mit Nebenwirkungen recht teuer erkauft: Herzversagen, Schlaganfälle oder Magendurchbrüche. Und das bei Jahrestherapiekosten von 73 000 Euro.[63] Mehr noch: Während der letzten zehn Jahre haben sich die in den Zulassungsstudien aller Nierenkrebsmedikamente verheißenen Erfolgsprognosen in keiner Hinsicht bewahrheitet. Die Sterblichkeit ging nicht zurück.[64] Wieder einmal haben wahrscheinlich nicht Sterbenskranke, sondern die Pharmaindustrie und ihre Lobbyisten profitiert.

Aber immerhin, es gibt auch viele Ärzte, die dieses nicht eben dem Patientenwohl verpflichtete Geschäftsgebaren freimütig kritisieren und da nicht mehr mitspielen wollen. Die Firma Novartis hatte den Preis für Imatinib – ein Medikament gegen Blutkrebs – zwischen 2001 und 2012 von 30 000 auf 92 000 US-Dollar erhöht[65], obgleich der ehemalige Vorstandsvorsitzende des Unternehmens zugegeben hatte, dass bereits der niedrigere Preis die Kosten für die Entwicklung mehr als nur eingespielt hat.[66] Führende Experten aus Amerika wie Professor Camille Abbound aus St. Louis protestierten und gingen an die Öffentlichkeit. Novartis Vorgehen sei »unmoralisch, viel zu hoch« und führe dazu, dass sich Leukämiekranke in den USA vor eine recht grausige Alternative gestellt sähen: entweder eine hauchdünne Chance fürs eigene Überleben zu bewahren – oder aber die Familie vor dem finanziellen Ruin.[67]

Was lassen wir uns eigentlich zumuten? Wann bieten wir, Ärzte und mündige Patienten, dem Pharmakartell endlich die Stirn? Wie lange lassen wir uns noch von sinnlosen Chemotherapien quälen? 40 Prozent der Patienten, die innerhalb von 30 Tagen nach Beginn ihrer Chemo starben, erlitten schwerste Nebenwirkungen, bei rund einem Viertel beschleunigte oder verursachte sie sogar den Tod.[68] Mit gutem Grund hat sich die amerikanische Krebsgesellschaft ASCO 2012 eindeutig gegen eine Krebstherapie bei Patienten mit soliden Tumoren ausgesprochen, die folgende Kriterien erfüllen:

- schlechter Allgemeinzustand,
- kein Nutzen von vorausgegangenen evidenzbasierten Interventionen,
- nicht geeignet für klinische Studien,
- Fehlen guter Nachweise für klinischen Nutzen weiterer Chemotherapie.

Einer Arbeit aus dem Jahr 2015 zufolge ist Chemotherapie aber bereits im mutmaßlich letzten Lebenshalbjahr zu vermeiden. Sie kann nur helfen, wenn der Patient sie verträgt und er noch mehrere Lebensmonate erwarten darf. Denn eine mögliche positive Wirkung setzt erst nach längerer Zeit ein. Kurzum: Chemotherapie in der allerletzten Lebensphase hat keinen Sinn.[69] Die Autoren schreiben wörtlich: »*Die Kosten einmal beiseitegelassen, finden wir, dass die letzten sechs Lebensmonate nicht mit einer Krebsbehandlung verbracht werden sollten [...] Wir sollten dazu beitragen, dass Patienten mit metastasiertem Krebs in dieser traurigen und oft ausweglosen Situation gute Entscheidungen treffen.*«

Und eben das wünschen sich die unheilbar Kranken zumeist selber. Ich erfahre dies immer wieder und werde dabei von einer großen Untersuchung gestützt. Von 5315 Patienten wollten 58 Prozent die Entscheidung über die weitere Behandlung, nach umfänglicher Information, gemeinsam mit dem Arzt treffen, weitere 36 Prozent pochten auf gänzliche Selbstbestimmung am Lebensende. Und nur sechs Prozent sagten: Soll doch der Arzt alleine entscheiden.[70] Die Qualität der Versorgung wird von den Patienten besonders dort geschätzt, wo sie gut informiert werden.

Aber weil der Weg bis dahin noch weit ist, wollten Hamburger Wissenschaftler 2015 eine Studie zur Verbesserung der Aufklärung bei Chemotherapien durchführen. Hierzu boten sie eine kostenfreie kurze Schulung für Ärzte an. Denn internationale Erhebungen zeigen, dass gut aufgeklärte Krebspatienten weniger Ängste haben, seltener sinnlose Krebstherapien kurz vor dem Lebensende erhielten und häufiger zu Hause sterben durften. Doch von 900 angeschriebenen deutschen Krebsärzten waren am Ende gerade einmal 15 (1,7 Prozent) bereit, sich fortbilden zu lassen und an der Studie teilzunehmen[71]: Die Gleichung ist ebenso einfach wie deprimierend: Gute Patientenaufklärung = geschäftsschädigend = null Interesse?

In den Gesprächen mit ihren Patienten erwähnen Onkologen häufig nicht die ungünstige Prognose. Ob sie irrtümlicherweise annehmen, dass eine ehrliche Information die Kranken depressiv machen, ihnen alle Hoffnung nehmen würde?[72] Wohl kaum, denn dazu gibt es seit Jahren anderslautende Erkenntnisse. Oder fürchten sie um die eigenen Pfründe? Gut aufgeklärte Patienten könnten sich nun einmal einer Chemotherapie verweigern, mit der sich doch so gutes Geld verdienen lässt. Zwei weitere Studien beleuchten die Situation dramatisch: Bei einer Befragung von 1200 Patienten mit fortgeschrittenen Krebserkrankungen der Lunge und des Darms antwortete die Mehrzahl der unheilbar erkrankten Patienten, dass sie über die zwar möglicherweise lebensverlängernde, aber nicht heilende Wirkung einer Chemotherapie keineswegs im Bilde waren. Sie gingen fälschlicherweise davon aus, dass die medikamentöse Behandlung für sie eine reelle Chance auf vollständige Genesung biete.[73] Wenn ich im Glauben gelassen werde, dass mich eine Therapie vor dem Tod bewahrt, würde ich wahrscheinlich auch alles mitmachen.*

Blindes Vertrauen in den Arzt

Eine weitere Untersuchung zeigt, dass Patienten die Behandlung wählen, die ihnen ihr Arzt empfiehlt. Untersucht wurden Patienten, die ohne Aussicht auf grundlegende Besserung mit gewaltigem Aufwand behandelt wurden, also eine Übertherapie erhielten. Nur ein Prozent der Patienten war für die Übertherapie selber verantwortlich, der Rest folgte lediglich dem Rat des Arztes.[74]

Bei Mitteilung einer schlimmen Diagnose ist der Patient verängstigt, klares Denken ist in einer solchen Situation nicht

* Es sei noch einmal daran erinnert, dass jede ärztliche Behandlung einer Einwilligung nach umfassender Aufklärung bedarf. Sonst handelt es sich um Körperverletzung, eben auch bei einer Falschaufklärung. Da gibt das Resultat der Untersuchung zu denken: 81 Prozent der Darmkrebspatienten gingen fälschlicherweise von Heilungsaussicht aus.

möglich. Der Fachmann spricht von einem hypnoseähnlichen Zustand.[75] Jedermann weiß, was in Hypnosezuständen passiert. Sagt der Psychiater: »Bellen«, so kläfft man wie ein Terrier. In diesen Zuständen können Dritte die Gedanken eines Menschen manipulieren, er ist suggestibel. Und so erklärt sich, dass er bereitwillig zu allem, was der Arzt in dieser Lebensphase rät, »Ja und Amen« sagt. In der existentiellen Not vertrauen und bauen Patienten auf den Rat ihres Arztes. Das erlebe ich fast täglich. Die Kontraste sind auch für mich verblüffend. Als Anästhesist, der sich vor Narkosen, sagen wir wegen einer Knieoperation, den ansonsten Kerngesunden anschaut, treffe ich oft auf Patienten, die telefonieren oder am Handy spielen. Oft schreiben sie ungeniert die SMS zu Ende, oder ich werde gar vertröstet: »Kleinen Augenblick bitte.« Klingelt das Handy während der Visite, gehen viele sogar dran. Meine Therapieempfehlungen werden kritisch hinterfragt, und oft wird ein anderes als das von mir vorgeschlagene Verfahren gewählt. Letztlich sind gesunde Patienten entscheidungsfähig – gut so.

In der Palliativsituation ist es diametral anders. Meine Patienten und deren Angehörige lassen alles andere stehen und liegen, sobald ich zu ihnen komme. Sie hören mir zu. Sie reden mich mit »Herr Doktor« an und letztlich übernehmen sie dankbar, was ich ihnen an Therapie anbieten kann. Und das sind nun einmal keine Wundermittel. Aber den Satz »Wir können nichts mehr für Sie tun«, den gibt es in der Palliativversorgung nicht. Durch Umstellung der Ernährung, Stimmungsaufhellung, körperliche Bewegung und gute Beschwerdelinderung bzw. umfassende Palliativversorgung lässt sich die Lebensqualität – und auch die Lebensdauer – spürbar erhöhen. Das wissen natürlich auch Onkologen. Aber viele kümmert es nicht. Aus Gründen der Rendite?

Ärzte sind nun einmal keine Götter in Weiß. Sie stehen nicht erhaben über den irdischen Dingen, sie sind weder stets gütig und gerecht, noch sind sie unfehlbar. Führen wir uns nur einmal vor Augen, welche Menschen hierzulande den Arztberuf ergreifen. Das sind zumeist nicht jene Schulabsolventen, die sich durch besonderes soziales Engagement hervortaten oder durch humanitäre Taten glänzten. Nein, die Direktzulassung zum Medizinstudium winkt nur dem, der ein gutes Abitur hingelegt hat. Bisweilen ist dazu gar ein Notendurchschnitt von 1,0 nötig. Wer das schafft, ist gewiss klug und hat mit Ehrgeiz gebüffelt. Aber benötigen wir im Sprechzimmer, im OP oder am Sterbebett wirklich ein Volk von Strebern?

Ein Arzt wird formal zu keinen allzu ethischen Ansprüchen verpflichtet. Er muss keine besonderen Eide auf Menschlichkeit oder gar den Hippokratischen Eid leisten. Das ist ein weitverbreiteter Irrtum. Zudem darf bemerkt werden, dass jenen Zeitgenossen, die einen Amtseid schwören, also politischen Verantwortungsträgern oder Berufssoldaten, auch nicht gerade ein makelloser Ruf vorauseilt. Kurzum, wir Ärzte sind keine besseren Menschen als Fernsehtechniker, Rechtsanwälte oder Versicherungsmakler. Und in jeder Zunft gibt es nun einmal anständige und weniger anständige Vertreter. Kein Mensch käme auf die Idee, in ein Autohaus zu gehen und den Autoverkäufer ein neues Kraftfahrzeug allein aussuchen und zusammenstellen zu lassen. Man holt sich Prospekte, informiert sich, vergleicht Angebote: Warum sind wir bei unseren Autos sorgfältiger als bei unserem Körper?

Professor Thomas Fischer, Richter am Bundesgerichtshof in Karlsruhe, hat jüngst Klartext gesprochen und das System des großen Unterschleifs treffend benannt: *Pharmaunternehmen bestechen Ärzte, damit diese bestimmte Medikamente verschreiben. Hersteller bestechen Ärzte, damit sie ihre Maschinen leasen. Krankenhäuser bestechen Ärzte, damit sie ihre Patienten einweisen. Apotheker bestechen Ärzte, damit diese die Patienten mit den Rezepten vorbeischicken. Physiotherapeuten bestechen Orthopäden. Radiologen bestechen Kardiologen. Endokrinologen bestechen Internisten. Internisten bestechen Hausärzte. Arzneimittelhersteller bestechen Hausärzte, Fachärzte, Krankenhäuser, alle. Krückenhersteller und Heilpraktiker bestechen Orthopäden. Orthopäden bestechen Skihotels.*

Und das ist nur der Anfang.[76] Sogar ein Mitarbeiter von einer Unfallversicherung soll von Ärzten der Uniklinik Frankfurt geschmiert worden sein, die Staatsanwaltschaft wurde eingeschaltet.[77]

Überall undurchsichtige Verflechtungen! Zu gutem Kurs mieten Orthopädiemechaniker »Lager« in Praxen niedergelassener Fachärzte, die dann im Gegenzug hochpreisige Mieder verschreiben. Die sind zwar in der Behandlung von Kreuzschmerzen medizinisch schon lange obsolet, aber wen kümmert's? Helfen wird schon, was teuer ist. Hauptsache, der Anbieter stimmt. Überweist ein Doktor einen Privatpatienten zur Kernspintomographie, dann soll sich manche radiologische Praxis schon gern einmal mit 100 Euro in bar erkenntlich zeigen, als Kick-back-Leistung. Vergleichbares gilt für die Überweisung zu einer Hüft-, Knie- oder Wirbelsäulenoperation. Pseudo-gemeinnützige Vereine schießen aus dem Boden, die nichts zu tun haben, außer »Spenden« von der Medizinindustrie einzusammeln und dann diskret weiterzuleiten.

Nun ließe sich einwenden, dass bekanntlich jede Branche ihre schwarzen Schafe hat. Einverstanden! Aber schwarze Schafe in weißen Kitteln sind nun einmal eine ganz besondere Spezies. Denn die Arzt-Patienten-Beziehung ist geprägt von oft existentieller Schutzbedürftigkeit und Abhängigkeit. Der Patient ist eben kein normaler Kunde, der gerade nach dem besten Dienstleistungsangebot Ausschau hält. Patienten sind leidende Menschen, die in ihrer Not häufig gar keine Wahl haben, als auf die lauteren Absichten des Arztes zu vertrauen. Sie müssen sich darauf verlassen können, dass der Arzt ihnen kein unsittliches, eigennütziges Angebot macht.

Von fragwürdigen »Anwendungsbeobachtungen« und dreckigen Daten

Aber materielle Interessen scheinen heute, allen gegenteiligen Beteuerungen der Standespolitiker zum Trotz, nicht selten die professionelle Tugend- und Pflichtenlehre zu dominieren. Dies sei an einigen Beispielen erläutert, etwa den sogenannten Anwendungsbeobachtungen. Hierbei handelt es sich um Studien, die nach der Zulassung und Markteinführung eines Produktes – also von Medikamenten oder technischen Medizinprodukten – durchgeführt werden. Der Arzt erhält dafür ein Honorar. Im Prinzip ist das eine feine Sache, gilt es doch, in der Praxis etwas über den Nutzen einer Neuerung zu erfahren. Das Problem liegt freilich darin, dass diese Erhebungen so gut wie nie das Licht der Öffentlichkeit erblicken. Sie haben keinerlei Konsequenzen, und die Patienten wissen oft gar nicht, dass sie an einer solchen Studie teilnehmen.

»Das Geld wird aus wissenschaftlicher Sicht verschwendet«, sagt Prof. Jürgen Windeler, Leiter des Instituts für Qualität und Wirtschaftlichkeit im Gesundheitswesen (IQWiG). Die Ergebnisse von Anwendungsbeobachtungen würden eigentlich niemanden interessieren. Noch weit bedenklicher aber ist, dass das Honorar für den teilnehmenden Arzt oft in keinem angemessenen Verhältnis zu dem Aufwand steht.

Der Ärztefunktionär Dr. Carl-Heinz Müller bekennt, er habe den *dringenden Verdacht, dass viele solcher Studien nicht wie vorgeblich aus wissenschaftlichen Gründen, sondern vor allem zur Verkaufsförderung in Auftrag gegeben würden. Das sei nicht rechtens und besorge ihn sehr.*[78] Da verschreibt ein Arzt etwa ein hochpreisiges Medikament und erhält dafür, nach Ankreuzen einiger »Studienblätter«, ein sattes Honorar von im Schnitt 670 Euro pro Patient. Aber auch »Gagen« von über 7000 Euro pro Patient und Medikament recherchierten unabhängige Journalisten 2015.[79] Jeder zehnte Arzt macht mit, 2014 sind über 100 Millionen Euro an Honoraren geflossen.

Die Krankenkasse zahlt die teuren Tabletten, der Arzt kassiert das Honorar und der Patient weiß nix davon. Insider behaupten, die ausgefüllten Bögen wanderten anschließend in den Schredder – nicht allerdings das Formular mit der Bankverbindung des Arztes.

Es kommt aber noch schlimmer. Natürlich ist wieder die Krebsmedizin betroffen.

So hat zum Beispiel das Pharmaunternehmen Roche in den vergangenen Jahren mindestens zehn Anwendungsbeobachtungsstudien mit dem Krebsmedikament Avastin gemacht. Ärzte kassierten dafür bis zu 1260 Euro pro Patient. Der Krebsspezialist Prof. Ludwig erläutert: »*Die einzige Indikation, bei der man Avastin mit einigermaßen gesicherten Erkenntnissen für einen patientenrelevanten Zusatznutzen einsetzen kann, ist Darmkrebs.*« Doch die bezahlten »Studien« erfolgten auch bei Brustkrebspatientinnen, bei Nierenkrebs und bei Lungenkrebs. Professor Ludwig vermutet, »*die ganzen Anwendungsbeobachtungen bei Avastin verfolgen vor allem den Zweck, die Ärzte zu motivieren, Avastin auch jenseits von Darmkrebs häufiger einzusetzen*«. Und das, »*obwohl die Ergebnisse aus medizinischen Studien bei diesen Anwendungsgebieten wenig überzeugend sind*«.

Wir erinnern uns, Avastin kann Jahrestherapiekosten von 100 000 Euro verursachen, da sind die Arztkosten von 1200 Euro und mehr schnell eingespielt – die Krankenkasse zahlt.

Die Reporter von Correctiv haben eigens eine Datenbank mit den Anwendungsbeobachtungen angelegt.[80] Für das Krebsmedikament Gemcitabin etwa wurden 750 Euro Honorar pro Patient bezahlt. 300 Onkologen nahmen teil. Lediglich eine weitere Studie mit dem Medikament wurde von den Ärzten gemieden, hier flossen nur 117 Euro für das Ausfüllen von maximal drei simplen Bögen. Das war wohl zu wenig, nur zwei Onkologen füllten die Bögen aus, vermerkt die Datenbank. Bei Bevacizumab nahmen 2160 Onkologen teil, insgesamt wurden acht Millionen Gesamtausgaben geplant, bei Honoraren bis zu 1260 Euro pro Patient natürlich ein voller Erfolg. Für Inlyta, ein Medikament gegen Nierenkrebs, wird pro Patient ein Studienhonorar bis zu 5 655 Euro bezahlt. 189 Ärzte nahmen teil. Und Patienten, denen gesagt wird: »Sie nehmen an einer Medikamentenstudie teil«, fühlen sich dann auch noch besser und moderner betreut.

Dies hat den Gesetzgeber auf den Plan gerufen. In § 67 des Arzneimittelgesetzes heißt es darum seit 2007: »*Wer Untersuchungen durchführt, die dazu bestimmt sind, Erkenntnisse bei der Anwendung zugelassener oder registrierter Arzneimittel zu sammeln, hat dies der zuständigen Bundesoberbehörde, der Kassenärztlichen Bundesvereinigung, dem Spitzenverband Bund der Krankenkassen und dem Verband der Privaten Krankenversicherung e. V. unverzüglich anzuzeigen. […]*

Entschädigungen, die an Ärzte für ihre Beteiligung an Untersuchungen nach Satz 1 geleistet werden, sind nach ihrer Art und Höhe so zu bemessen, dass kein Anreiz für eine bevorzugte Verschreibung oder Empfehlung bestimmter Arzneimittel entsteht. Sofern beteiligte Ärzte Leistungen zu Lasten der gesetzlichen Krankenversicherung erbringen, sind bei Anzeigen nach Satz 1 auch die Art und die Höhe der jeweils an sie tatsächlich geleisteten Entschädigungen namentlich anzugeben. […] Die zuständige Bundesoberbehörde hat ihr übermittelte Anzeigen und Abschlussberichte der Öffentlichkeit über ein Internetportal zur Verfügung zu stellen.«

Der Gesetzgeber fordert also, zusammengefasst, von der Industrie, alle Anwendungsbeobachtungen anzugeben, die Honorare adäquat zu gestalten, »damit kein Fehlanreiz entsteht«, und anschließend alles im Internet zu veröffentlichen: Auch die Namen der profitierenden Ärzte. Nice try. Ein netter Versuch, aber nicht mehr. Der interessierte Leser mag hierzu einmal die von Correctiv ermittelten Daten aus den Jahren 2009–2014[81] mit den jedermann zugänglichen »offiziellen Angaben« des Paul-Ehrlich-Instituts vergleichen. Dort sind Honorare meist geschwärzt, man entdeckt einmal 850 Euro. Dass aber häufig mehr als 1000 Euro pro Patient gezahlt wurden, Ergebnisse oder gar die Namen der teilnehmenden Ärzte – Fehlanzeige.[82] Auch die Diskrepanz der hier offiziell angegebenen 159 Studien und den von den unabhängigen Journalisten ermittelten insgesamt 1589 Anwendungsbeobachtungen ist, vorsichtig ausgedrückt, nicht gerade ein Zeichen von Transparenz. Korrekt ausgedrückt werden gesetzeswidrig ca. 90 Prozent dieser Scheinforschungen entgegen eindeutigen Gesetzesvorgaben des § 67 nicht gemeldet.[83] »Dreckige Daten« nennen das die Journalisten zu Recht.

Reden wir Tacheles: Ein Onkologe erhält für die Behandlung eines gesetzlich Krankenversicherten für drei Monate 39,08 Euro.[84] Und da soll ein Zusatzhonorar von im Schnitt 670 Euro pro Patient *»kein Anreiz für eine bevorzugte Verschreibung oder Empfehlung bestimmter Arzneimittel«* sein (§ 67 AMG)? Und wie kann es nur zu solch weltfremden Gesetzen mit mangelhafter Umsetzung kommen? Da lohnt es vielleicht, sich daran zu erinnern, dass von 2000 im Deutschen Bundestag gelisteten Lobbyverbänden 400 allein das Gesundheitsministerium betrafen.[85] Selbst der sonst unerschrockene Horst Seehofer – von 1992 bis 1998 Bundesgesundheitsminister – gab vor laufender Kamera zu, dass sich die Politik gegenüber der Pharmalobby zurückziehen müsse, weil diese zu stark sei. *»Ja, das ist so, seit 30 Jahren – bis zur Stunde.«*[86]

Was das bedeutet, hat der Chef des für die Arzneimittelbewertung so wichtigen unabhängigen IQWiG-Instituts Prof. Peter Sawicki am eigenen Leibe erfahren. Nachdem die von ihm geleitete Forschungseinrichtung einige pharmazeutische Innovationen kritisch bewertet hatte, wurde sein Vertrag nicht verlängert. Zufall? Die offizielle Begründung mit einer angeblichen Dienstwagenaffäre vermochte nicht recht zu überzeugen[87], zumal sich bereits deutlich zuvor führende Gesundheitspolitiker der Unionsfraktion dafür ausgesprochen hatten, Sawicki zu ersetzen.[88] Und am Ende hat sich herausgestellt, dass an der ganzen Affäre nichts dran war, aber der unliebsame Prof. Sawicki war weg.

Allerdings haben nicht einzig die zu Recht viel gescholtenen Pharmakonzerne zur Verrohung der Sitten im Heilkunstgewerbe beigetragen. Jede vierte Klinik etwa, so eine Recherche aus dem Jahr 2012, zahlt sogenannte Zuweiserprovisionen. Das heißt zum Beispiel: Für jeden eingewiesenen lukrativen Patienten gibt es Bares.[89] Unter der Hand wird auch gerne von »Fangprämien« oder »Kopfgeldern« gesprochen.[90] Welch treffliche Formulierungen! Ein Kopfgeld wurde vor allem in Wildwestfilmen ausgesetzt und bezahlt – ob nun tot oder lebendig. Wie passend für das Sterbeverlängerungskartell. Das Vokabular zeugt nicht eben von Pietät, hat aber Methode: Auch von Praxisärzten, Sanitätshäusern, Hörgeräteverkäufern oder Orthopädiemechanikern wird das mehr oder weniger häufige Vorkommen von »Zuweisungspauschalen« eingeräumt.

Mehr Diagnostik ≠ bessere Behandlung – der Nocebo-Effekt

Nimmt es da Wunder, dass Deutschland bei den CT (Schnittbild)- und MRT (Kernspin)-Untersuchungen an der Weltspitze liegt? 97 von 1000 Patienten werden bei uns pro Jahr in die Röhre geschoben.[91] Zwischen 2004 und 2009 hat die Anzahl mit mindestens einem CT um 26 Prozent, die mit mindestens einem MRT um 41 Prozent zugenommen. Der inflationäre Einsatz von medizinischer Hochtechnologie ist längst zu einem der Hauptkostentreiber in unserem Gesundheitswesen geworden. Dabei ergaben sich aus den Schnittbildern in weniger als 50 Prozent der Untersuchungen weiterführende Diagnosen. Doch die Anzahl der Geräte hat sich seit Ende der 90er-Jahre vervielfacht. Heute gibt es selbst in einer Kleinstadt mitunter vier miteinander konkurrierende CT- und MRT-Radiologen.

Das Mehr an Hightech bringt dem Gros der Kranken allerdings nichts. Denn vorrangig werden die gut zahlenden Privatpatienten in diagnostische Einzelbilder zerlegt. Doch auch deren Lebenserwartung konnte die Röhrendiagnostik nicht entscheidend verlängern. Seit Jahrzehnten kennt man die geringe Aussagekraft von Kernspinaufnahmen, zum Beispiel bei Kreuzschmerzen. Deshalb werden sie in gängigen Leitlinien in den ersten Monaten der Beschwerden auch gar nicht erst empfohlen. Gleichwohl ist auch bei diesem Leiden eine ungebremste Schnittbildzunahme zu konstatieren. Und doppelt so häufig wie in Frankreich und gleich dreimal so häufig wie in England surren hierzulande die Kernspintomographen, wenn es um die liebe Bandscheibe geht.

Wir wissen aber heute, dass das Ausmaß der Schmerzempfindung mit der Dicke der Röntgenakte wächst.[92] Ist ein Bandscheibenvorfall nachgewiesen und bekommt man das gezeigt, so tut der Rücken weh. Die Medizin nennt das den »Nocebo-Effekt«, was aus dem Lateinischen kommt und zu Deutsch »Ich werde schaden« bedeutet. Das ist der böse Bruder des Placebo-Effektes, der zu Begebenheiten wie dieser führt: Ein junger Mann mit Depressionen nahm an einer Arzneimittelstudie zum Testen eines neuen Antidepressivums teil. Irgendwann bekam er schrecklichen Liebeskummer und schluckte den Inhalt einer ganzen Packung des Prüfpräparats, um sich das Leben zu nehmen. Später rief er dann doch lieber den Notarzt. Der musste massive Arzneidosen zur Kreislaufunterstützung spritzen, brachte den Schwervergifteten auf die Intensivstation. Dort wollten die Ärzte das eingenommene Medikament beim Studienleiter hinterfragen und stellten fest, dass der junge Mann in der Placebo-Gruppe war: Er hatte also 29 wirkstofffreie Stärkekapseln geschluckt. Nur die Gifterwartung hatte seinen Kreislauf entgleisen lassen.

Ein trauriges Nocebo-Erlebnis hatte ich vor Kurzem mit Kai, einem jungen Lungenkrebspatienten im finalen Stadium. Er war in erbärmlichem Zustand. Eine Metastase zerfraß ungebremst seinen Kiefer, Schmerzen und Schläfrigkeit deuteten auf ein weiteres Fortschreiten des Tumors. Offenkundig stand das Lebensende vor der Tür. Trotzdem bekam er die bereits fünfte Linie Chemotherapie und wurde zur Kernspintomographie einbestellt. Der Arzt, der um seinen Zustand wusste, wollte die Wirkung des neuen Chemotherapeutikums testen, dabei hätte ein Blick in das Gesicht des Patienten gereicht. Mit dem erschreckenden Resultat der Untersuchung konnte Kai nicht umgehen. Die Bilder schürten Ängste und Panikzustände, verursachten Schmerzen auch dort, wo es zuvor noch gar nicht wehgetan hatte. Überall, wo das MRT Krebsgeschwüre aufgezeigt hatte, empfand er nun die schlimmsten Beschwerden. Meinem Team blieb am Ende nur noch unser allerstärkstes Mittel, die palliative Sedierung. Der Radiologe konnte indes eine teure, letztlich inhumane Hightechuntersuchung in Rechnung stellen.

Hier manifestiert sich aus meiner Sicht das Hauptproblem so vieler ärztlicher Behandlungen. Das so dringliche, zeitintensive Gespräch mit dem Patienten wird nicht oder nur kaum bezahlt, hochtechnische Eingriffe jedoch überproportional gut. Hier werden falsche Prioritäten gesetzt – und das hat weitreichende Konsequenzen.

Reden wir also noch ein wenig mehr über Geld, etwa über das florierende Geschäft mit den Gelenkoperationen, am besten gleich auch noch mit hochpreisigem Gelenkersatz. Die Hälfte der über 300 000 arthroskopischen* Operationen sei unnötig, so eine Gruppe erfahrener Chirurgen, die auf ihrer Internetseite Vorsicht-Operation.de vor überflüssigen Eingriffen warnt.[93] Und wenn sich bei einer Kniespiegelung auch bei größter Anstrengung nichts Krankhaftes finden lässt, dann wird eben eine überflüssige Kniegelenksfalte weggeschnitten. Ein Nutzen dieser Maßnahme für Patienten ist nicht belegt, ein Nutzen für den orthopädischen Operateur jedoch schon: Der Preis für die Operation verdoppelt sich in diesem Falle fast.

Und wozu das alles? Amerikanische Wissenschaftler un-

* Spiegelungen des Gelenkinneren, z. B. beim Knie- und Schultergelenk

ternahmen 2013 einen spektakulären Versuch mit dem beliebten Knorpelglätten des Kniegelenks. Während die Hälfte der Patienten tatsächlich solch eine Knorpelglättung erhielt, wurde bei den anderen nur ein kleiner Hautschnitt angelegt und dann wieder vernäht. Allen Patienten – sie waren nur örtlich betäubt – wurde während des Eingriffs durch ein Video vorgegaukelt, sie würden wirklich am Knie operiert. Das Ergebnis war erstaunlich: Die Schmerzreduktion und die Knieheilung waren in beiden Gruppen gleich! Kein Medikament hätte bei einem solchen Testergebnis die Zulassung bekommen.[94] Arthroskopiert aber wird weiter.

Der Vizepräsident der Deutschen Gesellschaft für Chirurgie, Prof. Joachim Jähne, hat es im ARD-Magazin *Monitor* auf den Punkt gebracht: In unseren Kliniken »*werden Operationen durchgeführt, um die wirtschaftlichen Ziele des Krankenhauses zu erreichen und ohne zu berücksichtigen, ob dieser Eingriff für den Patienten auch gerechtfertigt ist*«.[95] Wie anders sollte man erklären, dass die Zahl der Wirbelsäulenoperationen in den vergangenen Jahren stetig stieg: Bandscheibeneingriffe plus zwölf Prozent, Versteifungsoperationen gar plus 150 Prozent![96] In der Orthopädie ist nun einmal ein geläufiger Satz: »*Nichts lässt sich so gut operieren wie ein gesundes Gelenk.*«

An die Öffentlichkeit gelangen die Übertherapieskandale nur selten – allenfalls, wenn sich die Beteiligten bei der Vorteilsnahme allzu tölpelhaft anstellen. Etwa ein Apotheker, der die Miete eines Onkologen zahlte und dann im Gegenzug die vielen hochpreisigen Verordnungen erhielt. Der Pharmazeut flog nur auf, weil er diese Schmiergeldzahlungen auch noch bei der Steuererklärung als Betriebsausgaben ansetzte. Ein Allgemeinarzt wurde 2010 vom Landgericht Hamburg verurteilt, weil er von der Firma Ratiopharm, proportional zu seinen Verordnungen, die in der Branche wohlbekannten Cash-back-Zahlungen erhalten haben soll.[97] Rund 3500 Ärzte wurden am Ende verdächtigt, derartige Boni vom geschäftstüchtigen Pharmakonzern aus Ulm erhalten zu haben. Da der

Bundesgerichtshof in diesem munteren Reigen von Geben und Nehmen bei niedergelassenen Ärzten jedoch keine strafbare Handlung sah, wurde das Urteil aufgehoben und von weiteren Ermittlungen abgesehen.[98]

Im Bereich der ambulanten Medizin freilich sind die dunklen Geschäfte – dies sei der Fairness wegen angemerkt – durchaus überschaubar. Hier scheinen die zwar allseits verhassten, aber effektiven Kontrollmechanismen zu greifen: Vertragsärzte werden nach einem ausgeklügelten System miteinander verglichen. Wer in bestimmten Bereichen besonders viele Leistungen abrechnet, bekommt sie schlicht nicht mehr bezahlt. Auch gilt für ambulante Therapien der sogenannte Erlaubnisvorbehalt nach § 135 SGB V. Der Paragraf besagt: Ärzte dürfen nur zugelassene Therapieverfahren anwenden. Das schützt den Patienten vor den Auswüchsen der Hokus-Pokus-Medizin. Dagegen gilt für den stationären Bereich nur ein Verbotsvorbehalt auf der Grundlage des § 137 c SGB V. Der gewährt weitreichende Freiräume. Mithin sind im stationären Bereich vielfältigere Maßnahmen, Medikationen und Operationen erlaubt und werden auch bezahlt. Im ambulanten Bereich bleiben sie unvergütet. Dies führt zu Behandlungsverschiebungen vom ambulanten Bereich in die Klinik. Auch hier drängt sich die Frage auf, warum das so ist. Haben hier die Klinikverbände gründliche Lobbyarbeit geleistet? Was zu Hause unwirksam ist, wird doch durch die Klinikübernachtung nicht wirken?

Rentable Privatpatienten

Mehr noch als die gesetzlich Krankenversicherten trifft das etablierte System die Privatpatienten. Bei ihnen wird jede Einzelleistung vergütet, auch der 100. Stich in die Wirbelsäule, weil das nun einmal den Rückenschmerz lindere. Dass es dafür keinerlei empirischen Nachweis gibt, scheint weder Ärzte noch Patienten oder die Versicherer ernsthaft zu interessieren.

In keinem Fach gibt es übrigens so viele Privatärzte wie in der Orthopädie. Ein Schelm, wer Böses dabei denkt.

Die vermeintlich privilegierten Privatpatienten scheinen Maßnahmen im Zuge der Übertherapie in besonderem Maße ausgesetzt, erst recht, wenn es ans Sterben geht. So bekommen die Armen (und doch oft Begüterten) im letzten Lebensmonat fast doppelt so oft eine Chemotherapie verpasst wie Krebspatienten mit geringerem Versichertenstatus. Ärztliche Entscheidungen am Sterbebett orientieren sich also nicht allein am Patientenwohl, sondern ebenso an den ökonomischen Anreizen.[99] Auch bei den Laborkosten macht sich der kleine Unterschied bemerkbar. Bei gesetzlich Krankenversicherten beträgt er 26 Euro pro Kopf, bei Privatpatienten 129 Euro![100] Gesetzlich Krankenversicherte erhalten gerade im ambulanten Bereich das medizinisch Notwendige, Privatversicherte dagegen zumeist das medizinisch Mögliche. Gesünder allerdings wird durch den Unterschied keine Gruppe.

Jeder vierte Versicherte bekommt von seinem Arzt sogenannte Igel-Leistungen empfohlen. Das Kürzel steht nicht für das süße Tier mit den Stacheln, sondern für »**I**ndividuelle **Ge**sundheits**l**eistungen«. Dabei handelt es sich um ärztliche Offerten, die nicht von den gesetzlichen Krankenkassen erstattet werden. Hierunter fallen rundum sinnvolle Posten wie etwa Reiseimpfungen oder Sportuntersuchungen. Dazu gehören aber auch allerlei Leistungen, für die ein Nutzen im besten Fall unerwiesen ist – hier wären Magnetfeldanwendungen zu nennen. Aber es gibt eben auch Igel-Angebote, die dem Patienten regelrecht schaden können, so zum Beispiel der PSA-Test, der Prostatakarzinome nachweisen soll und nicht selten zu unsinnigen Folgeeingriffen führt. Denn allzu oft schüren erhöhte PSA-Werte einen grundlosen Krebsverdacht. Die Folge sind sinnlose Operationen, an deren Ende gelegentlich Harnabflussstörungen oder Impotenz der Männer stehen. Der Arzt und Komiker Dr. Eckhart von Hirschhausen hat dies in einem sehenswerten Video verdeutlicht.[101]

Machen wir uns darum die Warnung des GKV-Spitzenverbandes zu eigen: »*Bei den sogenannten Igel-Leistungen geht es vorrangig um Umsatz und Gewinn der Ärzte und nicht um medizinische Hilfe für Kranke.*« Die Zahlen geben dem GKV-Verband recht: 1 500 000 000 Euro betragen die Igel-Leistungen – pro Jahr! Damit wird die Praxis zum Basar, wie unser letzter Ärztekammerpräsident, der aufrechte Professor Jörg-Dietrich Hoppe, einmal gesagt hat. Spitzenreiter innerhalb der Ärztegruppen sind übrigens Frauenärzte, Augenärzte, Hautärzte und Urologen.

Auch unter den Onkologen gibt es übertherapeutischen Missbrauch unter dem Decknamen Igel. Dabei hält sich der Schaden durch die privat zu bezahlenden Vitamininfusionen noch in Grenzen, obgleich mittlerweile Stand der Wissenschaft ist, dass die das Leben eines Krebspatienten durchaus verkürzen können. Wirklich verwerflich aber sind die dubiosen, von keiner Kasse erstatteten Hochpreistherapien, die seit Jahren per Internetwerbung angepriesen werden, deren Wirksamkeit aber niemals wissenschaftlich belegt worden ist. Am Ende stehen zumeist herbe Enttäuschung und manchmal ein hoher Schuldenberg. So recherchierten Correctiv-Journalisten in der Alternativszene über Geistheilung, Hitzebehandlung, Fieberbehandlung, Vitamin B17, Elektrosmogbehandlung, Hochfrequenztherapie, Heilmusik und biologische Chemotherapie.[102] Kosten von etwa 14 000 Euro für eine fünfwöchige Behandlung mit Hochfrequenztherapie. Man mag hier gegenüber den obigen Auswüchsen beinah resümieren: Ist ja fast ein Schnäppchen und schadet dem Patienten wenigstens nicht.

Gesetzliche Rahmenbedingungen – Indikation und Einwilligung des Patienten sind unerlässlich

Und das soll alles legal sein? Natürlich nicht. Eine Reihe von Vorschriften, Gesetzen und Verordnungen versucht diese hier aufgezeigten Missstände zu unterbinden. Schon der erste Satz unserer Verfassung – gewissermaßen der Kernsatz des Grundgesetzes – müsste eigentlich ausschließen, dass ein Patient zum Objekt eines rein ökonomisch bestimmten Handelns wird: »*Die Würde des Menschen ist unantastbar. Sie zu achten und zu schützen ist Verpflichtung aller staatlichen Gewalt.*«

Bekräftigt wird der große Satz noch einmal durch Artikel 2. Das dort definierte »Grundrecht auf Leben und körperliche Unversehrtheit« sollte uns auch vor medizinisch nicht gebotenen Eingriffen bewahren. Der Staat hat eine Schutzpflicht für die Gesundheit seiner Bürger. Und kein Arzt kann sich nach unserer Verfassung darauf berufen, er führe ja nur aus, was ihm der Chef gebiete. Denn die Durchführung, etwa von nicht indizierten Eingriffen bei Sterbenden, müsste jedem Arzt durch sein eigenes Gewissen verboten sein, dessen Freiheit unser Grundgesetz ebenso garantiert (Art 4 GG).

Jede medizinische Behandlung bedarf grundsätzlich zweier Voraussetzungen, um nicht den Tatbestand der Körperverletzung zu erfüllen. Da ist zunächst die begründbare *Indikation der Behandlung* – und dann die *Einwilligung eines rechtswirksam aufgeklärten Patienten*. Das bedeutet: Der Arzt hat – bevor er überhaupt eine Maßnahme anbieten darf – eingehend zu prüfen, ob diese in Bezug auf das vom Patienten gewünschte Behandlungsziel geeignet ist. Wenn das zutrifft, muss der Arzt dann in einem zweiten Schritt seinen Patienten über die Vorteile und Nachteile sowie über mögliche Alternativen umfassend aufklären. Die letzte Entscheidung, ob der Arzt handeln darf oder nicht, trifft der Patient. Sein Wort gilt. Bei Kindern bestimmen die Erziehungsberechtigten. Bei Patienten ohne aktuelle Einwilligungsfähigkeit entscheidet der Vorsorgebevollmächtigte oder der rechtlich bestellte Betreuer – anhand einer Patientenverfügung, früheren Äußerungen des Patienten oder des daraus abzuleitenden mutmaßlichen Willens.

Werden diese einfachen Regeln missachtet, handelt es sich um Straftaten gegen die körperliche Unversehrtheit, die nach dem Strafgesetzbuch gemäß § 223 (Körperverletzung), 224 (gefährliche Körperverletzung), 226 (schwere Körperverletzung) oder 227 (Körperverletzung mit Todesfolge) mit nicht unerheblichen Freiheitsstrafen geahndet werden müssten. Schaudern lässt mich hierzu eine bundesweite Umfrage des Würzburger Herzchirurgen Dr. Schimmer: Nur 70 Prozent der Pflegekräfte finden den Patientenwillen beachtlich, unter den Chefärzten gerade einmal jeder Dritte und bei den Verwaltungsdirektoren sind es nur 22,9 Prozent.

Auch das Berufsrecht der Ärzte enthält klare Regeln für derartige Verstöße. In § 9 der Landesärzteordnungen wird etwa die Aufklärungspflicht dezidiert beschrieben. Wörtlich heißt es da: »*Die Aufklärung hat dem Patienten Wesen, Bedeutung und Tragweite der Behandlung einschließlich Behandlungsalternativen* und die mit ihnen verbundenen Risiken in verständlicher und angemessener Weise zu verdeutlichen. [...] Je weniger eine Maßnahme medizinisch geboten oder je größer ihre Tragweite ist, umso ausführlicher und eindrücklicher sind Patientinnen oder Patienten über erreichbare Ergebnisse und Risiken aufzuklären.*«

Medizinische Maßnahmen ohne Nutzen für den Patienten, aber mit hohem Gewinn, wären grob standeswidrig. Darum steht etwa in den Landesärzteordnungen geschrieben: »*Mit Übernahme der Behandlung verpflichten sich Ärzte den Patientinnen und Patienten gegenüber zur gewissenhaften Versorgung mit geeigneten Untersuchungs- und Behandlungsmethoden. [...] Der ärztliche Berufsauftrag verbietet es, diagnostische oder therapeutische Methoden unter missbräuchlicher Ausnutzung des Vertrauens, der Unwissenheit, der Leichtgläubigkeit oder der Hilflosigkeit von Patienten anzuwenden. Unzulässig ist es auch, Heilerfolge, insbesondere bei nicht heilbaren Krankheiten, als gewiss zuzusichern.*« Die ärztlichen Berufsordnungen sind, so

* Beispiel: Ein Krebsarzt unterlässt den Hinweis auf eine alternativ mögliche palliativmedizinische Therapie. Damit ist die Aufklärung unvollständig, die Einwilligung damit nicht rechtswirksam. Behandelt er trotzdem, kann das als Körperverletzung gewertet werden und Schmerzensgeldforderungen zur Folge haben.

hat es der Bundesgerichtshof entschieden, unmittelbar anwendbares Recht und für den Arzt bindend. Verstöße werden mit Geldstrafen, in gravierenden Fällen gar mit Berufsverbot belegt.

Auch das Sozialgesetzbuch V versucht, unverantwortlich handelnden Ärzten das Handwerk zu legen. Ein Vertragsarzt, der medizinisch nicht indizierte Leistungen erbringt, so ist da zu lesen, hat nicht nur keinen Vergütungsanspruch gegen die Krankenkassen, sondern verletzt zugleich seine vertragsärztlichen Pflichten.

Bei Vorteilsnahmen indes ist die Rechtsordnung unsicher und nicht wirklich verständlich. Während für angestellte Ärzte – sprich Klinikärzte – die Straftatbestände der Bestechlichkeit bei Schmiergeldzahlungen zumindest in der Theorie klar benannt sind (§ 299 Bestechlichkeit und Bestechung im geschäftlichen Verkehr), galten diese Gesetze für Praxisärzte überraschenderweise nicht. Korrupte Klinikärzte müssten, bei konsequenter Verfolgung ihrer Delikte, ins Gefängnis, korrupte Vertragsärzte verhielten sich aber offensichtlich gesetzeskonform. So sah es zumindest das höchste deutsche Gericht in seinem Urteil vom 29. März 2012.[103] Das verstehe, wer wolle.

Doch die Politik hat reagiert und 2016 mit § 299a eine Strafvorschrift »Bestechlichkeit im Gesundheitswesen« eingeführt. Kurz vor der Bundestagsabstimmung wurde der Paragraf aber noch einmal abgemildert. Unanständig hohe Geldanreize bei Anwendungsbeobachtungen bleiben strafrechtlich ungesühnt, was für eine verpasste Chance!

Und der *stern* mit dem Fernsehmagazin *Panorama* recherchierte bereits, wie leicht das neue Gesetz auszuhebeln ist, und titelte: *»Die Krebs-Mafia: Korruption bei Chemotherapie«*. Zwei Apotheker versuchten, an alle Rezepte eines Onkologen zu gelangen, denn mit nur einem einzigen Onkologen kann ein Apotheker sechs Millionen Euro Umsatz im Jahr machen. Mit versteckter Kamera wurde das Gespräch gefilmt, der eine Apotheker sollte alle Rezepte des Onkologen erhalten, der andere Apotheker würde dem vermeintlich willigen Arzt dafür einen Kredit über »sagen wir mal eine Viertelmillionen Euro« geben. Rückzahlung – nicht nötig.[104]

Deutlich schärfer sind die entsprechenden Vorschriften in den Landesärzteordnungen gefasst. In der für mich gültigen Landesärzteordnung schreibt § 32 etwa vor: »*Ärzten ist es nicht gestattet, von Patienten oder anderen Geschenke oder andere Vorteile für sich oder Dritte zu fordern oder sich oder Dritten versprechen zu lassen oder anzunehmen, wenn hierdurch der Eindruck erweckt wird, dass die Unabhängigkeit der ärztlichen Entscheidung beeinflusst wird.*« Zunächst war im neuen Gesetz (§ 299a) geplant, die Strafbarkeit auch auf eben diese weiter gefassten Verstöße gegen das Berufsrecht auszudehnen. Dies aber wurde kurz vor der Verabschiedung noch aus dem Gesetzestext gestrichen. Erfolgreiche Lobbyarbeit?

14 Das Sterbeverlängerungskartell

Wer als Palliativarzt Menschen beim Sterben begleitet, sieht sich immer wieder mit der einen Frage konfrontiert: Warum eigentlich darf mein Patient – der den Tod doch lang schon nicht mehr als Feind wahrnimmt – nicht einfach in Frieden sterben? Die Antwort ist, fürchte ich, ebenso einfach wie deprimierend: Mit dem Moment des Ablebens verlöschen die Möglichkeiten der Medizinindustrie, Geld aus dem Leid des nunmehr Dahingeschiedenen zu schöpfen. Bestenfalls Rechtsmediziner und Pathologen können jetzt noch einmal zur Kasse bitten. Also gilt es, das Sterben so lange wie irgend möglich hinauszuzögern. Rund die Hälfte der gesamten Gesundheitseinnahmen wird in industrialisierten Ländern bei Patienten im letzten Lebensjahr generiert. Aus mir unverständlichen Gründen wird die Zahl zwar von verschiedenen Autoren angegeben, die Krankenkassen aber – sie kennen die Umsätze am genauesten – veröffentlichen die sensiblen Daten nicht.

Die Pflegeheime, die zu einem guten Teil schon heute ihre Dauerbelegung der PEG-Sondenernährung verdanken, verdienen in immer größerem Ausmaß an Komakranken. Es scheint das stets gleiche Beuteschema zu funktionieren: Je länger die physische Existenz vor dem Hirntod bewahrt wird, desto größer der Umsatz. Diesem Grundsatz scheint auch die Argumentation mächtiger Ärztefunktionäre zu folgen, die gegen jegliche Liberalisierung in Sachen Sterbehilfe lauthals protestieren.

Eine Allianz aus selbst ernannten Lebensschützern argumentiert vor allem damit, man wolle Alte, Gebrechliche und Behinderte umfassend schützen. Keinesfalls solle Druck auf diese entstehen, sich als »Belastung zu empfinden«, gar durch den eigenen Tod die Last der Gesellschaft zu mindern. Doch kein ernsthafter Mensch denkt sich das heute noch, mit Ausnahme einiger verwirrter Geister aus der extremistischen Szene. Aber wer schützt die Rechte der hier beschriebenen Patienten, von *Monika, Marlies, Birgit, Peter, Ruth, Annette, Paul, Karla, Günther, Heinz, Wilhelm, Waltraut, Felix, Gerda, Ingrid, Beate, Franzi, Heiner, Kai* und den vielen anderen Patienten, die allein ich jede Woche kennenlerne?

Erinnern wir uns, welchen Aufschrei es vonseiten der Ärztevertreter über viele Jahre gab, wenn sich ein Mediziner dafür entschied, ein zu Ende gehendes Leben nicht künstlich zu verlängern, weil sich der Patient jede daseinsverlängernde Maßnahme verbeten hatte. Erst in den 80er-Jahren setzte sich hierzulande ganz langsam die Erkenntnis durch, dass der Patientenwille das höchste Gut ist und nicht das vom Arzt vermutete »beste Patientenwohl«. Dabei wurde der Umstand emsig verdrängt, dass ein deutsches Gericht bereits am 31. Mai 1894 ein bis heute gültiges Grundsatzurteil gesprochen hatte:[1] Patient damals war ein Kind, bei dem aufgrund einer Blutvergiftung die Amputation des linken Fußes nötig war. Der Vater widersprach dem Arzt vehement, lehnte die Amputation ab. Doch der Arzt operierte, die OP verlief erfolgreich. Trotzdem klagte der Vater, er sah darin eine Körperverletzung. Das Reichsgericht gab ihm recht: »*Für das Verhältnis zwischen Arzt und Patienten innerhalb der Sphäre des bürgerlichen wie des peinlichen Rechts sei unter allen Umständen an der zwischen beiden Personen bestehenden Willensübereinstimmung als dem leitenden und entscheidenden Gesichtspunkte festzuhalten.*«

Als sich 1967, ausgehend von Pioniertaten in Großbritannien, auch bei uns erste Diskussionen um die Hospizidee entzündeten, überboten sich nach Ausstrahlung des Films *Noch 16 Tage – eine Sterbeklinik in London* über das wegweisende St. Christopher's Hospice Ärzte und Kirchenfunktionäre in massiven Attacken. Hospize wurden als Sterbehäuser denunziert, in denen der Tod beschleunigt werde. Vorurteile wurden geschürt. Auch darum vollzog sich die Entwicklung der Palliativmedizin hierzulande ungemein schleppend. Erst in den 1980er-Jahren öffnete das erste deutsche Hospiz – Haus Hörn in Aachen – seine Türen. Unfassbar spät, erst 2004, war es dann so weit, dass sich Ärzte auch hierzulande zu Palliativspezialisten ausbilden lassen konnten. Und das wird heute von allen Ärzte- wie Kirchenfunktionären gelobt.

Endlich wurde der vormals geltende höchste ärztliche Leitspruch entscheidend modifiziert. Einst galt der Satz: »Salus aegroti suprema lex«, also: Das Patientenwohl ist mir höchstes Gesetz. Heute sehen wir Ärzte uns der Devise »Voluntas aegroti suprema lex« verpflichtet, der Wille des Kranken sei uns verpflichtend – und dies auch bei Patienten, die ihren Willen nicht mehr kundtun können. Wieder und wieder wurde in Konfliktfällen der Bundesgerichtshof angerufen. Die Entscheidungen waren eindeutig: Auch ein Komapatient hat einen Willen und ein Abwehrrecht gegen ärztliche Eigenmacht.

Eine quälend lange Diskussion folgte Anfang dieses Jahrtausends. Sie gipfelte im Patientenverfügungsgesetz. Abermals waren es Ärztefunktionäre, die zusammen mit Kirchenfürsten dem Willen des Vorausverfügenden enge Grenzen auferlegen wollten: Lebensbegrenzende Entscheidungen, etwa der Verzicht auf Intensivmedizin im Falle einer irreversiblen Erkrankung, sollten erst in der unmittelbaren Sterbephase gelten. »Reichweitenbegrenzung« nannte man das. Juristen und Ethiker widersprachen heftig und setzten sich durch. Das Patientenverfügungsgesetz wurde im Juli 2009 ohne Reichweitenbeschränkung beschlossen.

Mittlerweile loben dies auch Ärztefunktionäre und die meisten Kirchenvertreter.

Gleichzeitig gab es unter Palliativmedizinern heftige Diskussionen um die sogenannte palliative Sedierung, um die letztmögliche ultimative Technik zur Leidenslinderung: Wenn man schlimmste finale Beschwerden wie Atemnot, Vernichtungsschmerz oder Koterbrechen nicht mehr lindern kann, wird der Patient quasi in Narkose gelegt – bis zu dem Augenblick, in dem er stirbt. Hier befürchtete man »Sterbebeschleunigung«, Koryphäen der Palliativmedizin äußerten gar, dass dies in ihrem Berufsleben niemals notwendig gewesen sei, in den ansonsten lesenswerten Grundsätzen zur ärztlichen Sterbebegleitung der Bundesärztekammer wird das Verfahren erst gar nicht erwähnt.[2] Der oberste Gerichtshof in den USA dagegen interpretierte das Verfahren bereits 1995 als ein »Patientenrecht in einer Extremsituation«.

Zuletzt gab es 2015 eine breite, heftig geführte gesellschaftliche Debatte um die Zulässigkeit der ärztlich unterstützten Selbsttötung. Seit der Kaiserzeit war dieser assistierte Suizid hierzulande straffrei, größere Probleme damit gab es nicht. Einmal mehr waren es einige Ärztefunktionäre, die am lautesten für eine Neubestrafung dieses letzten Beistands plädierten. Grotesk war dabei, dass nun gerade jene Zirkel, die Jahre zuvor die palliative Sedierung als rundum unnötig bezeichneten, dieses Verfahren auf einmal in höchsten Tönen priesen. Jedermann habe doch auch ohne Suizid die Chance auf einen leidlosen Tod, notfalls eben in palliativer Sedierung.

Ich sehe das anders und wehre mich gegen die Kriminalisierung meines Berufstandes. Meine Position habe ich bei der Expertenanhörung im Rechtsausschuss des Bundestags dargelegt: Keine Neubestrafung der Suizidbeihilfe. Mein Plädoyer für die Gewissensfreiheit des Arztes findet sich im Anhang. Leider wurde gegen den Rat der überwältigenden Mehrheit der Strafrechtslehrer, die Mehrheit der Ethiker, die Mehrheit der Ärzte, die Mehrheit des Pflegepersonals – und vor allem: die Mehrheit der Betroffenen und der Bevölkerung – am

6. November 2015 eine Verschärfung des Strafrechts beschlossen. Der Flurschaden ist groß. Auch ich lebe bei meiner ärztlichen Tätigkeit fortan in Angst.

15 Ausblick oder Lichtblick

Als ich mich an die Schreibarbeit zu diesem Buch machte und die zahlreichen Fälle rekapitulierte, die ich im Laufe der Jahre erlebt habe, sah ich immer mehr Schatten und immer weniger Licht. Vieles macht mich fassungslos.

Gleichwohl wird es am Ende dieses Buches einen Lichtblick geben. Denn in diesem Buch hat kein frustrierter Arzt einmal kurz und kräftig Dampf abgelassen. Auch um Kollegenschelte geht es mir nicht. Aber ich kann dem skandalösen Geschäft rund um die Übertherapie nicht länger schweigend zusehen, gerade weil ich denke, dass wir – und das ist für mich das Positive – durchaus etwas gegen die etablierten Missstände tun können. Mit »wir« meine ich uns Ärzte, die Krankenkassen, den Gesetzgeber, tatkräftige Juristen und vor allem Sie, die Patientinnen und Patienten.

Was können Ärzte tun?

Beginnen wir mit meiner eigenen Zunft. Ohne Zweifel, eine Mehrheit der Ärzteschaft handelt korrekt, setzt sich menschlich und empathisch für ihre Patienten ein. Der Großteil meiner Kollegen denkt wie ich und leidet unter der machtvollen Minderheit des Sterbeverlängerungskartells. Auch die Bundesärztekammer hat, etwa in ihrer offenen Kritik an dem fatalen Bonussystem, durchaus positive Akzente gesetzt. Aber es gibt eben auch eine nicht zu unterschätzende Zahl von Medizinern, die das Patientenwohl im entscheidenden Moment aus dem Blickfeld verlieren und vornehmlich an den eigenen Vorteil denken. Und gegen solche Vertreter helfen – wie in jedem anderen Berufszweig auch – einzig Kontrolle und Sanktionen. Und da diese große Herde schwarzer Schafe im weißen Kittel den Ruf der gesamten Ärzteschaft schädigt, sollten all meine aufrechten Kollegen ein berechtigtes Interesse an einem entschlossenen Vorgehen haben.

Junge Ärzte etwa, die noch nicht betriebsblind sind, brauchen eine Anlaufstation, an die sie sich, wenn ihnen etwas auffällt, vertraulich wenden können. »Ombudsmänner« bei den Ärztekammern sollten sich offenkundiger Fehlentwicklungen, zum Beispiel in mancher Klinik, beherzt annehmen. Dazu müssten der Ärztekammer allerdings entsprechende Befugnisse eingeräumt werden, mit der Verpflichtung, eventuelle Straftaten konsequent zur Anzeige zu bringen. Es geht nicht an, dass nicht indizierte Operationen – und hierbei handelt es sich um Körperverletzung – für den Chirurgen ohne juristische Konsequenzen bleiben, weil die Assistenzärzte wegschauen, aus Angst, bei einer Meldung ihrer Karriere zu schaden. Und es ist ebenso nicht hinzunehmen, dass ein Chefarzt, der sich aus ethischen Motiven den wirtschaftlichen Zielen eines Klinikkonzerns widersetzt, vom Betreiber sang- und klanglos ersetzt werden kann gegen einen rückgratlosen Kandidaten. Auch hier bedarf es einer korrigierenden Beaufsichtigungsbefugnis der Bezirksregierungen.

Wir Ärzte selber müssen es sein, die medizinisch fragwürdige Prozeduren ächten. In den USA gibt es die »*choosing wiseley*«-Kampagne.[1] In deren Rahmen hat jede medizinische Fachgesellschaft fünf bis zehn häufig angewandte Maßnahmen benannt, die tunlichst unterlassen werden sollten, weil sie dem Kranken nichts nutzen. Die Amerikaner haben insgesamt 435 solcher Prozeduren aufgelistet, alles mit eingehenden Informationen für Ärzte und für Patienten versehen. Es ist zwar traurig, dass es all die vielen unsinnigen medizinischen Maßnahmen überhaupt gibt. Noch weit trauriger ist allerdings, dass es hierzulande kein »choosing wisely«, keinen weisen Appell zur Selbsteinkehr, keine Patienteninformation gibt. Eine vergleichbare Kampagne ist in Deutschland zwar im Aufbau – aber so wie es aussieht, wird da in absehbarer Zeit nichts Systemveränderndes geschehen. Die Fachgruppen deutscher Chirurgen sehen eine Teilnahme an der Initiative als unnötig an, »ohnehin werde jeder Patient zu Alternativen beraten und gegebenenfalls von einer Operation abgeraten.« Wer das glaubt, mag einmal die ARD Dokumentation »Operieren und Kassieren« ansehen. Apropos Fachgruppen: Dass Fachgesellschaften durch Interessenkonflikte behindert sind, legt eine aktuelle Untersuchung nahe. Das Institut für Qualität und Wirtschaftlichkeit im Gesundheitswesen bestimmt – neutral besetzt – den Zusatznutzen von Arzneimitteln. Diesem für die Industrie oft negativem Votum schloss sich die Arzneimittelkommission der deutschen Ärzteschaft – auch diese ist neutral besetzt – überwiegend an. Anders die Fachgesellschaften, die ja häufig Sponsorengelder aus der Industrie erhalten (63 Prozent geben das zu): Sie bewerteten die geprüften Arzneien in 84 Prozent der Fälle wirksamer als die anderen beiden neutralen Prüfinstitutionen.[2] Interessenkonflikte müssen transparent gemacht und vermieden werden. Doch nur in 1 Prozent der Leitlinien sind sie vermerkt.

Vorsorgeplanung ist wichtig, oder: Was können Patienten tun?

Dabei wäre bei ehrlichem Willen zu Verbesserungen vieles so einfach. Ein Beispiel: Der Gesetzgeber hat 2012 alle Krankenkassen verpflichtet, ihre Mitglieder über die Möglichkeiten einer Organspende zu informieren. Jetzt hat jeder in Deutschland Krankenversicherte – ob nun gesetzlich oder privat versichert – von seiner Krankenkasse einen Organspenderausweis bekommen und meist auch noch einen Hochglanzprospekt zum Thema. Welch eine verpasste Chance, dass im Rahmen dieser Großaktion nicht auch gleich noch auf das viel drängendere Problem der Vorsorgeplanung, auf Patientenverfügung und Vorsorgevollmacht aufmerksam gemacht worden ist! Am besten hätte man gleich ein Formularheft mit einigen probaten Textvorschlägen beigelegt. Denn nur eine Minderheit der Bevölkerung hat beide wichtigen Dokumente. Und die übrigen mehr als 70 Prozent – die wahrscheinlich überwiegend nicht anders denken als die Minderheit mit den Formularen – haben in jeder Situation Maximalmedizin zu befürchten, und sei ihr Zustand auch noch so trostlos. Hier besteht dringlich Nachholbedarf.[3] Der Kostenaufwand: eine Petitesse!

Problemfeld Krankenkasse

Kaum weniger kompliziert wäre es, das Feld der *Prüfaufgaben des Medizinischen Dienstes der Krankenkassen (MdK)* dahingehend zu erweitern, dass die Notwendigkeit aller stationären Klinikaufenthalte gründlichst unter die Lupe zu nehmen ist. Dabei sollten vor allem die schweren, für die Klinik profitablen Fälle, also etwa Krebspatienten, kritisch angesehen werden. Gerade diese Patienten brauchen den Schutz des Medizinischen Dienstes, gerade sie wollen lieber daheim sein. Sie sollten wachen Auges den Krankengeschichten folgen und Fragen stellen können, die humanes, dem Willen entsprechendes Sterben ermöglichen. Wann ist eine Klinikbehandlung nicht mehr nötig? Wann agiert nur noch das Sterbeverlängerungskartell? Entsprach die Behandlung dem Therapieziel des Patienten?

Und wenn ein Aufenthalt im Krankenhaus tatsächlich geboten scheint, dann sollte es im Eigeninteresse der Krankenkassen liegen, dort nur wirksame Therapieverfahren zu erstatten. Bei vielen Krebstherapien etwa ist der Nutzen für den

Patienten – wie hinreichend beschrieben – minimal. Wir geben für ein einziges Krebsmedikament oft hunderte Millionen Euro aus, ohne zu hinterfragen, ob das sündhaft teure Präparat auch wirklich hilfreich für die Krebskranken ist. Wissenschaftlich exakte Nachbeobachtungen würden nur rund 0,1 Prozent der Medikamentenkosten betragen: Da fordert doch allein der gesunde Menschenverstand, die Wirksamkeit der hochpreisigen Medizin auf den Prüfstand zu stellen. Unlängst forderte das alles auch ein Gutachten hochrangiger Experten im Auftrag des Bundesgesundheitsministeriums:[4] Gerd Gläske, Herausgeber des *Handbuchs Medikamente* der Stiftung Warentest, Präsidenten der Deutschen Krebsgesellschaft wie Klaus Höffken und Lothar Weißbach, Vorsitzende und Vizevorsitzende des deutschen Sachverständigenrates wie Eberhard Wille und Matthias Schrappe sowie der Vorsitzende der Arzneimittelkommission Wolf-Dieter Ludwig. Eine gute Idee, die ausufernden Kosten für Krebsmedikamente in den Griff zu bekommen, jagt die nächste in dem 142-seitigen Gutachten. Das aus unseren Steuergeldern bezahlte spektakuläre Gutachten der sechs klugen Professoren landete aber wohl unbeachtet im Ablagefach. Die Hinweise würden sich für die Krankenkassen und die Allgemeinheit rechnen, nicht aber für die Pharmaindustrie. Käme etwa heraus, dass eine seit zehn Jahren durchgeführte Chemotherapie keinen nennenswerten Effekt auf das Gesamtüberleben der an Krebs Erkrankten hat, wäre zu fragen, warum diese folgenreiche Behandlung dann fortgesetzt wird – und warum die Kassen diesen Unfug auch noch mit horrenden Summen bezahlen.

Falsche Anreize im deutschen Gesundheitssystem

Es gibt Studien über Studien, aber eben keine zur Übertherapie von Krebspatienten. Hier besteht dringlich Handlungsbedarf. Mancher Prostatakrebs wächst etwa so langsam, dass er einer Behandlung zumeist nicht mehr bedarf: Die meisten Männer sterben mit dem Krebs, nicht an dem Krebs. Gerade in dieser Niedrigrisikogruppe wird heute eine direkte Operation nicht mehr empfohlen.[5] Diesen Erkenntnissen zum Trotz wurde einer aktuellen deutschen Untersuchung zufolge fast jeder zweite erkrankte Mann trotzdem operiert.[6] Die Patienten, die dieser Variante der Übertherapie zum Opfer fallen, leiden danach nicht selten an Impotenz und haben Probleme beim Wasserlassen. Einen Nutzen hatten sie wahrscheinlich nicht.

Und immer wieder stellt sich die eine Frage: Warum werden aufwendige Behandlungsmethoden teuer bezahlt, nicht aber eine gute, zeitintensive Beratung, die von sinnlosen Therapien abrät? Zumindest der Patient und das Allgemeinwohl würden davon profitieren. Aber das Problem Übertherapie ist nun einmal kein beliebtes Forschungsthema. Wer sollte solche Studien auch finanzieren? Die Pharmaindustrie wohl kaum. So bleibt eine kritische Auseinandersetzung mit der Preispolitik leider – Fehlanzeige.[7]

Wir setzen die falschen Akzente. Als Insider der ambulanten Palliativversorgung kann ich ein Lied davon singen. 2006 eröffnete ich die erste Praxis für Palliativmedizin[8] in Nordrhein-Westfalen und hatte von Witten aus Patienten bis nach Gelsenkirchen, Hagen oder andere umliegende Städte zu versorgen. Damals waren die Patientenzahlen klein. Kaum einer wusste ja, was Palliativmedizin wirklich bedeutet. Auch die Krankenkassen nicht, die unsere Leistung kaum vergüteten. Dort dachte man, die Begleitung Sterbender sei eine so edle ärztliche Tätigkeit, dass sich Gespräche übers liebe Geld verböten. Derlei mache ein Arzt aus Berufung, ergo gegen Gotteslohn. Heute sind wir da, nachdem 2009 eine flächendeckende Finanzierung ambulanter Palliativversorgung eingeführt wurde, ein gehöriges Stück weiter. Den Nutzen haben die Patienten. Während 2007 in Bochum etwa 104 schwerstkranke Menschen ambulant palliativmedizinisch versorgt wurden[9], sind es aktuell jährlich deutlich mehr als 1200. Heute brauche ich nicht mehr so weit zu fahren, es gibt genügend Kollegen in der Nachbarschaft, die sich liebevoll kümmern. Dieses Modell des kooperativen Zusammenwirkens von ambulanten Palliativnetzen mit den Hausärzten gibt es nun in ganz Westfalen-Lippe. Unterstützt und gefördert wird das Ganze von der Kassenärztlichen Vereinigung Westfalen-Lippe und der Landesärztekammer, ja sogar die Krankenkassen loben das System und bauen es aus. Westfalen hat damit einen grundlegenden Durchbruch erzielt: Sind um die Jahrtausendwende noch über 80 Prozent der Palliativpatienten im Krankenhaus gestorben, so sind es seit 2012 nur noch rund zehn Prozent.[10] Das ist bundesweit nicht zu toppen.

Dennoch, die Ausgaben der gesetzlichen Krankenversicherungen für die ambulante Palliativversorgung belaufen sich bundesweit auf gerade einmal 0,12 Prozent der Gesamtausgaben.

Schätzungen zufolge fallen rund die Hälfte aller Gesamtgesundheitsausgaben im letzten Lebensjahr an. Eigentlich sollten den meisten Patienten zu diesem Zeitpunkt bereits Leistungen der Palliativversorgung zugutekommen. Dies fordern sogar internationale Krebsgesellschaften. Da offenbart sich ein eklatantes Missverhältnis. Machen wir eine simple Rechnung auf. Wenn die Palliativversorgung auch nur drei Prozent der unserer kurativen Medizin zur Verfügung stehenden Gelder ausmachen sollte, müsste man bereit sein, über 25-mal mehr in diesen wichtigen Bereich zu investieren, als man es heute tut. Anders gesagt: Die kurative Medizin müsste nur auf nicht einmal drei Prozent ihres Umsatzes verzichten – und wir könnten bei uns die weltweit beste Palliativversorgung aufbauen. Mehr noch: Dies würde manch aggressive Chemotherapie einsparen. Wir bräuchten weniger künstliche Beatmung, weniger Intensivbehandlung, weniger Krankenhauseinweisungen am Lebensende. Oder, mit einem großen Satz gesagt: Unser Sterben würde sich besser und zudem noch weit kostengünstiger gestalten. Wer also kann dagegen etwas haben? Nun ja, die Klinikkonzerne, die Pharmakonzerne, die Großgeräteehersteller und deren Anwender, sprich das Sterbeverlängerungskartell. Aber wollen wir uns von denen wirklich ein Ende unserer Tage in Fremdbestimmung vorschreiben lassen?

Es ist an der Zeit, öffentlich Druck zu machen. Wer eine Therapie in der Klinik grundsätzlich höher als die ambulante Versorgung bewertet, der schafft verhängnisvolle Fehlanreize! Es ist absolut fragwürdig, die Behandlung eines Leistenbruchs in einer Klinik um ein Fünffaches besser zu bezahlen oder Krankenhäusern eine wirtschaftliche Chemotherapie nur bei stationärer Durchführung zu ermöglichen. Gleiche Leistung – gleiches Geld! Zudem ist kaum einzusehen, dass im ambulanten Bereich Therapiekosten nur dann übernommen werden, wenn der gemeinsame Bundesausschuss (GBA) den Nutzen für gegeben hält. Im Krankenhaus hingegen werden diese Kosten stets getragen. Allenfalls wenn der GBA die Nutzlosigkeit sicher feststellt, werden die Verfahren gelegentlich – und meist viel zu spät – von der Erstattung ausgeschlossen. Aber hoch riskante Experimentalmethoden, wie etwa der Racz-Wirbelsäulenkatheter, werden in der stationären Schmerztherapie mit viel Geld beworben. Ambulant sind die Patienten vor dieser Methode geschützt.

Mehr Transparenz im Gesundheitswesen

Noch einmal: Es gilt, neue Akzente zu setzen! Darum müssen auch all die fehlleitenden Chefarztbonusverträge endlich als sittenwidrig gebrandmarkt werden. Die Bundesärztekammer hat da ja 2012 bereits begrüßenswert Alarm geschlagen. Die gemeinsam mit der Deutschen Krankenhausgesellschaft ausgesprochenen Empfehlungen allerdings zielen allesamt auf Freiwilligkeit. Aber welcher Chefarzt, der sich dank der oft horrenden Bonuszahlungen eine goldene Nase verdient, welcher Klinikbetreiber, der von daraus resultierenden Übertherapien profitiert, wird dieses System der wechselseitigen Vorteilsnahme aus freien Stücken korrigieren? Nur in einer

Bananenrepublik werden öffentliche Gelder zur Finanzierung von Krankenhäusern ohne jegliche Kontrolle veruntreut – und, mehr noch, Straftaten subventioniert. Denn Übertherapie ist nun einmal kein Kavaliersdelikt wie Falschparken, sondern ein Verbrechen gegen die Schwächsten der Schwachen, gegen körperliche Unversehrtheit von hilflos Sterbenden, deren letzter Ausbeutung endlich entgegenzuwirken ist. Hier muss der Rechtsstaat handeln. Die gern reklamierte Privatsphäre bei Chefarztverträgen darf nicht über diesem fundamentalen Grundrecht stehen.

Kurzum, es hat augenblicklich eine Veröffentlichungspflicht von Bonusverträgen zu gelten. Und ein umfassendes Prüfrecht des MdK nicht minder.

Genauso wie die Namen der Ärzte, die an gut bezahlten Anwendungsbeobachtungen teilnehmen – wie es das Gesetz bereits heute vorsieht –, veröffentlicht gehören. Es ist schlicht nicht hinnehmbar, wieso die Bezüge von Vorstandschefs der Automobilindustrie im Internet frei einsehbar sind, Honorare von Menschen, die teils gar im öffentlichen Auftrag über Leben und Tod befinden, aber als Staatsgeheimnis gehandelt werden. Und das, obwohl bereits seit Jahren mehr als nur ein Anfangsverdacht von Fehlanreizen gegeben ist. Ich würde als Krebskranker schon gerne wissen, ob mich mein Arzt interessenneutral zu meinem Besten berät, oder ob er einen satten Bonus bekommt, sobald Chemogift in meine Venen tropft.

Wir brauchen endlich Transparenz im Gesundheitswesen. Wir brauchen verbindliche Regelungen, um auch den Verdacht der Korruption auszuräumen. Jede Form der Bestechlichkeit ist im Keim zu ersticken. Die Gesundheits- und Justizminister eines demokratischen Gemeinwesens müssen ihrem Amtseid gerecht werden und, wie geschworen, Schaden von uns abwenden. Es kann nicht sein, dass ein Arzt, der von der Pharmaindustrie verdeckt über Studien Tausende Euro für den Einsatz hochpreisiger und nur fraglich wirksamer Medikamente erhält, in Deutschland als gesetzestreuer Bürger gilt. Und es ist wenig hilfreich, ein Gesetz auf den Weg zu bringen, das eben diesen Missstand mit Anwendungsbeobachtungen nicht aufgreift.

Doch was den Rechtsschutz sterbenskranker Menschen angeht, scheint Justitias Waage gründlich aus dem Gleichgewicht geraten: Ärzte werden strafverfolgt, wenn sie das Sterben zulassen. Strafverfolgungen wegen eines Übertherapieverbrechens muss man hierzulande lange suchen, obwohl es mehr als genug einschlägige Delikte gibt. In den USA übrigens ist das anders. In Michigan wurde ein Arzt, der ohne Indikation Chemotherapie verabreichte, zu einer 45-jährigen Haftstrafe verurteilt.[11] Ich bin gewiss kein Verfechter des Prinzips »Auge um Auge, Zahn um Zahn«. Aber dieses Urteil schreckt ab.

In Deutschland aber wird noch immer gefragt, ob der Verzicht auf eine Behandlung oder die Beendigung einer einmal begonnenen Behandlung zulässig sei. Genau dies freilich verkehrt die Grundlagen ärztlicher Ethik in ihr schieres Gegenteil. Denn nicht der Verzicht auf eine ärztliche Maßnahme, sondern ihre Durchführung, nicht ihre Beendigung, sondern ihre Fortsetzung bedürfen der Rechtfertigung, einer gebotenen ärztlichen Indikation und vor allem der Einwilligung des Patienten.[12]

Seien Sie kritisch!

Und doch, Verursacher der Misere sind nicht allein die anderen. Nicht nur korrupte Zeitgenossen in Weiß, nicht nur die raffgierige Pharmafirma. Nicht nur der unbarmherzige Pflegedienstbetreiber, der mit Beatmungs-WGs oder leidensverlängernden PEG-Sonden auf verwerfliche Manier seinen Reibach macht. Denn, deren zweifelsfrei erwiesene Schuld einmal beiseitegelassen: Auch Sie, die Patienten, könnten einiges mehr tun und haben bislang meist Entscheidendes versäumt – und damit das ganze Übertherapie-Unwesen erst ermöglicht. So viele, denen ich in meinem Beruf begegnet bin, haben sich zeitlebens niemals mit dem Tod auseinandergesetzt. Die eigene Sterblichkeit ist oft selbst im Gespräch mit dem Partner, mit den Nächsten tabu. Vermutlich hat auch darum nur eine Minderheit für den Ernstfall eine Patientenverfügung hinterlegt. Der Tod ist von der Familie ausgelagert in die Welt der Medien. Keine Nachrichtensendung ohne Opferzahlen, abgedeckte Körper, Blutlachen. Kein Abendprogramm ohne Mörder. Kaum ein Krimi ohne schaurig geschminkte Leiche.

Gestorben wird im Fernsehen. Aber, Hand aufs Herz, wer hat vor dem Rentenalter schon einmal einen Toten gesehen? Wer war gar beim Sterben eines Angehörigen dabei? Ich bin mir sicher: eine Minderheit. Gar zu oft sind die letzten Dinge graue Theorie. Woody Allen hat es einmal präzise auf den Punkt gebracht: *»Ich habe keine Angst vor dem Tod. Ich möchte nur nicht dabei sein, wenn er kommt.«*

Aber genau so kommt es zur sich selbst erfüllenden Prophezeiung. Man hat Angst vor einem würdelosen Tod und stirbt unter Einsatz der Maximalmedizin an piepsenden Monitoren. Denn keiner sagt den Ärzten, dass Sie gerade dies nicht gewünscht hätten. In den Tagen vor dem Tod werden Sie so manchen Kampf verlieren: Erst den Kampf um Ihre Sinne mit der schlimmen Folge der Fixierung am Bett, dann den Kampf um die Niere mit der Folge der Dialysebehandlung, um die Lunge mit der Folge schmerzhafter Beatmung und stündlichem quälenden Absaugen und zuletzt um das Herz-Kreislauf-System mit der Folge der Wiederbelebung mit Rippen- und Brustbeinbruch sowie Elektroschockbehandlung. Letztere ist so schmerzhaft, dass außerhalb von Notsituationen niemand auch nur auf die Idee käme, jemandem diese Behandlung ohne Vollnarkose anzutun. Aber dann endlich ist es vorbei. Für Sie, für Ihr Wohlbefinden kämpft schon lange keiner mehr. Sie hatten Angst davor – und deshalb kommt es leider genauso.

Hiergegen hilft nur die frühzeitige Vorsorgeplanung, zu der ich Sie ermutigen möchte.

Denn anders als im abendlichen Fernsehprogramm sterben die meisten Menschen nicht durch Flugzeugabstürze, Verkehrsunfälle oder Terrorattacken. Auch der gewünschte Blitzeinschlag oder der plötzliche Herztod sind heute eine Rarität: Nur fünf Prozent der Menschen sterben plötzlich, von den übrigen brauchen fast alle Palliativversorgung und Vorsorgeplanung. Denn kaum jemand möchte an piepsenden Monitoren in Anwesenheit chronisch zeitknappen Pflegepersonals sterben. Daher möchte ich Sie bitten, mich etwas in mein Fachgebiet, die Palliativmedizin, zu begleiten.

Sterben gehört zum Leben

Wie oben betont, liegt ein wesentlicher Faktor unserer Angst vor dem Tod an unserer mangelnden Erfahrung mit Sterbenden. Wir meiden sie. Das ist schlimm für Sterbenskranke und ihre nächsten Partner, denn sie sterben vor dem eigentlichen Tod schon den sozialen Tod in der Isolierung. Doch das ist auch schlimm für die den Umgang Vermeidenden, denn ihre Ängste sind unbegründet, sie werden aber schließlich zu einer sich selbst erfüllenden Prophezeiung.

Denn anders als man glaubt, ist der Umgang mit Sterbenden sehr erfüllend. Die Voraussetzung dafür ist freilich die »Symptomarmut« – das betrifft Schmerz, Übelkeit und Atemnot, aber insbesondere auch Angst und Depression. Und ich kann Ihnen versichern: Guter Palliativversorgung in Kooperation mit Ihrem Hausarzt gelingt es fast immer, solche Beschwerden zu lindern. Das drückt sich nicht nur in den Palliativteams aus, von der die Medikamente bringenden Apothekenhelferin bis hin zur hochqualifizierten Palliative Care Fachschwester. Palliativteams bestehen oft aus Positiv-Bekloppten, alle reißen sich ein Bein aus für die Patienten. Natürlich liegt das einerseits an genialen Menschen in Palliativteams. Es liegt aber auch daran, dass der Umgang mit Sterbenden etwas sehr Erfüllendes ist. Das zeigt sich ebenso bei Angehörigen, bei echten Freunden, bei Ehrenamtlichen der Hospizbewegung wie auch bei vielen engagierten Schwestern und Pflegern in Pflegeheimen oder auf

Palliativstationen. Gelingt die Symptomkontrolle, empfinden alle die Begleitung als etwas Bereicherndes. Programm ist die Bemerkung des Mannes einer gerade gestorbenen, sehr jungen Patientin: *»Hätten wir gewusst, dass Sterben etwas Schönes sein kann – wir hätten weniger Angst gehabt.«*

Uns sagte die Mutter eines sterbenden Mädchens: *»Es gibt zwei Arten Menschen, die uns besuchen. Die, die mir guttun, und die, die nur zum Gaffen kommen.«* Seien Sie natürlich im Umgang mit Sterbenden, reden Sie nicht zu viel, sondern hören Sie zu, vermeiden Sie Ratschläge und tratschen Sie nicht. Drängen Sie sich nicht auf, sondern betonen Sie, dass Sie gerne wiederkommen würden, wenn es okay ist. Dann wird es für alle gut.

Sie merken schon, worauf ich hinauswill. Gute Vorsorge hilft, eine schlimme letzte Lebensphase zu wenden. Aus dem mittelalterlichen Mönchslatein stammt der Ausdruck »memento mori« – »Denke daran, dass du stirbst«. Früher galt es als wichtig, dass man sich auf das Jüngste Gericht vorbereitet, dass man im Sterben um Vergebung von Sünden bittet. So galt früher gerade ein plötzlicher Tod, etwa durch einen Unfall, als entsetzliche Vorstellung. Die Bibel vermittelt an verschiedenen Stellen – etwa in Psalm 90 (12) – *»Lehre uns bedenken, dass wir sterben müssen, auf dass wir klug werden.«* Aufgrund der Übertherapie am Lebensende gilt das heute mit dramatischer Aktualität.

Patientenverfügung erstellen und Zweitmeinung einholen

Zusammengefasst ist es also wichtig, sich mit der eigenen Sterblichkeit zu beschäftigen. Dazu ist es hilfreich, Kontakte zu Sterbenden nicht zu meiden. Von ihnen kann man viel lernen. Und dann sollte man eine Patientenverfügung erstellen, dabei sind unbedingt rechtlich bindende Formulare, etwa das aus dem Bundesministerium der Justiz, einzusetzen. Denn was nützt die schönste prosageschriebene Patientenverfügung, wenn die entscheidenden rechtlichen Formulierungen fehlen? Patientenverfügungen sind nicht dafür da, Situationen zu klären, wenn sich alle einig sind, sondern sie müssen insbesondere dann halten, wenn es Streit gibt. Deshalb habe ich meine eigene Verfügung anhand dieses Formulars erstellt, einige wichtige Dinge aus Sicht der Palliativmedizin und der Literatur ergänzt. Im Anhang dieses Buches finden Sie eine Vorlage. Darin sollte geregelt sein, wie man bei dauerhaftem Koma, Hirnabbauerkrankung oder bei schwerer anderer Erkrankung behandelt werden möchte – und durch welche Apparatemedizin nicht. Meiner Einschätzung nach kann man diese in solchen Fällen komplett ablehnen. Unklug ist es, eigene Formulierungen zu nehmen, wie »wenn mein Leben nicht mehr lebenswert ist« oder »wenn ich niemals wieder aufwache«. So etwas kann jeder Pflegeheimdirektor aushebeln, wenn er möchte.

Doch weit gefehlt, wer meint, nun kann mir nichts mehr passieren: So äußerte sich »einer der berühmtesten Herzchirurgen« Deutschlands, Prof. Reichart: »*Wenn Patienten oder Angehörige von Patienten kommen und sagen, ›Herr Doktor, hier ist die Patientenverfügung‹, dann sage ich: Die können Sie ruhig in Ihrem Nachtkästchen lassen. Sie interessiert mich nicht.*«[13] Er lässt also klar erkennen, dass er entscheidet, was medizinisch gemacht wird, selbst wenn die Behandlung in der Patientenverfügung abgelehnt wird.

Mindestens genauso wichtig ist deshalb eine Person, die die Wünsche dann später umsetzt und sich gegebenenfalls auch traut, einem »Halbgott in Weiß« zu widersprechen. Der wichtigste Schlüssel gegen Übertherapie am Lebensende aber lautet: *Zweitmeinung einholen.*

So wissen wir aus Untersuchungen, dass mindestens 60 Prozent der geplanten orthopädischen Operationen durch die Zweitmeinung eines Spezialisten vermeidbar gewesen wären.[14] Noch klarer wird das Bild, wenn man einmal betrachtet, was mit Ärzten passiert, die selbst krank sind. Sie haben ja eine »eingebaute Zweitmeinung«, zudem haben sie immer die Möglichkeit, im Bekanntenkreis einen zweiten Spezialisten zu fragen. Und siehe da, bei den Diagnosen Kniegelenkverschleiß, Leistenbruch oder Herzkranzgefäßverengung sind die Untersuchungs- und Operationszahlen bei Ärzten deutlich niedriger als in der Normalbevölkerung.[15] Ärzte sind nicht gesünder als der Durchschnitt – aber sie haben das Zweitmeinungsprivileg und entfliehen mithin nicht unbedingt notwendigen Eingriffen. Bezüglich der sterbensverlängernden Medizin haben Ärzte eine klare Position: Fast 90 Prozent lehnen das für sich selber rigoros ab[16]: Sie sterben seltener in der Klinik, werden seltener operiert und meiden in den letzten sechs Lebensmonaten die Intensivstation.[17] Die Autoren des diesbezüglichen Artikels schlussfolgern: *Ärzte kennen das Leid auf den Intensivstationen und die Aussichtslosigkeit in manchen Behandlungssituationen. Auch wissen sie um die Vorteile palliativmedizinischer Versorgung und guter häuslicher Pflege.*[18]

Doch auch hier war der Gesetzgeber zu zaghaft: Die gesetzlichen Krankenkassen führten 2013 ein sogenanntes Zweitmeinungsprogramm ein: Auf Kosten der Krankenkassen dürfen Versicherte sich bei einem Spezialisten vor umfangreichen Behandlungen eine zweite Meinung einholen.[19] Und die meisten finden das ziemlich gut, 94 Prozent der Nutzer waren mit dem Ergebnis der Beratung zufrieden.[20] Doch nur eine kleinste Minderheit nutzt leider diesen kostenfreien Service. Zu großes Vertrauen genießt der behandelnde Arzt, oder man befürchtet anschließend eine schlechtere Behandlung wegen des Misstrauens.

Zudem ist Freiwilligkeit in diesem Bereich nicht zielführend. Die behandelnden Ärzte haben keinerlei Interesse daran, die Patienten befinden sich aufgrund der schweren Diagnosen im Hypnoseschock, sind »willenlos«. Und besonders grotesk ist die Situation bei der Krebsmedizin. Dort gibt es das Zweitmeinungsverfahren in Universitätskliniken. Man kann also als Patient mit seinen Unterlagen zu einer nicht behandelnden Klinik gehen und dort von Spezialisten eine Therapieempfehlung bekommen. Da diese Beratung aber schlecht bezahlt wird, bieten sie nur wenige Kliniken überhaupt an, andere vergeben späte Termine. Das Verfahren ist gekennzeichnet durch praktische Irrelevanz.

Der Gesetzgeber selber hat nach den Transplantationsskandalen die Notwendigkeit erkannt, die Entscheidung zu einer Transplantation stets von einem zweiten Arzt, der in keinerlei Abhängigkeit zum Transplantationsteam stehen darf, zu hinterfragen. Dieser Arzt muss sogar beim Aufklärungsgespräch zugegen sein. Nix Freiwilligkeit, sondern Pflichtkontrolle heißt die Devise. Es gibt also eine gesetzlich vorgeschriebene Skepsis gegenüber der ärztlichen Aufklärung, wenn es um hochbezahlte Transplantationseingriffe geht! Es wäre doch in hohem Maße blauäugig zu glauben, die Problematik gebe es nur bei gut bezahlten Organtransplantationen. Die Motivation für einen Arzt, eine 100 000 Euro teure Chemotherapie zu empfehlen, wird doch genauso fehlerhaft auf einem Geldanreiz liegen können wie die für eine Lebertransplantation, die doch deutlich günstiger zu haben ist. Schon lange musste bei der Feststellung des Hirntodes ein zweiter unabhängiger Arzt mituntersuchen, nun muss sogar ein zweiter Arzt bei der Beratung im Rahmen der Lebendorganspende bei der Aufklärung dabei sein.[21]

Es kann also im Moment nur eindringlich der Rat gegeben werden, vor jeder hochpreisigen Behandlung, auch wenn sie die Krankenkasse zahlt, eine zweite Meinung durch einen Spezialisten oder auch Ihren Hausarzt einzuholen – mit 96-prozentiger Wahrscheinlichkeit werden Sie damit zufrieden sein und besser versorgt. Bei kostenintensiven Behandlungen würde ich immer eine verpflichtende und unabhängige Zweitberatung fordern – bei unheilbaren Erkrankungen am besten von einem Palliativarzt.

Delegieren Sie das angstbesetzte Thema nicht an einen vermeintlichen Fachmann: an den Arzt zumeist, in der oft blinden Hoffnung, dass dieser sich schon an die Präambel seiner Berufsordnung halten werde: *»Bei meiner Aufnahme in den ärztlichen Berufsstand gelobe ich, mein Leben in den Dienst der*

Menschlichkeit zu stellen. Ich werde meinen Beruf mit Gewissenhaftigkeit und Würde ausüben.«

Auf diese ganz besondere Aura des Gewerbes berufen sich nahezu all meine Kollegen. Doch, wie dieses Buch zeigt: Im weitverzweigten Medizinbetrieb treibt ein recht skrupelloses Netzwerk sein Unwesen, das sich um hehre Grundsätze einen Teufel schert. Der Arzt ist, allen selbst geschaffenen Mythen zum Trotz, nun einmal weniger Halbgott als Geschäftsmann, charakterlich nicht besser oder schlechter aufgestellt als Immobilienmakler oder Autohändler. Auch für mein Metier gelte also die alte Devise: Vertrauen ist gut. Kontrolle ist besser! Lassen Sie sich von akademischen Titeln nicht einschüchtern. Bewahren Sie, wenn irgend möglich, kritische Distanz zu Ihrem Doktor. Holen Sie, was Ihr gutes, mittlerweile auch von den Kassen verbrieftes Recht ist, Zweitmeinungen, Vergleichsangebote ein, auch und gerade wenn es um die Behandlung einer terminalen Erkrankung geht. Ein guter Arzt wird Ihnen das nicht verdenken. Der hat nichts zu befürchten. Und wenn gar nichts anderes mehr hilft, in Fällen besonderer Dreistigkeit, sollten Sie sich wehren und keine Scheu haben, einen Fachanwalt zu kontaktieren. Das beste Mittel gegen die Übertherapie-Offerten der Scharlatane in Weiß ist und bleibt nun einmal der mündige, selbstbewusste Patient.

Mit diesem Buch möchte ich etwas bewegen. Deshalb würde ich mich über Ihre Rückmeldung, Kritik oder Lob freuen. Insbesondere aber interessieren mich vergleichbare Erlebnisse in Ihrer Familie oder Ihrem Umkreis. Bitte schreiben Sie mich an: thoens@zweitmeinung-intensiv.de

Anhang I: Patientenverfügung*

Ich, ______________________________, treffe folgende schriftliche Patientenverfügung und Vorsorgevollmacht

Für Unfallereignisse oder plötzliche Erkrankungen aus voller Gesundheit wünsche ich die notwendige Maximaltherapie. Folgezustände dieser Ereignisse sollen erst 2 Wochen nach dem Ereignis entsprechend dieser Verfügung beurteilt werden.**

* Die nachfolgende Patientenverfügung des Palliativnetzes Witten kann unter https://www.piper.de/was-ist-palliativmedizin heruntergeladen werden.

** Bei guter Aussicht auf vollständige Genesung bei einer Krise wünschen sich die meisten Menschen Maximalbehandlung. Es hat sich in einer Untersuchung gezeigt, dass Patienten mit einer einschränkenden Patientenverfügung eine höhere Sterblichkeit haben, also wahrscheinlich nicht die gleiche notwendige Behandlung erhalten. Durch die Klarstellung am Anfang soll dies vermieden werden. Patientenverfügungen sind in aller Regel erst dann hilfreich, wenn sich ein dauerhaft schlechter Verlauf abzeichnet.

1. Eingangsformel

Ich bestimme hiermit für den Fall, dass ich meinen Willen nicht mehr bilden oder verständlich äußern kann, Nachfolgendes:

2. Exemplarische Situationen, für die die Verfügung gelten soll

Wenn

- ich mich aller Wahrscheinlichkeit nach unabwendbar im unmittelbaren Sterbeprozess befinde.
- ich mich im Endstadium einer unheilbaren, tödlich verlaufenden Krankheit befinde, selbst wenn der Todeszeitpunkt noch nicht absehbar ist.
- infolge einer Gehirnschädigung meine Fähigkeit, Einsichten zu gewinnen, Entscheidungen zu treffen und mit anderen Menschen in Kontakt zu treten, nach Einschätzung zweier erfahrener Ärztinnen oder Ärzte (davon mind. ein Facharzt für Neurologie) aller Wahrscheinlichkeit nach unwiederbringlich erloschen ist, selbst wenn der Todeszeitpunkt noch nicht absehbar ist.* Es ist mir bewusst, dass in solchen Situationen die Fähigkeit zu Empfindungen erhalten sein kann und dass ein Aufwachen aus diesem Zustand nicht ganz sicher auszuschließen, aber höchst unwahrscheinlich ist**.

* Diese Bedingung ist für mich etwa erfüllt, wenn nach direkter Gehirnschädigung nach einem Jahr und nach indirekter Gehirnschädigung nach einem halben Jahr keine durchgreifende Verbesserung eingetreten ist oder wenn etwa die Voraussetzungen der Reanimationsfachgesellschaft für eine »sehr wahrscheinliche schlechte neurologische Erholung« vorliegen.

** Dieser Punkt betrifft nur Gehirnschädigungen mit dem Verlust der Fähigkeit, Einsichten zu gewinnen, Entscheidungen zu treffen und mit anderen Menschen in Kontakt zu treten. Es handelt sich dabei häufig um wachkomaähnliche Krankheitsbilder, die mit einem weitgehenden Ausfall der Großhirnfunktionen einhergehen. Diese Patienten sind unfähig zu bewusstem Denken, zu gezielten Bewegungen oder zu Kontakt-

- ich infolge eines weit fortgeschrittenen Hirnabbauprozesses (z. B. bei Demenzerkrankung) auch mit ausdauernder Hilfestellung nicht mehr in der Lage bin, Nahrung und Flüssigkeit auf natürliche Weise zu mir zu nehmen*. Dabei ist mein Willen stets zu beachten – verweigere ich die Nahrungsaufnahme, so ist dies als Willensäußerung zu akzeptieren.
- ich trotz umfassender ärztlicher Maßnahmen nach 8 Wochen Intensivbehandlung (Beatmung oder Vergleichbares) gleichwohl noch kritisch krank bin und meinen Willen immer noch nicht bilden kann.**

aufnahme mit anderen Menschen, während lebenswichtige Körperfunktionen wie Atmung, Darm- oder Nierentätigkeit erhalten sind, wie auch möglicherweise die Fähigkeit zu Empfindungen und Schmerzen. Wachkomapatienten sind bettlägerig, pflegebedürftig und müssen künstlich mit Nahrung und Flüssigkeit versorgt werden. In seltenen Fällen können sich auch bei Wachkomapatienten nach mehreren Jahren noch günstige Entwicklungen einstellen, die aber zumeist ein Leben mit schwerster körperlicher und geistiger Behinderung bedeuten. Eine sichere Voraussage, ob die betroffene Person zu diesen wenigen gehören wird oder zur Mehrzahl derer, die ihr Leben lang als Pflegefall betreut werden müssen, ist bislang nicht möglich.

* Dieser Punkt betrifft Gehirnschädigungen infolge eines weit fortgeschrittenen Hirnabbauprozesses, wie sie am häufigsten bei Demenzerkrankungen (z. B. Alzheimer) eintreten. Im Verlauf der Erkrankung werden die Patienten zunehmend unfähiger, Einsichten zu gewinnen und mit ihrer Umwelt verbal zu kommunizieren, während die Fähigkeit zu Empfindungen erhalten bleibt. Im Spätstadium erkennt der Kranke selbst nahe Angehörige nicht mehr und ist schließlich auch nicht mehr in der Lage, trotz Hilfestellung Nahrung und Flüssigkeit auf natürliche Weise zu sich zu nehmen.

** Unter »chronisch kritisch krank« (chronical critical illness) versteht man Patienten unter intensivmedizinischer Dauerbehandlung oft mit Mehrorganversagen. Die Aussicht vor allem bei längerdauernder Beatmungsbehandlung wieder zurück in sein altes Leben zu finden ist minimal, nach 14-tägiger Beatmung deutlich unter 10 Prozent. Bei längerer Beatmung, älteren und vorerkrankten Patienten ist sie erheblich

3. Festlegungen zu Einleitung, Umfang oder Beendigung bestimmter ärztlicher Maßnahmen

Lebenserhaltende Maßnahmen*
In den oben beschriebenen Situationen wünsche ich,

- dass alle lebenserhaltenden Maßnahmen unterlassen werden. Hunger und Durst sollen auf natürliche Weise gestillt werden, gegebenenfalls mit Hilfe bei der Nahrungs- und Flüssigkeitsaufnahme. Ich wünsche fachgerechte Pflege von Mund und Schleimhäuten sowie menschenwürdige Unterbringung, Zuwendung, Körperpflege und das Lindern von Schmerzen, Atemnot, Übelkeit, Angst, Unruhe und anderen belastenden Symptomen.

Schmerz- und Symptombehandlung**
In den oben beschriebenen Situationen wünsche ich eine fachgerechte Schmerz- und Symptombehandlung,

- wenn alle sonstigen medizinischen Möglichkeiten zur Schmerz- und Symptomkontrolle versagen, auch bewusstseinsdämpfende Mittel zur Beschwerdelinderung.
- Die unwahrscheinliche Möglichkeit einer ungewollten Ver-

niedriger. Daher ist es sinnvoll, hier eine individuelle Zeit einzutragen, etwa zwischen 10 Tagen (für sehr alte Menschen mit vielen Vorerkrankungen und sehr schlechten Aussichten) bis ½ Jahr für sehr junge, gesunde Menschen. Ich halte für mich (frischer Spätvater) eine Zeit von 8 Wochen für angemessen.

* Leider reicht dieser Satz nicht. Der Bundesgerichtshof hat erklärt, dass der Satz »ich wünsche keine lebensverlängernden Maßnamen« nicht ausreiche, und fordert die Aufschlüsselung, wie sie im Weiteren aufgeführt ist.

** Eine fachgerechte lindernde Behandlung einschließlich der Gabe von Morphin wirkt in der Regel nicht lebensverkürzend. Nur in Extremsituationen kann gelegentlich die zur Symptomkontrolle notwendige Dosis von Schmerz- und Beruhigungsmitteln so hoch sein, dass eine geringe Lebenszeitverkürzung die Folge sein kann (erlaubte sog. Indirekte Sterbehilfe).

kürzung meiner Lebenszeit durch schmerz- und symptomlindernde Maßnahmen nehme ich in Kauf.

Ernährung* und Flüssigkeitszufuhr**

In den oben beschriebenen Situationen wünsche ich,

- dass **keine** künstliche Ernährung unabhängig von der Form der künstlichen Zuführung der Nahrung (z. B. Magensonde durch Mund, Nase oder Bauchdecke, venöse Zugänge) erfolgt sowie die Unterlassung jeglicher künstlichen Flüssigkeitszufuhr.
- Nahrungsanreichen soll stets nur so weit erfolgen, wie mir dies gefällt bzw. wie ich dies akzeptiere.

Wiederbelebung***

A. In den oben beschriebenen Situationen wünsche ich

- die Unterlassung von Versuchen zur Wiederbelebung.
- dass eine Notärztin oder ein Notarzt im Fall einer Hinzu-

* Das Stillen von Hunger und Durst als subjektive Empfindungen gehört zu jeder lindernden Therapie. Viele schwerkranke Menschen haben allerdings kein Hungergefühl; dies gilt praktisch ausnahmslos für Sterbende und wahrscheinlich auch für Wachkomapatientinnen oder -patienten.

** Das Durstgefühl ist bei Schwerkranken zwar länger als das Hungergefühl vorhanden, aber künstliche Flüssigkeitsgabe hat nur sehr begrenzten bis keinen Einfluss darauf. Viel besser kann das Durstgefühl durch fachgerechte Mundpflege gelindert werden. Die Zufuhr großer Flüssigkeitsmengen bei Sterbenden ist sogar schädlich, weil sie u. a. zu Atemnotzuständen infolge von Wasseransammlung in der Lunge führen kann.

*** Viele medizinische Maßnahmen können sowohl Leiden vermindern als auch Leben verlängern. Das hängt von der jeweiligen Situation ab. Wiederbelebungsmaßnahmen sind nicht leidensmindernd, sondern dienen der Lebenserhaltung. Gelegentlich kann es im Rahmen von geplanten medizinischen Eingriffen (z. B. Operationen) zu kurzfristigen Problemen kommen, die sich durch Wiederbelebungsmaßnahmen ohne Folgeschäden beheben lassen.

ziehung unverzüglich über meine Ablehnung von Wiederbelebungsmaßnahmen informiert wird und lediglich Maßnahmen zur Leidenslinderung ergreift.

Künstliche Beatmung

In den oben beschriebenen Situationen wünsche ich,

- dass **keine** künstliche Beatmung durchgeführt bzw. eine schon eingeleitete Beatmung eingestellt wird, unter der Voraussetzung, dass ich Medikamente zur Linderung der Luftnot erhalte.* Die Möglichkeit einer Bewusstseinsdämpfung oder einer ungewollten Verkürzung meiner Lebenszeit durch diese Medikamente nehme ich in Kauf. Eine bereits laufende Beatmung soll in Vollnarkose abgeschaltet werden. Unter Beatmung verstehe ich alle invasiven und nicht invasiven Beatmungsformen.**

Dialyse/Blutwäschebehandlung

In den oben beschriebenen Situationen wünsche ich,

- dass **keine** Dialyse durchgeführt bzw. eine schon eingeleitete Dialyse eingestellt wird.

Antibiotika/ Medikation***

In den oben beschriebenen Situationen wünsche ich

- Medikamente nur zur Leidenslinderung, andere Medikamente sind abzusetzen.

Blut/Blutbestandteile

In den oben beschriebenen Situationen wünsche ich

* Abstellen einer Beatmung natürlich nur in Vollnarkose.

** Ein häufiger Streitpunkt auf Intensivstationen ist, ob eine »Beatmung nur mit Maske« auch als Beatmung im Sinne der Patientenverfügung zu zählen ist.

*** In den meisten Patientenverfügungen stehen hier nur die »Antibiotika«, aber natürlich haben auch alle anderen Medikamente, die nicht der Leidenslinderung dienen, hier abgesetzt zu werden.

- die Gabe von Blut oder Blutbestandteilen nur zur Linderung meiner Beschwerden.

Weitere medizinische Verfahren
Vergleichbar zu bewertende Verfahren, auch wenn sie hier nicht aufgeführt sind, wie auch eventuell in Zukunft mögliche weitere medizinische Verfahren, die nicht der Leidenslinderung dienen, lehne ich ab. Dies betrifft in besonderer Weise Maßnahmen, die der intensivmedizinischen Versorgung zugeordnet werden.*
Eingriffe oder Behandlungen mit sehr hohem Risiko für bleibende schwere geistige und/oder körperliche Behinderungen lehne ich ab, auch wenn sie lebensrettend sein können.**

4. Ort der Behandlung, Beistand
Ich möchte

- wenn irgend möglich zu Hause bzw. in vertrauter Umgebung sterben.

Ich möchte

- Beistand durch folgende Personen bzw. Personengruppen: sowohl meine gesamte Familie als auch Freunde, die mich noch einmal sehen möchten.
  Ich wünsche die Betreuung durch ein engagiertes Palliativteam.

* Leider hat der Bundesgerichtshof in 2 Entscheidungen (XII ZB 61/16, XII ZB 604/15) eine klare Konkretisierung angemahnt (»Ross und Reiter« müssen genannt werden, aber man weiß ja nicht, was in Zukunft noch so alles geht.)
** So führt mancher Eingriff, etwa eine Operation der Schädeldecke zur Senkung des Hirndrucks, zwar zu einer Halbierung der Sterblichkeit gegenüber nicht operierten Patienten. In der Gruppe der operierten steigt aber das Risiko für schwerste geistige Behinderung und sinkt sogar die Wahrscheinlichkeit für ein unbehindertes Überleben.

5. Aussagen zur Verbindlichkeit, zur Auslegung und Durchsetzung und zum Widerruf der Patientenverfügung

- Der in meiner Patientenverfügung geäußerte Wille zu bestimmten ärztlichen und pflegerischen Maßnahmen soll von den behandelnden Ärztinnen und Ärzten und dem Behandlungsteam befolgt werden. Mein Vertreter/meine Vertreterin soll dafür Sorge tragen, dass mein Wille durchgesetzt wird. Sollte jemand sich dem vorsätzlich widersetzen und mich gegen den Sinn dieser Patientenverfügung behandeln, so beauftrage ich meinen Vertreter/meine Vertreterin eine Strafanzeige zu stellen.
- Sollte eine Ärztin oder ein Arzt oder das Behandlungsteam nicht bereit sein, meinen in dieser Patientenverfügung geäußerten Willen zu befolgen, erwarte ich, dass für eine anderweitige medizinische und/oder pflegerische Behandlung gesorgt wird. Von meinem Vertreter/meiner Vertreterin erwarte ich, dass sie die weitere Behandlung so organisiert, dass meinem Willen entsprochen wird.
- In Lebens- und Behandlungssituationen, die in dieser Patientenverfügung nicht konkret geregelt sind, ist mein mutmaßlicher Wille möglichst im Konsens aller Beteiligten zu ermitteln. Dafür soll diese Patientenverfügung als Richtschnur maßgeblich sein.
- Wenn ich meine Patientenverfügung nicht widerrufen habe, wünsche ich nicht, dass mir in der konkreten Anwendungssituation eine Änderung meines Willens unterstellt wird.
- Wenn aber die behandelnden Ärztinnen und Ärzte/das Behandlungsteam/mein(e) Bevollmächtigte(r)/Betreuer(in) aufgrund meiner Gesten, Blicke oder anderen Äußerungen die Auffassung vertreten, dass ich entgegen den Festlegungen in meiner Patientenverfügung doch behandelt oder nicht behandelt werden möchte, dann ist möglichst im Konsens aller Beteiligten zu ermitteln, ob die Festlegungen in meiner Patientenverfügung noch meinem aktuellen Willen entsprechen. Für die Unterstellung eines Willenswechsels

müssen objektive Zeichen vorhanden sein, die alle Beteiligten anerkennen.

6. Hinweise auf weitere Vorsorgeverfügungen:
Diese Patientenverfügung umfasst auch eine Vorsorgevollmacht.

7. Schlussformel

- Soweit ich bestimmte Behandlungen wünsche oder ablehne, verzichte ich ausdrücklich auf eine ärztliche Aufklärung.

8. Schlussbemerkungen

- Mir ist die Möglichkeit der Änderung und des Widerrufs einer Patientenverfügung bekannt.
- Ich bin mir des Inhalts und der Konsequenzen meiner darin getroffenen Entscheidungen bewusst.
- Ich habe die Patientenverfügung in eigener Verantwortung und ohne äußeren Druck gelesen, verstanden, anerkannt und unterschrieben.
- Ich bin im Vollbesitz meiner geistigen Kräfte.

9. Aktualisierung

- Diese Patientenverfügung gilt so lange, bis ich sie widerrufe.

10. Organspende und Forschung*
Ich stimme einer Entnahme meiner Organe nach meinem Tod zu Transplantationszwecken zu. Komme ich nach ärztlicher Beurteilung bei einem sich abzeichnenden Hirntod als Organspender in Betracht und müssen dafür ärztliche Maßnahmen

* Es ist wichtig, sich in seiner Patientenverfügung zur Organspende zu äußern, dies entlastet die Angehörigen, die ansonsten befragt werden. Zudem sollte man sich nach einem 2016 verabschiedeten Gesetz dazu äußern, ob man bereit ist, an Studien, etwa zur Erforschung von Medikamenten bei Hirnabbauerkrankungen, teilzunehmen oder nicht.

durchgeführt werden, die ich in meiner Patientenverfügung ausgeschlossen habe, dann geht die von mir erklärte Bereitschaft zur Organspende vor. Organentnahme nur in Vollnarkose.
(O oder: Ich lehne eine Organspende ab.)
Gegen eine Teilnahme an Studien habe ich nichts einzuwenden.
(O oder: Ich lehne die Teilnahme an Studien ab.)

11. Vorsorgevollmacht

Als bevollmächtigte Vertrauensperson gem. § 1896 Abs. 2 BGB, die im Falle meiner Einwilligungsunfähigkeit ausdrücklich auch über lebenserhaltende medizinische Maßnahmen sowie deren Abbruch* und meinen Aufenthaltsort entscheiden darf, bestimme ich:

1. ______________________________

(2. ______________________________)

- Er darf in allen Angelegenheiten der Gesundheitssorge entscheiden, ebenso über alle Einzelheiten einer ambulanten oder (teil-)stationären Pflege. Er ist befugt, meinen in einer Patientenverfügung festgelegten Willen durchzusetzen. Er darf insbesondere in sämtliche Maßnahmen zur Untersuchung des Gesundheitszustandes und zur Durchführung einer Heilbehandlung einwilligen, diese ablehnen oder
- die Einwilligung in diese Maßnahmen widerrufen, auch wenn mit der Vornahme, dem Unterlassen oder dem Abbruch dieser Maßnahmen die Gefahr besteht, dass ich sterbe oder einen schweren oder länger dauernden gesundheitlichen Schaden erleide (§ 1904 Absatz 1 und 2 BGB).

* Darunter soll auch die (erlaubte) passive Sterbehilfe mit Todesfolge verstanden werden.

- Er darf Krankenunterlagen einsehen und deren Herausgabe an Dritte bewilligen. Ich entbinde alle mich behandelnden Ärzte und alles mich behandelnde nicht ärztliche Personal gegenüber meiner bevollmächtigten Vertrauensperson von der Schweigepflicht. Solange es zu meinem Wohl erforderlich ist, darf er über meine freiheitsentziehende Unterbringung (§ 1906 Absatz 1 BGB), über ärztliche Zwangsmaßnahmen im Rahmen der Unterbringung (§ 1906 Absatz 3 BGB), über freiheitsentziehende Maßnahmen (z. B. Bettgitter, Medikamente u. ä.) in einem Heim oder in einer sonstigen Einrichtung (§ 1906 Absatz 4 BGB) entscheiden.

____________________ ____________________________

Datum Unterschrift

Anhang II: Schriftliche Stellungnahme vor dem Ausschuss für Recht und Verbraucherschutz des Deutschen Bundestages

Ausschuss für Recht und Verbraucherschutz des Deutschen Bundestages:

Öffentliche Anhörung am 23.09.2015 zu …

e) Gesetzentwurf der Abgeordneten Michael Brand, Kerstin Griese, Kathrin Vogler, Dr. Harald Terpe und weiterer Abgeordneter: Entwurf eines Gesetzes zur Strafbarkeit der geschäftsmäßigen Förderung der Selbsttötung (BT-Drucksache 18/5373)

f) Gesetzentwurf der Abgeordneten Peter Hintze, Dr. Carola Reimann, Dr. Karl Lauterbach, Burkhard Lischka und weiterer Abgeordneter: Entwurf eines Gesetzes zur Regelung der ärztlich begleiteten Lebensbeendigung (Suizidhilfegesetz) (BT-Drucksache 18/5374)

g) Gesetzentwurf der Abgeordneten Renate Künast, Dr. Petra Sitte, Kai Gehring, Luise Amtsberg und weiterer Abgeordneter: Entwurf eines Gesetzes über die Straffreiheit der Hilfe zur Selbsttötung (BT-Drucksache 18/5375)

h) Gesetzentwurf der Abgeordneten Dr. Patrick Sensburg, Thomas Dörflinger, Peter Beyer, Hubert Hüppe und weiterer Abgeordneter: Entwurf eines Gesetzes über die Strafbarkeit der Teilnahme an der Selbsttötung (BT-Drucksache 18/5376)

Schriftliche Stellungnahme

Hilfe beim Suizid – Strafrechtsänderung wäre ein Irrweg
Über die Köpfe der Betroffenen droht die Entscheidung über die Sterbehilfe quasi am Rednerpult zu fallen. Selbst ernannte Experten, Funktionäre und Politiker überbieten sich zu wissen, was am besten für Sterbende sei: Man muss sie vor ihrer eigenen Meinung schützen. Denn fragt man Hausärzte[1], Krebsärzte[2] oder Palliativspezialisten[3] an der Basis, ergibt sich ein vollkommen anderes Bild: In diesem Kreise spricht sich nur eine Minderheit für ein Verbot der Suizidassistenz aus. Je näher die Befragten dem Leid stehen, desto vehementer sind sie gegen ein Verbot: Selber Erkrankte > Pflegepersonal > Angehörige > Ärzte.[4]

So sagen unsere Patienten – also die Betroffenen: »*Ich lasse mir aus Berlin nicht vorschreiben, wie ich zu sterben habe.*«
Niemals werde ich die Frau vergessen, die mir unter Tränen vom letzten Wunsch ihres sterbenskranken Mannes erzählte. Er hatte Magenkrebs: »Hol mich raus aus der Klinik«, hat er gesagt. »An der ersten hohen Brücke hältst du an und lässt mich aussteigen, dann fahre weiter und lass mich zurück.« In Bochum ist ein Mensch vom Hospizdach in den Tod gesprungen, Krebsstationen in oberen Etagen müssen ihre Fenster abschließen. Die harten Suizidmethoden stehen – auch bei unseren Patienten – auf den ersten Plätzen: Erhängen, Erschießen, Sturz oder Bahnunfall. Allein 30 Lokführer werden jedes Jahr frühverrentet infolge derlei psychischer Traumata:

Anzusehen, dass man vor einem auf den Schienen stehenden Menschen nicht mehr bremsen kann. Wahrscheinlich bedingt durch die Möglichkeit der Suizidhilfe, hat sich die Zahl der Selbsterschießungen in der Schweiz dagegen in den letzten zehn Jahren halbiert.[5]

Selbst bei Patienten, die von Palliativspezialisten begleitet werden, sind hierzulande Erschießen, Sprung aus dem Fenster oder vom Dach, Vergasen und Vergiften zu beklagen.[6] Mehr noch: Ein Patient wurde zum Schutz vor dem Erschießen auf dem Sterbebett in die Nervenheilanstalt zwangseingewiesen. Dazu kommt, dass andere Patienten in die Schweiz fahren oder dorthin geschickt werden. Nahezu jeder zweite jemals von der Schweizer Sterbehilfeorganisation Dignitas begleitete Patient war Deutscher (48,3 Prozent). Mithilfe dieser Organisation starben ca. sechsmal mehr Deutsche als Schweizer.[7]

Der Wunsch nach Lebensverkürzung wird, je nach Statistik, von zwölf bis 28 Prozent unserer Patienten geäußert[8]: »Doktor ich kann nicht mehr, hilf mir, bald zu sterben.«

Oft liegt das an starken Beschwerden. Werden diese gelindert, verschwindet der Wunsch. Deshalb sind wir uns in der aktuellen Diskussion einig: Palliativ- und Hospizversorgung müssen dringend gestärkt werden. Das ist unser aller zentrales Anliegen. Aber auch wenn einzelne Experten behaupten, Palliativversorgung schaffe es immer, Leiden ausreichend zu lindern[9], so bleibt doch das traurige Faktum: Selbst mit unserem schärfsten Schwert – der palliativen Sedierung, also dem Narkoseschlaf bis zum Tod – können wir nicht alle Qualen nehmen.

Und ob man eine solche Behandlung überhaupt erhält, ist keinesfalls sicher: Sie wird von einigen Kliniken abgelehnt, andere setzen sie bei acht bis 57 Prozent der Sterbenden ein.[10]

Es liegt also mehr an der Einstellung des Arztes, ob man ausreichende Leidenslinderung erhält oder nicht. Selbst 45 Prozent der Palliativexperten, die ihre eigenen Familienmitglieder in der Sterbephase begleiteten, räumten bei einer Befragung ein: Die Sterbephase war leidvoll![11] Es lässt sich also nicht

leugnen: Palliativmedizin und Hospizversorgung helfen oft, aber keinesfalls immer, den Sterbewunsch zu mindern.
Ein weiterer wichtiger Aspekt sind die Urängste unserer Patienten. Menschen haben mehr Angst vor einer leidvollen Sterbephase als vor dem Tod an sich.
Allein die Gewissheit des Patienten, der Arzt werde weiterhelfen, auch wenn ihm die Linderung nicht gelingt, wirkt Wunder. Den allermeisten Patienten reicht dieses Gefühl. Dignitas erklärt, dass von allen Patienten mit einem »provisorischen grünen Licht für eine Freitodbegleitung« nur 13,2 Prozent sich letztlich ein tödliches Rezept ausstellen ließen.[12] Der großen Mehrheit reichte offenkundig allein die Option, das Sicherheitsgefühl.
Kürzlich bat einer meiner Patienten mit der schlimmen Muskelerkrankung ALS um eine ärztliche Beratung. Ich erläuterte ihm die Möglichkeiten der Palliativversorgung. Ihm war es wichtig, bis zum letzten Atemzug in seiner als Grotte gestalteten Wohnung zu verbleiben. Hospize oder eine Palliativstation, wo etwa die Möglichkeiten einer palliativen Sedierung ansonsten alleine lebender Menschen bestünden, lehne er ab. Ich habe ihm zugesichert, dass ich seine Leiden aller Voraussicht nach mit meinem Team lindern kann. Wenn ich das aber nicht schaffe, brauche er sicher nicht von der Brücke zu springen – wie er es andeutete. Nach dem Gespräch hatte er wieder Lebensmut und ließ sich erst mal über die Cranger Kirmes fahren.
Nur bei einem von 400 persönlich betreuten Patienten im Jahr reicht das nicht aus, es bleiben extreme Qualen, die unser Team nicht zufriedenstellend lindern kann: Soll ich diesen einen Menschen aus dem Fenster springen lassen?
Selbstverständlich braucht es dazu keine Abrechnungsposition. Es ist unfassbar, dass einzelne Sterbehelfer dafür mehrere 1000 Euro verlangen. Je mehr gezahlt wird, desto schneller gibt's den Todestrunk. Selbst ohne juristischen Sachverstand ist die Sittenwidrigkeit solcher Abmachungen evident. Derlei Verträge sind mithin nichtig. Gegen zwei dieser vier derzeit in

Deutschland bekannten Sterbehelfer – durch die diese ganze Diskussion aufkam – ermittelt die Staatsanwaltschaft Hamburg[13] wegen des Verdachts des Totschlags. Offensichtlich reicht doch die aktuelle Gesetzeslage, um derlei unbotmäßigem Treiben Einhalt zu gebieten.

Die Kernkritik an der Beihilfe zum Suizid ist: Ließe man den Suizid straffrei, würde ein Druck auf Hochbetagte und sozial Schwache ausgeübt werden. Ein Dammbruch wäre mithin die Folge. Da Suizidhilfe in Deutschland seit 1871 straffrei ist, hätten diese Dämme doch schon längst brechen müssen. Sind sie aber bis heute nicht. Und die 162 Hilfen zum Suizid, über die der Verein »Sterbehilfe Deutschland« berichtet, sind zwar entsetzlich, aber sicher keine Bedrohung für den Rechtsfrieden im Land.

Einen Dammbruch gibt es überall dort nicht, wo strenge Kriterien für eine in Ausnahmefällen statthafte Suizidhilfe existieren[14]: In Oregon stieg die Suizidrate nur minimal, zuletzt auf jährlich 77 Fälle im ganzen Staat.[15] Auch widerlegen die Erfahrungen aus Oregon weitere Argumente: Weder behindert die Zulässigkeit der Suizidhilfe den Ausbau der Palliativversorgung, noch ist ein Schwund des Vertrauens in die praktizierenden Ärzte zu registrieren. Das Gegenteil ist der Fall: Die Hospiz- und Palliativversorgung ist in Oregon besonders gut ausgebaut, und Patienten lehnen Ärzte eher dann ab, wenn sie sich offen gegen die Suizidhilfe aussprechen.[16] Auch haben die Betroffenen in Oregon eine überdurchschnittlich hohe Bildung. Die Regelungen wurden von mehreren US-Staaten mittlerweile übernommen, zuletzt von Kalifornien.[17] Weitere 16 Staaten diskutieren über eine entsprechende Freigabe.

Dem nicht belegten und so gerne angeführten Dammbruchargument möchte ich auch aus meiner persönlichen Erfahrung widersprechen. Das Gegenteil trifft zu: Sterbende sind oftmals Opfer einer gnadenlos auf Gewinn ausgerichteten Intensivmedizin. Die Anzahl an Heimbeatmungen – also die häusliche Intensivmedizin – hat sich in den letzten zehn Jahren verdreißigfacht von 500 auf 15 000 Patienten im Jahr.

Nichts rechnet sich so gut wie Intensivbehandlung mit Monatskosten zwischen 20 000 bis 60 000 Euro. Es ist fraglich, ob eine Beatmung immer notwendig ist und ob sie überhaupt dem Patientenwillen entspricht.[18] Hier wären neue Strafgesetze angebracht und tatkräftige Staatsanwälte, die auch die Rechte Sterbender wahren, nicht aber bei der Rarität Hilfe zum Suizid.

Das Dammbruchargument und weitere Einwände wurden von den besten Palliativärzten Kanadas Anfang des Jahres als widerlegbar eingestuft. Das höchste kanadische Gericht hielt ein vergleichbares Gesetz, wie es nun den Abgeordneten Brand und Griese vorschwebt, für verfassungswidrig.[19] Solche Verfassungsklagen wurden für den Fall eines Strafrechtsverbots bekanntlich auch hierzulande bereits angekündigt.[20] Käme ein neues Strafgesetz, dann müsste zukünftig die Polizei bei Tablettensuiziden weitergehende Ermittlungen anstellen. Statistisch kommt es alljährlich zu doppelt so vielen Tablettensuiziden, wie die Kriminalpolizei Bochum in der gleichen Zeit an vollendeten Tötungsdelikten ermittelt.[21] Die Belastungen der Polizei würden mithin erheblich zunehmen, da in diesen Fällen Ärzte und Angehörige aufgrund des neuen Strafgesetzes zu Beschuldigten würden.[22] Witwen und Waisen sollten nach dem tragischen Ereignis eines Suizids nicht mit umfangreich ermittelnden Kriminalbeamten, sondern mit Freunden, Notfallseelsorgern oder Trauerbegleitern reden.

Umfragen zufolge ist seit Jahren ein Großteil der Bevölkerung für eine Liberalisierung der Sterbehilfe.[23] Stets sind über die Hälfte der Bevölkerung bei den letzten zehn großen Umfragen anerkannter Institute für die Suizidhilfe, im Schnitt gibt es 71 Prozent Zustimmung. Der Ethiker Jox fasste die Erkenntnisse einer internationalen Tagung zu dem Thema im Juni 2015 wie folgt zusammen: »Diese Daten legen nahe, dass ein Verbot der Suizidhilfe die Betroffenen dazu veranlassen würde, als Alternativen die gewaltsame Selbsttötung, die Fahrt in die Schweiz oder eine unsichere und belastende Suizidhilfe durch Angehörige zu versuchen.«[24] Gerade im Internet empfiehlt

»Dr. Google« Unsicheres (»Paracetamolpillen«), Leidvolles (»Exit Bag«, Zyankalikapseln), Fremdbelastendes (»Pulsadern«) oder gar Fremdgefährdendes (»Holzkohlegrill im Bad«). Durch Letzteres werden Rettungskräfte, Polizei und Nachbarn in Lebensgefahr gebracht, ein Feuerwehrmagazin spricht gar von »einer neuen Mode«.[25]

Gewiss: Der Rechtsstaat muss Depressive, an Liebeskummer oder Einsamkeit Leidende schützen – aber das tut er bereits: Der nicht selbstbestimmte Suizid gilt rechtlich als Unfall. Hier ist der Arzt Garant für die Lebensrettung. Unterlässt er die Rettung oder unterstützt er gar den Suizid, so gilt dies als Totschlag.[26]

Ein Verbot geschäftsmäßiger Suizidhilfe zielt auf »Wiederholungstäter«, nach den Ausführungen im Brand-Griese-Entwurf bereits ab der zweiten Tat. Mithin trifft ein solches Gesetz den Arzt, der viele sterbenskranke Patienten betreut, also Palliativmediziner oder Krebsärzte. Gerade sie aber benötigen ein besonderes Vertrauensverhältnis zu ihren Patienten, sie müssen offen sein für die Wünsche und Nöte der Sterbenskranken. Wenn sie dies nicht mehr sein dürfen, werden zunehmend windige Geschäftemacher durch Deutschland reisen und im Falle eines strafrechtlichen Verbots die Preise deutlich erhöhen können. Dann haben nur noch Reiche die Wahl zwischen der teuren Begleitung in der Schweiz oder zwielichtiger Sterbehilfe gegen Bargeld. Den sozial Schwachen bleiben Bahngleis, Strick oder Hochhaus.

Entscheiden Sie nicht über die Köpfe meiner Patienten hinweg und nicht gegen den Willen Ihrer Wähler. Und zuletzt: Entscheiden Sie mit Blick auf qualvolles Leid verzweifelter Menschen. Und drohen Sie mir bitte nicht mit dem Staatsanwalt oder dem Gefängnis, wenn ich meinem Gewissen mehrfach folgen möchte.

Dr. med. Matthias Thöns

Danke

… an alle, die mich bei der Erstellung dieses Buches unterstützt haben, sei es durch Korrekturlesen, aufschlussreiche Diskussionen um schwierige Fragestellungen oder kritische Kommentare.

Nennen möchte ich hier gern: Dr. Nina-Beata Björklund, Angelika Dargel, Dr. Matthias Geck, Dr. Alexander Graudenz, Prof. Hartmut Gülker, Melanie Hayenga, Dr. Mathias Heer, Prof. Eric Hilgendorf, Bundestagsvizepräsident Peter Hintze, Dr. Christian Karl, Guido Laue, Dr. Wolfram Lermen, Dagmar Linde, Prof. Wolf-Dieter Ludwig, Marion Nelle, Thomas Nelle, Anja Netthövel, Dr. Gert Riechers, Martina Rosenberg, Prof. Herbert Rusche und Jens Schupak. Danke!

Besonders erwähnen möchte ich meine Freundin Anna-Katharina Nelle, Palliativschwester und angehende Theologin, die mich nicht nur entbehren musste, sondern stets bereit war, Formulierungen zu diskutieren und Verbesserungen zu hinterfragen.

Auch meinem Team möchte ich Danke sagen, ihr nehmt mir viel Arbeit ab, ganz besonders Beate van Lengen.

Nicht unerwähnt lassen möchte ich die Mediziner von morgen, meine Famulanten Sebastian Krampe und Malte Engelhardt. Sie waren eine große Hilfe für mich und es ist eine Freude, dass junge Mediziner eben doch gute Werte haben und Veränderung unterstützen.

Diethard Thöns, meinem Vater, danke ich für den unermüdlichen Einsatz um die deutsche Sprache (»Diktion, Satzbau und Zeichensetzung erinnern nur entfernt ans Deutsche«).

Ebenso danke ich Anja Hänsel und Martin Janik vom Piper Verlag. Sie haben an mich geglaubt, das Projekt über schwierige Zeiten gebracht und dieses Buch wunderbar betreut.

Ein besonderer Dank an einen bewundernswerten Mann, der hier nicht genannt werden möchte, für seine Unterstützung – rein aus Idealismus und um etwas in dieser Gesellschaft zum Guten zu bewegen. Ihm gebührt mein tiefer Respekt.

Doch zuletzt möchte ich den nicht namentlich Genannten danken: meinen Patienten und ihren Angehörigen. Wenn sie mir nicht vertraut hätten, wenn sie mir nicht nach kurzem Kennenlernen privateste Dinge erzählt hätten, wenn sie mich nicht beraten hätten, wäre dieses Buch nicht entstanden.

Anmerkungen

Vorwort zur Taschenbuchausgabe

1 Cohen S, Sprung C, Sjokvist P et al.: Communication of end-of-life decisions in European intensive care units. Intensive Care Med 2005; 31: 1215–1221
2 Sprung C, Cohen S, Sjokvist P et al.: End-of-life practices in European intensive care units: the Ethicus Study. JAMA 2003; 290: 790–797
3 Sener 2017
4 Herridge 2011
5 https://www.justiz.bayern.de/gerichte-und-behoerden/oberlandes gerichte/muenchen/presse/2017/91.php
6 Weissman A, & Asch DA (2018): Penalizing Physicians for Low-Value Care in Hospital Medicine: A Randomized Survey. www.journalofhospitalmedicine.com, 13(1), 41.
7 Davis C, Naci H, Gurpinar E, Poplavska E, Pinto A, & Aggarwal A (2017): Availability of evidence of benefits on overall survival and quality of life of cancer drugs approved by European Medicines Agency: retrospective cohort study of drug approvals 2009–13. Bmj, 359, j4530
8 ARD *Monitor* vom 30.11.2017: Krebsmedikamente ohne Nutzen: zweifelhafter Profit der Pharmaindustrie. http://www.ardmediathek.de/tv/Monitor/Krebsmedikamente-ohne-Nutzen-zweifelhaf/Das-Erste/Video?bcastId=438224&documentId=47992848
9 Dasch B, Kalies H, Feddersen B, Ruderer C, Hiddemann W, Bausewein C: Care of cancer patients at the end of life in a German university hospital: A retrospective observational study from 2014.

PLoS One. 2017 Apr 6;12(4):e0175124. https://www.ncbi.nlm.nih.gov/pubmed/28384214
10 https://www.buchmarkt.de/sortimenterservice/bestenlisten/charts/die-top-10-social-media-trendcharts-der-kw-32-3/
11 https://www.waz.de/staedte/witten/thoens-bestseller-patient-ohne-verfuegung-ist-leserliebling-id212634213.html
12 § 136a SGB V
13 Brief vom 28.06.2018 der Geschäftsführung der Knappschaft

Einleitung

1 WDR Lokalzeit Ruhr vom 24.09.06: »Das Palliativnetz Bochum«
2 Borasio GD: Faktencheck zur Sterbehilfe. *Die Zeit* vom 22.09.2015; im Internet (Zugriff am 01.06.2016) unter www.zeit.de/2015/38/bundestag-sterbehilfe-diskussion-gesetzesentwuerfe
3 DIGAB: Stellungnahme der Deutschen Interdisziplinären Gesellschaft für Außerklinische Beatmung (DIGAB e.V.) zu den Ausführungen von Dr. Matthias Thöns aus Witten auf dem Bremer Palliativkongress am 20. März 2015; im Internet (Zugriff am 01.06.2016) unter www.digab.de/startseite/neuigkeiten/detailansicht/?tx_ttnews%5Btt_news%5D=38&cHash=03 9186c1ab8257b93cca90fd9064d74b
4 Metnitz PG, Reiter A, Jordan B, Lang T (2004): More interventions do not necessarily improve outcome in critically ill patients. Intensive Care Med 30: 1586–1593
5 Fisher ES: The Implications of Regional Variations in Medicare Spending. Part 2: Health Outcomes and Satisfaction with Care. Annals of Internal Medicine 2003; 138 (4): 238

1 Lungenversagen: Der letzte Atemzug ist kein Grund zu sterben

1 Thöns, Sitte, Rusche: Maßnahmen der Palliativmedizin. Neuer Fokus auf der Indikation. Niedergelassener Arzt 08/2011; im Internet (Zugriff am 01.06.2016) unter www.palliativnetz-witten.de/websitebaker/media/indikationNiedergelassenerArzt0811.pdf
2 Damuth E, Mitchell JA, Bartock JL, Roberts BW, Trzeciak S: Long-term survival of critically ill patients treated with prolonged

mechanical ventilation: a systematic review and meta-analysis. Lancet Respir Med. 2015; 3:544

2 Chemotherapie ohne Wenn und Aber

1 Wright AA, Zhang B, Ray A, Mack JW, Trice E, Balboni T, Mitchell SL, Jackson VA, Block SD, Maciejewski PK, Prigerson HG: Associations between end-of-life discussions, patient mental health, medical care near death, and caregiver bereavement adjustment. JAMA. 2008 Oct 8; 300(14):1665–73
2 Wright AA, Zhang B, Ray A, Keating NL, Weeks JC, Prigerson HG: Associations between palliative chemotherapy and adult cancer patients' end of life care and place of death: prospective cohort study BMJ 2014; 348
3 Weeks JC, Catalano PJ, Cronin A, Finkelman MD, Mack JW, Keating NL, Schrag D.: Patients' expectations about effects of chemotherapy for advanced cancer. N Engl J Med. 2012 Oct 25; 367(17): 1616–25
4 Rabow MW: Chemotherapy near the end of life. BMJ. 2014 Mar 4; 348:g1529. doi: 10.1136/bmj.g1529, aktuelle Zahlen des BKK Dachverbandes für Deutschland 2015, persönliche Mitteilungen.
5 Prigerson HG, Bao Y, Shah MA, Paulk ME, LeBlanc TW, Schneider BJ, Garrido MM, Reid MC, Berlin DA, Adelson KB, Neugut AI, Maciejewski PK: Chemotherapy Use, Performance Status, and Quality of Life at the End of Life. JAMA Oncol. doi:10.1001/jamaoncol.2015.2378
6 Oken MM: Toxicity and response criteria of the Eastern Cooperate Oncology Group. Am J Clin Oncol 5 (1982): 649–655
7 Richtlinien des Gemeinsamen Bundesausschusses über die Verordnung von Krankenfahrten, Krankentransportleistungen und Rettungsfahrten nach § 92 Abs. 1 Satz 2 Nr. 12 SGB V (Krankentransport-Richtlinien) in der Fassung vom 22. Januar 2004 im Internet (Zugriff am 01.06.2016) unter www.g-ba.de/downloads/62-492-74/RL-Khtransport-2004-12-21.pdf?
8 Mack JW, Cronin A, Keating NL, Taback N, Huskamp HA, Malin JL, Earle CC, Weeks JC: Associations between end-of-life discussion characteristics and care received near death: a prospective cohort study. J Clin Oncol. 2012 Dec 10; 30(35):4387–95. doi: 10.1200/JCO.2012.43.6055. Epub 2012 Nov 13. Wright AA, Zhang B,

Keating NL, Weeks JC, Prigerson HG: Associations between palliative chemotherapy and adult cancer patients' end of life care and place of death: prospective cohort study. BMJ. 2014 Mar 4; 348:g1219

9 Lutterotti N: Übertherapie am Lebensende. *Neue Zürcher Zeitung* vom 26.06.2014; im Internet (Zugriff am 01.06.2016) unter www.nzz.ch/wissenschaft/uebertherapie-am-lebensende-1.18329117

10 Matter-Walstra KW, Achermann R, Rapold R, Klingbiel D, Bordoni A, Dehler S, Jundt G, Konzelmann I, Clough-Gorr KM, Szucs TD, Schwenkglenks M, Pestalozzi BC: Delivery of health care at the end of life in cancer patients of four swiss cantons: a retrospective database study (SAKK 89/09). BMC Cancer. 2014 May 1; 14:306

11 Periyakoil VS, Neri E, Fong A, Kraemer H: Do unto others: doctors' personal end-of-life resuscitation preferences and their attitudes toward advance directives. PLoS One. 2014 May 28; 9(5): e98246

12 Temel JS, Greer JA, Billings JA et al. (2010): Early Palliative Care for Patients with Metastatic Non-Small-Cell Lung Cancer. N Engl J Med 363: 733–742

13 *Süddeutsche Zeitung*: Kampagne gegen überflüssige Behandlungen. 14.05.2015; im Internet (Zugriff am 01.06.2016) unter www.sueddeutsche.de/gesundheit/gesundheit-muelltrennung-in-der-medizin-1.2476457–2

14 Ludwig WD: Die Behandlung von Krebspatienten am Lebensende – wann kann weniger mehr sein? Frankfurter Forum Heft 11, Vortrag 5; www.frankfurterforum-diskurse.de/wp-content/uploads/2015/03/Heft_11_Vortrag_5.pdf

15 Arznei-Telegramm 02/2008: Erlotinib bei Pancreaskarzinom; im Internet (Zugriff am 01.06.2016) unter www.arznei-telegramm.de/html/2008_02/0802022_02.html

16 Melanom: Lebensverlängerung mit zwei neuen Medikamenten. Deutsches Ärzteblatt 06.06.2011; im Internet (Zugriff am 01.06.2016) unter www.aerzteblatt.de/nachrichten/46123

17 Volger, S, Vitry A, Din Babar Z: Cancer drugs in 16 European countries, Australia, and New Zealand: a cross-country price comparison study. Lancet oncolog 2015; im Internet (Zugriff am 01.06.2016) unter www.researchgate.net/publication/285591627_Cancer_drugs_in_16_European_countries_Australia_and_New_Zealand_A_cross-country_price_comparison_study

18 Arzneimittelbrief 2015, 49, 40DB01
19 Ludwig W-D, Schildmann J: Kostenexplosion in der medikamentösen Therapie onkologischer Erkrankungen: Ursachen, Lösungsansätze und medizinethische Herausforderungen. Onkologe 2015; 21: 708–716
20 Gemeinsamer Bundesausschuss (2015); im Internet (Zugriff am 01.06.2016) unter www.g-ba.de/informationen/nutzenbewertung/
21 Mailankody S, Prasad V: Five Years of Cancer Drug Approvals: Innovation, Efficacy, and Costs. Jama oncology online 02.04.2015
22 Reiners H: Krank und Pleite? Suhrkamp 2011
23 Bach PB, Conti RM, Muller RJ, Schnorr GC, Saltz LB: Overspending driven by oversized single dose vials of cancer drugs. BMJ. 2016; 352:i1788; im Internet (Zugriff am 01.06.2016) unter www.ajmc.com/newsroom/size-matters-when-it-comes-to-cancer-drug-vials-and-healthcare-waste-says-bmj-study#sthash.eJkApD9y.dpuf
24 Onkologika in übergroßen Injektionsflaschen verursachen Abfall für Millionen Euro. Arznei-Telegramm 03/2016
25 Brose MS, Nutting CM, Jarzab B et al.: Sorafenib in radioactive iodine-refractory, locally advanced or metastatic differentiated thyroid cancer: a randomised, double-blind, phase 3 trial. Lancet 2014; 384: 319–28.
26 Schlumberger M, Tahara M, Wirth LJ et al.: Lenvatinib versus placebo in radioiodine refractory thyroid cancer. N Engl J Med 2015; 372: 621–30
27 Paschke R, Lincke T, Müller SP, Kreissl MC, Dralle H, Fassnacht M: Therapie des differenzierten Schilddrüsenkarzinoms. Dtsch Arztebl Int 2015; 112: 452–8
28 Bundesärztekammer: Stellungnahme der Zentralen Kommission zur Wahrung ethischer Grundsätze in der Medizin und ihren Grenzgebieten. Deutsches Ärzteblatt 103, Heft 24 (16.06.2006), S. A1703-A1707; im Internet (Zugriff am 01.06.2016) unter www.zentrale-ethikkommission.de/page.asp?his=0.1.18

3 Chirurgische Eingriffe: Deutschland als OP-Weltmeister

1 *Süddeutsche Zeitung* vom 14.05.2015: Wenn Ärzte zu viel wollen; im Internet (Zugriff am 01.06.2016) unter www.sueddeutsche.de/gesundheit/gesundheit-muelltrennung-in-der-medizin-1.2476457

2 Reifferscheid A, Pomorin N, Wasem J: Ausmaß von Rationierung und Überversorgung in der stationären Versorgung. Dtsch Med Wochenschr 2015; 140: e129–e135; im Internet (Zugriff am 01.06.2016) unter www.mm.wiwi.uni-due.de/fileadmin/fileupload/BWL-MEDMAN/Downloads/Reifferscheid_et_al_2015.pdf
3 BR vom 11.02.2015: Unnötige Operationen. Profit vor Patientenwohl?; im Internet (Zugriff am 01.06.2016) unter www.br.de/mediathek/video/sendungen/kontrovers/operationen-kostendruck-unnoetig-102.html
4 OECD: Managing hospital volumes. 04/2013; im Internet (Zugriff am 01.06.2016) unter www.oecd.org/els/health-systems/ManagingHospitalVolumes_GermanyandExperiencesfromOECDCountries.pdf
5 OECD: Managing hospital volumes. 04/2013; im Internet (Zugriff am 01.06.2016) unter www.oecd.org/els/health-systems/ManagingHospitalVolumes_GermanyandExperiencesfromOECDCountries.pdf
6 Lutterotti N: Übertherapie am Lebensende. *Neue Zürcher Zeitung* vom 26.06.2014; im Internet (Zugriff am 01.06.2016) unter www.nzz.ch/wissenschaft/uebertherapie-am-lebensende-1.18329117
7 Kwok AC, Semel ME, Lipsitz SR, Bader AM, Barnato AE, Gawande AA, Jha AK: The intensity and variation of surgical care at the end of life: a retrospective cohort study. Lancet. 2011 Oct 15; 378(9800): 1408–13
8 Auswertung der Ruhr-Universität Bochum, Abteilung für Allgemeinmedizin (Direktor Prof. Rusche), Auswertung Datensatz Krankenkassen (in press 2016)
9 Fisher ES: The Implications of Regional Variations in Medicare Spending. Part 2: Health Outcomes and Satisfaction with Care. Annals of Internal Medicine 2003; 138(4): 238

4 Herzversagen: Paradedisziplin für teure Hightechmedizin

1 Strunz U: Das Geheimnis der Gesundheit. Heyne 2010
2 Deutsche Herzstiftung: 27. Deutscher Herzbericht 2015. Sektorenübergreifende Versorgungsanalyse zur Kardiologie und Herzchirurgie in Deutschland
3 Statistisches Bundesamt: Todesursachen 2014; im Internet (Zugriff am 01.06.2016) unter www.destatis.de/DE/ZahlenFakten/GesellschaftStaat/Gesundheit/Todesursachen/Todesursachen.html

4 Deutsche Herzstiftung: 27. Deutscher Herzbericht 2015. Sektorenübergreifende Versorgungsanalyse zur Kardiologie und Herzchirurgie in Deutschland

5 Pressemitteilung der Deutschen Gesellschaft für Kardiologie vom 28.01.2015. Erfolgreiche Herzmedizin: Herzinfarktsterblichkeit stark gesunken – kardiologische Versorgung auf hohem Niveau; im Internet (Zugriff am 01.06.2016) unter www.herzstiftung.de/pdf/presse/herzbericht-2014-dgk-pm.pdf

6 Ford ES, Ajani UA, Croft JB, Critchley JA, Labarthe DR, Kottke TE, Giles WH, Capewell S: Explaining the decrease in U.S. deaths from coronary disease, 1980–2000. N Engl J Med. 2007, 356 (23): 2388–2398. 10.1056/NEJMsa053935

7 Deutsche Herzstiftung: 27. Deutscher Herzbericht 2015. Sektorenübergreifende Versorgungsanalyse zur Kardiologie und Herzchirurgie in Deutschland

8 *Ostthüringer Zeitung* vom 01.08.2014. Jenaer Kardiologe: »Wir greifen zu oft zum Herzkatheter«; im Internet (Zugriff am 01.06.2016) unter www.otz.de/web/zgt/leben/detail/-/specific/Jenaer-Kardiologe-Wir-greifen-zu-oft-zum-Herzkatheter-20639 11391

9 OECD (2014): Geographic Variations in Health Care: What Do We Know and What Can Be Done to Improve Health System Performance? OECD Health Policy Studies, OECD Publishing.

10 Bertelsmann Stiftung: Faktencheck regionale Unterschiede 2015. https://faktencheck-gesundheit.de/de/faktenchecks/regionale-unterschiede/ergebnis-ueberblick/

11 Drösler, SE: Regionale Unterschiede in der Operationshäufigkeit – Bewertung der Daten und Handlungsbedarf. Im Auftrag der Bundesärztekammer. Mai 2015; im Internet (Zugriff am 01.06.2016) unter www.d.aerzteblatt.de/WA39

12 Aqua Institut im Auftrag des gemeinsamen Bundesausschusses: 21/3: Koronarangiographie und Perkutane Koronarintervention (PCI). 26.05.2015; im Internet (Zugriff am 01.06.2016) unter www.sqg.de/downloads/Bundesauswertungen/2014/bu_Gesamt_21N3-KORO-PCI_2014.pdf

13 The Task Force on the management of stable coronary artery disease of the European Society of Cardiology: 2013 ESC guidelines on the management of stable coronary artery disease. European Heart Journal (2013) 34, 2949–3003 eurheartj.oxfordjournals.org/content/ehj/34/38/2949.full.pdf

14 Deutsche Herzstiftung: 27. Deutscher Herzbericht 2015. Sektorenübergreifende Versorgungsanalyse zur Kardiologie und Herzchirurgie in Deutschland

15 *Focus* vom 30.09.2015: Sinnlos, teuer und oft gefährlich; im Internet (Zugriff am 01.06.2016) unter www.focus.de/gesundheit/arzt-klinik/klinik/verzichtbare-operationen-und-therapien-sinnlos-teuer-und-oft-gefaehrlich-aerzte-uebertherapieren-deutsche-patienten_id_4955378.html

16 Ärzte Zeitung vom 18.06.2015: Ärzte und Kassen schlagen Alarm: Zu viele unnötige Herzeingriffe; im Internet (Zugriff am 01.06.2016) unter www.aerztezeitung.de/politik_gesellschaft/versorgungsforschung/article/888633/aerzte-kassen-schlagen-alarm-viele-unnoetige-herzeingriffe.html

17 Aqua Institut im Auftrag des gemeinsamen Bundesausschusses: 21/3: Koronarangiographie und Perkutane Koronarintervention (PCI). 26.05.2015; im Internet (Zugriff am 01.06.2016) unter www.sqg.de/downloads/Bundesauswertungen/2014/bu_Gesamt_21N3-KORO-PCI_2014.pdf

18 KMA vom 22.05.2013: Ermittlungen nach Tod eines Herzpatienten eingestellt; im Internet (Zugriff am 01.06.2016) unter www.kma-online.de/nachrichten/recht/behandlungsfehler-ermittlungen-nach-tod-eines-herzpatienten-eingestellt___id__31006___view.html

19 *Focus* vom 30.09.2015: Sinnlos, teuer und oft gefährlich; im Internet (Zugriff am 01.06.2016) unter www.focus.de/gesundheit/arzt-klinik/klinik/verzichtbare-operationen-und-therapien-sinnlos-teuer-und-oft-gefaehrlich-aerzte-uebertherapieren-deutsche-patienten_id_4955378.html

20 Choosing wisely – an initiative of the ABIM Foundation; im Internet (Zugriff am 01.06.2016) unter www.choosingwisely.org/new-heart-rhythm-society-choosing-wisely-list-details-five-commonly-used-treatments-and-procedures-to-avoid/

21 Aqua Institut vom 26.05.2015: 09/4 – Defibrillatoren-Implantation Qualitätsindikatoren; im Internet (Zugriff am 01.06.2016) unter www.sqg.de/downloads/Bundesauswertungen/2014/bu_Gesamt_09n4-DEFI-IMPL_2014.pdf

22 Bundesministerium für Bildung und Forschung: Aufladen statt Austauschen – innovativer Defibrillator entwickelt; im Internet (Zugriff am 01.06.2016) unter www.gesundheitsforschung-bmbf.de/de/1321.php

23 Reifferscheid A, Pomorin N, Wasem J: Ausmaß von Rationierung und Überversorgung in der stationären Versorgung. Dtsch Med Wochenschr 2015; 140: e129–e135; im Internet (Zugriff am 01.06.2016) unter www.mm.wiwi.uni-due.de/fileadmin/file upload/BWL-MEDMAN/Downloads/Reifferscheid_et_al_2015.pdf
24 *Die Welt* vom 16.06.2015: So sichern Sie sich Ihr Recht auf Zweitmeinung; im Internet (Zugriff am 01.06.2016) unter www.welt.de/finanzen/verbraucher/article142570063/So-sichern-Sie-Ihr-Recht-auf-zweite-Arzt-Meinung.html

5 Wehrlos im Wachkoma

1 Wikipedia: Große Träger von Heimen und Kliniken; im Internet (Zugriff am 01.06.2016) unter www.pflegewiki.de/wiki/Gro%C3%9Fe_Tr%C3%A4ger_von_Heimen_und_Kliniken
2 Leonardi M, Sattin D, Raggi A: An Italian population study on 600 persons in vegetative state and minimally conscious state. Brain Inj. 2013; 27(4):473–84
3 Multi-Society Task Force on Persistent Vegetative State: Medical Aspects of the Persistent Vegetative State Part 2. In: N Engl J Med 1994; 330: 1572–79
4 Zieger A: Palliative Care bei Menschen im Wachkoma. Springer 2011
5 Kevin ist aus dem Wachkoma erwacht; im Internet (Zugriff am 01.06.16) unter www.dolphin-therapy.org/de/kevin-erwacht-durch-kontakt-delphine/
6 Lache, A: Das Wunder von Preetz. *stern* 25.06.15, 60 ff
7 Ärzte Zeitung vom 17.03.2016: Medien machen Patienten zu viel Hoffnung; im Internet (Zugriff am 01.06.2016) unter www.aerzte zeitung.de/medizin/krankheiten/neuro-psychiatrische_krank heiten/article/906476/locked-in-wachkoma-medien-machen-patienten-viele-hoffnungen.html
8 *Bild*-Zeitung vom 13.01.2013: Das Scharon-Wunder; im Internet (Zugriff am 01.06.2016) unter www.bild.de/politik/ausland/koma/hirnaktivitaeten-bei-ariel-scharon-28284596.bild.html
9 Bender A, Jox RJ, Grill E, Straube A, Lulé D: Wachkoma und minimaler Bewusstseinszustand. Systematisches Review und Metaanalyse zu diagnostischen Verfahren. Dtsch Arztebl Int 2015; 112: 235–42

10 Putz W, Gloor E: Sterben dürfen. Hoffmann und Campe 2011
11 Kammergericht Berlin 16.02.2012, Gz. 35 O 157/10; im Internet (Zugriff am 01.06.2016) unter www.berlin.de/imperia/md/content/senatsverwaltungen/justiz/kammergericht/presse/20_u_157_10_urteil_vom_16.02.2012_kg_anonymisiert.pdf?start&ts=1333630544&file=20_u_157_10_urteil_vom_16.02.2012_kg_anonymisiert.pdf
12 Thöns M: Wachkoma: Therapiebegrenzung nur bei Patientenverfügung? Der Hausarzt 20 (2015) 60
13 Kassubek 2003, Laureys 2004: fMRT Studien zum Schmerz
14 *stern*-Titelgeschichte: Darf ich meine Mutter töten. Dieser Mann hat es getan – aus Liebe; *stern* 24/15
15 Böttger-Kessler G, Beine KH: Aktive Sterbehilfe bei Menschen im Wachkoma. Nervenarzt 2007; 78: 802–808
16 Demertzi A, Ledoux D, Bruno MA, Vanhaudenhuyse A, Gosseries O, Soddu A, Schnakers C, Moonen G, Laureys S: Attitudes towards end-of-life issues in disorders of consciousness: a European survey. J Neurol. 2011; 258: 1058–1065
17 Oberlandesgericht Hamm: Beschluss vom 24.05.2007. 1 UF 78/07
18 EGMR: Lambert and Others v. France: there would be no violation of Article 2 of the European Convention on Human Rights in the event of implementation of the Conseil d'État judgment of 24 June 2014
19 Loi n° 2005–370 du 22 avril 2005 relative aux droits des malades et à la fin de vie. JORF n°95 du 23 avril 2005 p. 7089. Code de la Santé Publique. 2005
20 Institut für Demoskopie Allensbach: Deutlicher Anstieg von Patientenverfügungen auf 28%; im Internet (Zugriff am 01.06.2016) unter www.ifd-allensbach.de/uploads/tx_reportsndocs/PD_2014_20.pdf

6 Dialyse: Lohnende Blutwäsche

1 Carson RC, Juszczak M, Davenport A, Burns A (2009): Is maximum conservative management an equivalent treatment option to dialysis for elderly patients with significant comorbid disease? Clin J Am Soc Nephrol 4: 1611–1619
2 Carson RC, Juszczak M, Davenport A, Burns A (2009): Is maximum conservative management an equivalent treatment option to

dialysis for elderly patients with significant comorbid disease? Clin J Am Soc Nephrol 4: 1611–1619
3 Keller F, Dress H, Mertz A, Marckmann G: Geld und Dialyse. Medizinische Klinik 2007; 102(8): 659–664
4 *Die Zeit* vom 20.08.2015: Lockruf der Provinz; im Internet (Zugriff am 01.06.2016) unter www.zeit.de/2015/32/landarzt-aerztemangel
5 Frei U, Schober-Halstenberg HJ: Nierenersatztherapie in Deutschland – Bericht über Dialysebehandlung und Nierentransplantation in Deutschland 2005/2006. Berlin: QuaSi-Niere gGmbH: 37; im Internet (Zugriff am 01.06.2016) unter www.quasi-niere.de/berichte/online/de/05/world.html
6 Kollmeier T: Dialysepatienten mit demenzieller Erkrankung. Dialyse aktuell 2009; 13 (1): 24–29; im Internet (Zugriff am 01.06.2016) unter www.afnp.de/dokumente/pflegepreis/2008/Kollmeier.pdf
7 Thöns, M, Heer M: Terminales Nierenversagen – unbeachtetes Stiefkind der Palliativmedizin? PAP 01/2013
8 Kuhlmann MK: Der ältere multimorbide Patient mit präterminaler Niereninsuffizienz. Nephrologe 5 (2010): 202
9 MDR: Fakt vom 12.04.2016; im Internet (Zugriff am 01.06.2016) unter www.mdr.de/fakt/video-10960_zc-1d5ecb7e_zs-9c93d5a7.html

7 Demenz: Vergessen und abkassiert

1 Morrison RS, Siu AL (2000): A comparison of pain and its treatment in advanced dementia and cognitively intact patients with hip fracture. J Pain Symptom Manage 19: 240–248
2 Husebo BS, Ballard C, Sandvik R et al (2011): Efficacy of treating pain to reduce behavioural disturbances in residents of nursing homes with dementia: cluster randomised clinical trial. BMJ 343: d4065
3 Braunsdorf, S. (2013): Schmerzmanagement: Wer ist verantwortlich? Die Schwester/Der Pfleger 52 (9): 918–921
4 Achterberg WP, Gambassi G, Finne-Soveri H et al (2010): Pain in European long-term care facilities: cross-national study in Finland, Italy and The Netherlands. Pain 148: 70–74
5 Synofzik M, Marckmann G: Perkutane endoskopische Gastrostomie: Ernährung bis zuletzt? Dtsch Arztebl 2007; 104(49): A-3390
6 Baird Schwartz D: Gastrostomy Tube Placement in Patients With

Advanced Dementia or Near End of Life. »Nutrition in Clinical Practice«, 7. Oktober 2014

7 Deutsche Gesellschaft für Geriatrie: »Gemeinsam klug Entscheiden«. Empfehlungen der DGG zur Über- und Unterversorgung in Deutschland; im Internet (Zugriff am 01.06.2016) unter www.dggeriatrie.de/home-54/aktuelle-meldungen/64-topmeldung/1050-gemeinsam-klug-entscheiden-empfehlungen-der-dgg-zur-%C3%BCber-und-unterversorgung-in-deutschland.html

8 openPR vom 21.07.2011: Patientenverfügung darf nicht durch Gewissensklausel im Heimvertrag außer Kraft gesetzt werden; im Internet (Zugriff am 01.06.2016) unter www.openpr.de/news/556150/Patientenverfuegung-darf-nicht-durch-Gewissensklausel-im-Heimvertrag-ausser-Kraft-gesetzt-werden.html

8 Strahlentherapie: Quelle strahlender Gewinne

1 American Academy of Hospice and Palliative Medicine: Don't recommend more than a single fraction of palliative radiation for an uncomplicated painful bone metastasis; im Internet (Zugriff am 01.06.2016) unter www.choosingwisely.org/clinician-lists/american-academy-hospice-palliative-care-single-fraction-pallia tive-radiation-for-bone-metastatis/

2 Lutz S, Berk L, Chang E, Chow E, Hahn C, Hoskin P, Howell D, Konski A, Kachnic L, Lo S, Sahgal A, Silverman L, von Gunten C, Mendel E, Vassil A, Bruner DW, Hartsell W: Palliative radiotherapy for bone metastases: An ASTRO evidence-based guideline. Int J Radiat Oncol Biol Phys. 2011; 79(4), 965–976.

3 Lauff, S: Sinnlose Therapien vermeiden. Odysso vom 15.03.2016; im Internet (Zugriff am 01.06.2016) unter www.swr.de/odysso/wirtschaftlich-sinnvoll-wissenschaftlich-unsinn/-/id=1046894/did=16902982/nid=1046894/zilslf/

9 Künstliche Ernährung: Lukrativ, aber oft sinnlos

1 Rabeneck L, McCullough LB, Wray NP. Ethically justified, clinically comprehensive guidelines for percutaneous endoscopic gastrostomy tube placement. Lancet 1997; 349: 496–8

2 Arends J, Zürcher G, Dossett A et al.: DGEM-Leitlinie Parenterale

Ernährung – Nicht-chirugische Onkologie. Aktuel Ernaehr Med 32 (Suppl.1): S124-S133 (2007); www.dgem.de/material/pdfs/19%20 Nichtchirurgische%20Onkologie.pdf
3 Bozzetti F, Arends J, Lundholm K, Micklewright A, Zurcher G, Muscaritoli M: ESPEN Guidelines on Parenteral Nutrition: non-surgical oncology. Clin Nutr. 2009 Aug; 28(4):445–54; im Internet (Zugriff am 01.06.2016) unter www.espen.info/documents/0909/ Non-surgical%20oncology.pdf
4 Koletzko B, Celik I, Jauch KW et al.: DGEM-Leitlinie Parenterale Ernährung – Einleitung und Methodik. Aktuel Ernaehr Med 32 (Suppl.1): S3-S6 (2007); im Internet (Zugriff am 01.06.2016) unter www.dgem.de/material/pdfs/1%20Einleitung%20und%20Metho dik.pdf
5 Schott G, Lieb K, König J, Mühlbauer B, Niebling W, Pachl H, Schmutz S, Ludwig WD: Deklaration und Umgang mit Interessenkonflikten in deutschen Leitlinien. Eine Untersuchung von S1-Leitlinien deutscher Fachgesellschaften der Jahre 2010 bis 2013. Dtsch Arztebl Int 2015; 112: 445–51
6 Initiative Neurology first: Interessenkonflikte von Leitlinien-Autoren müssen nicht nur erklärt, sondern reguliert werden!; im Internet (Zugriff am 01.06.2016) unter www.neurologyfirst.de/ hintergrund-zum-appell/
7 2014 AHA/ACC/HRS guideline for the management of patients with atrial fibrillation: Executive summary. Circulation 2014; 130: 2017–2104
8 Diemer HC: Ich habe fertig; im Internet (Zugriff am 01.06.2016) unter www.dgn.org/leitlinien/11-leitlinien-der-dgn/3104-leitlinien-ich-habe-fertig
9 Sat 1 vom 16.02.2016: Gut für die Patienten. Neurology first; im Internet (Zugriff am 01.06.2016) unter www.3sat.de/mediathek/ ?mode=play&obj=57090
10 Leitlinie »Sekundärprophylaxe ischämischer Schlaganfall und transitorische ischämische Attacke« 2015; im Internet (Zugriff am 01.06.2016) unter www.awmf.org/uploads/tx_szleitlinien/030–133m_S3_Sekun%C3%A4rprophylaxe_isch%C3%A4mischer_ Schlaganfall_2015–02.pdf
11 Kompetenznetz Vorhofflimmern e.V.: Volkskrankheit Vorhofflimmern; im Internet (Zugriff am 01.06.2016) unter www.kompetenznetz-vorhofflimmern.de/de/vorhofflimmern/patienten information-vorhofflimmern/volkskrankheit-vorhofflimmern

12 Schurig N: leitlinienwatch.de – Das Transparenzportal für medizinische Behandlungsleitlinien. Eine Initiative von Mezis, Neurology first und Transparency International; im Internet (Zugriff am 01.06.2016) unter www.leitlinienwatch.de
13 Schurig N: Bewertete Leitlinien. Eine Initiative von Mezis, Neurology first und Transparency International; im Internet (Zugriff am 01.06.2016) unter www.leitlinienwatch.de/bewertete-leitlinien/

10 Schmerzen: Weniger ärztliches Eingreifen ist mehr

1 DGN Leitlinie Radikulopathie 2012; im Internet (Zugriff am 01.06.2016) unter www.awmf.org/uploads/tx_szleitlinien/030-058l_S2k_Lumbale_Radikulopathie_2013_1.pdf
2 Peul WC, van Houwelingen HC, van den Hout WB et al.: Surgery versus prolonged conservative treatment for sciatica. N Engl J Med 2007; 356: 2245–2256
3 Jensen MC, Brant-Zawadzki MN, Obuchowski N et al.: Magnetic resonance imaging of the lumbar spine in people without back pain. N Engl J Med 1994; 331: 69–73
4 Modic MT, Obuchowski NA, Ross JS et al.: Acute low back pain and radiculopathy: MR imaging findings and their prognostic role and effect on outcome. Radiology 2005; 237: 597–604
5 Bundesärztekammer (BÄK), Kassenärztliche Bundesvereinigung (KBV), Arbeitsgemeinschaft der Wissenschaftlichen Medizinischen Fachgesellschaften (AWMF). Nationale Versorgungs-Leitlinie Kreuzschmerz – Leitlinien-Report, 1. Auflage. Version 3. 2011, zuletzt verändert: Februar 2015; im Internet (Zugriff am 01.06.2016) unter www.kreuzschmerz.versorgungsleitlinien.de
6 van Tulder M, Becker A, Bekkering T et al.: Chapter 3: European guidelines for the management of acute nonspecific low back pain in primary care. Eur Spine J 2006; 15 (Suppl. 2): S169–S191
7 Thöns M, Zenz M: Gebührenordnung fördert Fehlversorgung. Abstract Deutscher Schmerzkongress Mannheim 2011
8 Ärztezeitung vom 21.07.2015: Rückenschmerzpatienten fehlversorgt; im Internet (Zugriff am 01.06.2016) unter www.aerztezeitung.de/politik_gesellschaft/versorgungsforschung/article/890883/barmer-rueckenschmerz-patienten-fehlversorgt.html
9 Bundesärztekammer: Minimalinvasive Wirbelsäulenkathetertechnik nach Racz. Ein Assessment der Bundesärztekammer und

der Kassenärztlichen Bundesvereinigung. 28.03.2003; im Internet (Zugriff am 01.06.2016) unter www.bundesaerztekammer.de/fileadmin/user_upload/downloads/80b.pdf
10 Jungbecker R, Zenz M: BGH Urteil zum Racz-Katheter. Der Schmerz 21(6): 553–556
11 König DP, Schnurr C: Epiduroskopie – Eine anatomische Studie. OUP 07–08/2012; im Internet (Zugriff am 01.06.2016) unter www.online-oup.de/article/epiduroskopie-br-eine-anatomische-studie-div-class-titleenglish-epiduroscopy-an-anatomical-investigation-div/originalarbeiten/y/m/101
12 *Der Spiegel* 05/05: Exzesse mit der Spritze; im Internet (Zugriff am 01.06.2016) unter www.spiegel.de/spiegel/print/d-39178650.html
13 Im Internet (Zugriff am 01.06.2016) unter www.aerzteblatt.de/archiv/31461
14 GKV: Positionspapier ambulante Versorgung; im Internet (Zugriff am 01.06.2016) unter www.gkv-spitzenverband.de/media/dokumente/presse/publikationen/GKV-SV_Positionspapier_Ambulante-Versorgung-Verguetung.pdf
15 ZI-Panel: Jahresbericht 2012, Tabelle 35; im Internet (Zugriff am 01.06.2016) unter www.zi.de/cms/fileadmin/images/content/PDFs_alle/ZiPP_Jahresbericht_2012.pdf

11 Notarztdienst: Vom Nicht-sterben-Lassen

1 Holtappels, P: Die Indikation als Einfallstor für Recht und Ethik in der Praxis des Palliativmediziners. Palliativmedizinische Vernetzungsstrukturen in Bochum 6.11.2011
2 Im Internet (Zugriff am 01.06.2016) unter www.linusgeisler.de/ap/ap28_intensiv.html
3 Ausrückeordnung der Feuerwehr Bremen vom 01.04.2006; im Internet (Zugriff am 01.06.2016) unter www.feuerwehr-bremen.org/fileadmin/download/AO_FW_HB_1_April_2006.pdf
4 HNA vom 13.04.2015: Steigende Rettungseinsatz-Zahlen: Oft geht es ohne Notarzt; im Internet (Zugriff am 01.06.2016) unter www.hna.de/kassel/steigende-rettungseinsatz-zahlen-ohne-notarzt-4900307.html
5 Gesundheitsdaten der KBV: Immer mehr Krankentransporte; gesundheitsdaten.kbv.de/cms/html/17070.php
6 GKV Spitzenverband Bund (2016): Ausgaben für einzelne Leis-

tungsbereiche der GKV in 2014; im Internet (Zugriff am 01.06. 2016) unter www.gkv-spitzenverband.de/presse/zahlen_und_grafiken/gkv_kennzahlen/gkv_kennzahlen.jsp#lightbox
7 Inouye SK, Westendorp RG, Saczynski JS: Delirium in elderly people. Lancet. 2014 Mar 8; 383(9920): 911–22
8 AMDA: Don't recommend aggressive or hospital-level care for a frail elder without a clear understanding of the individual's goals of care and the possible benefits and burdens. Choosing wiseley 03/2015; im Internet (Zugriff am 01.06.2016) unter www.choosingwisely.org/clinician-lists/amda-aggressive-or-hospital-level-care-for-frail-elder/
9 Deutscher Ethikrat: Patientenwohl als ethischer Maßstab für das Krankenhaus; 05.04.2016; im Internet (Zugriff am 01.06.2016) unter www.ethikrat.org/dateien/pdf/stellungnahme-patientenwohl-als-ethischer-massstab-fuer-das-krankenhaus.pdf
10 Sefrin P, Händlmeyer A, Kast W: Leistungen des Notfall-Rettungsdienstes – Ergebnisse einer bundesweiten Analyse des DRK 2014. Notarzt 2015; 31(04): S34-S48
11 HNA vom 12.04.2015: Einsätze für Kassels Rettungsdienste steigen ohne Ende; im Internet (Zugriff am 01.06.2016) unter www.hna.de/kassel/einsaetze-retter-steigen-ohne-ende-4899746.html
12 *Merkur* vom 13.07.2014: Bub (10) von Rettungswagen angefahren und getötet; im Internet (Zugriff am 01.06.2016) unter www.merkur.de/bayern/hergensweiler-10-rettungswagen-angefahren-getoetet-3697149.html
13 Manhart J, Winter J, Büttner A: Widerstreit der Pflichten – Erst Gurten, dann Starten? Notarzt 2016; 32(01): 20–23

12 Palliativversorgung: Mehr Lebensqualität, weniger Umsatz

1 Zimmermann C, Swami N, Krzyzanowska M et al.: Early palliative care for patients with advanced cancer: a cluster-randomised controlled trial. Lancet 2014; 383: 1721–30
2 Pirl WF, Greer JA, Traeger L, Jackson V, Lennes IT, Gallagher ER, Perez-Cruz P, Heist RS, Temel JS: Depression and survival in metastatic non-small-cell lung cancer: effects of early palliative care. J Clin Oncol. 2012 Apr 20; 30(12): 1310–5
3 Bakitas M, Tosteson T, Lyons K, Dragnec K, Hegel M, Azuero A: Early Versus Delayed Initiation of Concurrent Palliative Oncology

Care: Patient Outcomes in the ENABLE III Randomized Controlled Trial. J Clin Oncol 2015; 33
4 Temel JS, Greer JA, Muzikansky A et al.: Early palliative care for patients with metastatic non-small-cell lung cancer. The New England journal of medicine 2010; 363: 733–42
5 Gärtner J, Wedding U, Alt-Epping B: Frühzeitige spezialisierte palliativmedizinische Mitbehandlung. Z Palliativmed 17 (2016), 83–93
6 Smith TJ, Temin S, Alesi ER, Abernethy AP, Balboni TA, Basch EM, Ferrell BR, Loscalzo M, Meier DE, Paice JA, Peppercorn JM, Somerfield M, Stovall E, Von Roenn JH: American Society of Clinical Oncology provisional clinical opinion: the integration of palliative care into standard oncology care. J Clin Oncol. 2012 Mar 10; 30(8): 880–7
7 Gerhard, C: Neuro Palliative Care. Huber 2011
8 HNGN: Belgian Doctors Killing Patients Via Euthanasia Without Consent Or Request; im Internet (Zugriff am 01.06.2016) unter www.hngn.com/articles/102647/20150620/belgian-doctors-killing-patients-via-euthanasia-without-consent-request.htm
9 Gamondi C, Borasio GD, Limoni C, Preston N, Payne S: Legalisation of assisted suicide: a safeguard to euthanasia? Lancet 384 (2014), 127
10 Thöns M, Sitte T, Penner A, Gastmeier K, Ruberg K, Zenz M: Empfohlene Medikamente in der Palliativmedizin überwiegend »keine Kassenleistung«? Deutscher Anästhesiekongress 2011, Hamburg, 17.05.2011, Vortrag 4.3.4
11 Radbruch L, Payne S, Bercovitch M, Caraceni A, De Vliege T, Firth P, Hegedus K, Nabal M, Rhebergen A, Smidlin E, Sjögren P, Tishelman C, Wood C, de Conno F (2011a): Standards und Richtlinien für Hospiz- und Palliativversorgung in Europa: Teil 1, Weißbuch zu Empfehlungen der Europäischen Gesellschaft für Palliative Care (EAPC). Zeitschrift für Palliativmedizin 12: 216–227.
12 Bertelsmann Stiftung: Faktencheck Palliativversorgung. Modul 2 2015; im Internet (Zugriff am 01.06.2016) unter www.bertelsmann-stiftung.de//de/publikationen/publikation/did/faktencheck-palliativversorgung-modul-2/
13 Gärtner J, Wedding U, Alt-Epping B: Frühzeitige spezialisierte palliativmedizinische Mitbehandlung. Z Palliativmed 17 (2016), 83–93

14 »Gemeinsame Stellungnahme der Spitzenverbände der Krankenkassen zum Entwurf des GKVWSG« vom 3.11.2006 zu Artikel 1 Nr. 23 § 37 b SGB V (Neuregelung SAPV, Bt. Prot. 16/29)

13 Reden wir über Geld

1 Bundesverfassungsgericht, Beschluss vom 06.12.2005; im Internet (Zugriff am 01.06.2016) unter www.bundesverfassungsgericht.de/SharedDocs/Entscheidungen/DE/2005/12/rs20051206_1bvr034798.html

2 Beauchamp TL, Childress JF: Principles of Biomedical Ethics. 6th Edition. Oxford University Press 2009

3 Sozialgesetzbuch V § 12, Absatz 1

4 Statistisches Bundesamt: Pflegestatistik 2013; im Internet (Zugriff am 01.06.2016) unter www.destatis.de/DE/Publikationen/Thematisch/Gesundheit/Pflege/PflegeDeutschlandergebnisse5224001139004.pdf?__blob=publicationFile

5 Arzneimittelkommission der deutschen Ärzteschaft: Neue Arzneimittel: Yervoy; im Internet (Zugriff am 01.06.2016) unter www.akdae.de/Arzneimitteltherapie/NA/Archiv/2011031-Yervoy.pdf

6 GKV-Spitzenverband (Hg.) (2016): Kennzahlen der gesetzlichen Krankenversicherung; im Internet (Zugriff am 01.06.2016) unter www.gkv-spitzenverband.de/presse/zahlen_und_grafiken/gkv_kennzahlen/gkv_kennzahlen.jsp#lightbox

7 Statistisches Bundesamt (Hg.) (2015): Grunddaten der Krankenhäuser 2014. Fachserie 12 Reihe 6.1.1. Wiesbaden

8 Deutsches Ärzteblatt vom 22.01.2016: Krankenhäuser stellen mehr Controller ein; im Internet (Zugriff am 01.06.2016) unter www.aerzteblatt.de/nachrichten/65496

9 Statistisches Bundesamt 2015b, 11

10 *taz* vom 27.02.2014: Mangelnde Hygiene: 40.000 Tote durch Klinikinfektionen; im Internet (Zugriff am 01.06.2016) unter www.taz.de/!5047524/

11 CDC: ANTIBIOTIC RESISTANCE THREATS in the United States, 2013; im Internet (Zugriff am 01.06.2016) unter www.cdc.gov/drugresistance/pdf/ar-threats-2013-508.pdf

12 Im Interesse der Patienten. KV Praxis 06/2014; im Internet (Zugriff am 01.06.2016) unter www.kv-rlp.de/fileadmin/user_upload/

Downloads/Mitglieder/Publikationen/Magazin_KV_Praxis/2014/Juni/KV_PRAXIS_Juni2014.pdf
13 Statistisches Bundesamt (Hg.) (2015): Grunddaten der Krankenhäuser 2014. Fachserie 12 Reihe 6.1.1. Wiesbaden; Statistisches Bundesamt (Hg.) (2008): Grunddaten der Krankenhäuser 2006. Fachserie 12 Reihe 6.1.1. Wiesbaden
14 Reifferscheid A, Pomorin N, Wasem J (2015): Ausmaß von Rationierung und Überversorgung in der stationären Versorgung. Ergebnisse einer bundesweiten Umfrage in deutschen Krankenhäusern. Deutsche Medizinische Wochenschrift, 140 (13), e129-e135
15 Osterloh F: Krankenhäuser – Strategien für die Zukunft. Dt. Ärzteblatt 113 (2016), A696–698
16 OECD: Managing Hospital Volumes – Germany and Experiences from OECD Countries. Paris; 2013 docs.dpaq.de/3354-oecd_hospital_volumes_germany.pdf
17 Rheinisch-Westfälisches Institut für Wirtschaftsforschung (2012): Mengenentwicklung und Mengensteuerung stationärer Leistungen. Endbericht. Essen.
18 Breyer F, Felder S: Life expectancy and health care expenditures: a new calculation for Germany using the costs of dying. Health Policy. 2006 Jan; 75(2): 178–86
19 Felder S, Mennicken R, Meyer S: Die Mengenentwicklung in der stationären Versorgung und Erklärungsansätze. In: Klauber J, Geraedts M, Friedrich J, Wasem J: Krankenhaus-Report 2013. Stuttgart: Schattauer 2013: 95–109
20 Bertelsmann Stiftung: Anreize zur Verhaltenssteuerung im Gesundheitswesen. 2006; im Internet (Zugriff am 01.06.2016) unter www.bertelsmann-stiftung.de/fileadmin/files/BSt/Publikationen/GrauePublikationen/GP_Anreize_zur_Verhaltenssteuerung_im_Gesundheitswesen.pdf
21 Jörg J: Berufsethos kontra Ökonomie. Springer 2015
22 Wiesing U: Ärztliches Handeln zwischen Berufsethos und Ökonomisierung. Das Beispiel der Verträge mit leitenden Klinikärztinnen und -ärzten. Deutsches Ärzteblatt 110, Heft 38 (20.09.2013), S. A-1752 – A-1756; im Internet (Zugriff am 01.06.2016) unter www.zentrale-ethikkommission.de/page.asp?his=0.1.64
23 Jörg, J: Berufsethos kontra Ökonomie. Springer 2015
24 Deutscher Ethikrat: Patientenwohl als ethischer Maßstab für das Krankenhaus; im Internet (Zugriff am 01.06.2016) unter www.

ethikrat.org/dateien/pdf/stellungnahme-patientenwohl-als-ethischer-massstab-fuer-das-krankenhaus.pdf, 05.04.2016
25 Schreyögg, J et al. (2014): Forschungsauftrag zur Mengenentwicklung nach § 17b Abs. 9 KHG. Endbericht; im Internet (Zugriff am 01.06.2016) unter www.g-drg.de/cms/content/download/4861/38231/version/2/file/Endbericht+zum+Forschungsauftrag+gem.+%C2%A7+17b+Abs.+9+KHG+%28Druck%29.pdf
26 Vormann AJ: DGIM fordert Benennung unnötiger medizinischer Leistungen, Informationsdienst Wissenschaft 24.02.2015; im Internet (Zugriff am 01.06.2016) unter www.idw-online.de/de/news626239
27 *Augsburger Allgemeine*: So skandalös ist der Alltag in unseren Krankenhäusern. 26.04.2016; im Internet (Zugriff am 01.06.2016) unter www.augsburger-allgemeine.de/politik/So-skandaloes-ist-der-Alltag-in-unseren-Krankenhaeusern-id37542037.html
28 Lauterbach K: Die Krebsindustrie. Wie eine Krankheit Deutschland erobert. Rowohlt 2015
29 *Der Spiegel*: Gehaltssystem der Banken: Der Bonuswahnsinn; im Internet (Zugriff am 01.06.2016) unter www.spiegel.de/wirtschaft/unternehmen/boni-bei-banken-in-london-goldman-sachs-bei-bonus-top-a-1035882.html
30 HNA vom 21.01.2014: Transplantationsskandal: Ex-Vorstandsmitglied widerspricht angeklagtem Chirurgen; im Internet (Zugriff am 01.06.2016) unter www.hna.de/lokales/goettingen/keine-bedenken-gegen-bonus-geld-3324708.html
31 *Göttinger Tageblatt* vom 06.05.2015: Freispruch im Organspende-Skandal als Verurteilung des Systems; im Internet (Zugriff am 01.06.2016) unter www.goettinger-tageblatt.de/Goettingen/Uebersicht/Freispruch-im-Organspende-Skandal-als-Verurteilung-des-Systems
32 Bundesärztekammer (2013): Vorstellung der Prüfungsergebnisse der Transplantationskommission, http://www.bundesaerztekammer.de/aerzte/medizin-ethik/transplantationsmedizin/pk-pruefungskommission/statements/rinder/
33 Deutscher Chirurgenkongress 2012: Chirurgie in Partnerschaft, Kongressprogramm; im Internet (Zugriff am 01.06.2016) unter www.chirurgie2012.de/pdf/129DGCH-Tagungsprogramm.pdf
34 Wiesing U: Ärztliches Handeln zwischen Berufsethos und Ökonomisierung. Das Beispiel der Verträge mit leitenden Klinikärztinnen und -ärzten. Deutsches Ärzteblatt 110, Heft 38

(20.09.2013), S. A-1752 – A-1756; im Internet (Zugriff am 01.06.2016) unter www.zentrale-ethikkommission.de/page.asp?his=0.1.64

35 AOK-Krankenhaus-Report 2013; im Internet (Zugriff am 01.06.2016) unter www.aok-bv.de/presse/veranstaltungen/2012/index_09215.html

36 Gutachten des Spitzenverbandes der gesetzlichen Krankenversicherungen von 2012

37 Bücking B, Ruchholtz S: Per- und subtrochantäre Femurfrakturen – Versorgungsstrategie und Behandlungsergebnisse. Deutscher Ärzte-Verlag | OUP | 2012; 1 (4)

38 MRSA Net: Wie häufig gibt es MRSA in Deutschland; im Internet (Zugriff am 01.06.2016) unter www.mrsa-net.nl/de/personal/mrsa-allgemein-personal/was-ist-mrsa-personal/390-wie-haufig-gibt-es-mrsa-in-deutschland

39 GEW: Konrad Görg: Zwischen Profit und Patientenwohl; im Internet (Zugriff am 01.06.2016) unter www.gew-berlin.de/7_7553.php

40 WAZ vom 07.09.12: Kein Pflegebett für Todkranke, palliativnetz-witten.de/websitebaker/media/KeinProzent20PflegebettProzent20fuerProzent20TodkrankeWAZ080912.pdf

41 RP Online vom 19.01.2013: Fast jede zweite Klinik rechnet falsch ab; im Internet (Zugriff am 01.06.2016) unter www.rp-online.de/wirtschaft/finanzen/fast-jede-zweite-klinik-rechnet-falsch-ab-aid-1.3140305

42 Deutscher Ethikrat: Patientenwohl als ethischer Maßstab für das Krankenhaus, S 75; 05.04.2016; im Internet (Zugriff am 01.06.2016) unter www.ethikrat.org/dateien/pdf/stellungnahme-patienten wohl-als-ethischer-massstab-fuer-das-krankenhaus.pdf

43 Bundesministerium für Gesundheit: Infographiken zum AMNOG; im Internet (Zugriff am 01.06.2016) unter www.bmg.bund.de/service/medien.html?tx_bmgmedia_pi1[content]=7570&tx_bmgmedia_pi1[controller]=Page&cHash=9a1ca1d89c7cf63993d230 64497b161a

44 Gemeinsamer Bundesausschuss: Verfahrensordnung zum AMNOG; im Internet (Zugriff am 01.06.2016) unter www.g-ba.de/institution/themenschwerpunkte/arzneimittel/nutzenbewertung35a/#ab schnitt-4

45 Pharmazeutische Zeitung: Bosulif bleibt auf dem Markt. 02/2014; im Internet (Zugriff am 01.06.2016) unter www.pharmazeutische-zeitung.de/index.php?id=50254

46 Oncotrends: Politischer Streit auf dem Rücken von Krebspatienten. Marktrücknahme von Regorafenib. 20.04.2016; im Internet (Zugriff am 01.06.2016) unter www.oncotrends.de/politischer-streit-auf-dem-ruecken-der-krebspatienten-marktruecknahme-von-regorafenib-424953/

47 Schlander M: Arzneimittelpreise. Preisbildung in einem besonderen Markt. Dtsch Arztebl 2012; 109(11): A-524 / B-450 / C-446; im Internet (Zugriff am 01.06.2016) unter www.aerzteblatt.de/archiv/123821

48 *Focus-Money* (2015): Satte Gewinne. Pharmakonzerne geben mehr für Werbung aus als für Forschung; im Internet (Zugriff am 01.06.2016) unter www.focus.de/finanzen/news/unternehmen/satte-gewinne-pharmakonzerne-geben-mehr-fuer-werbung-als-fuer-forschung-aus_id_4474123.html

49 Kantarjian H, Rajkumar SV: Why Are Cancer Drugs So Expensive in the United States, and What Are the Solutions? Mayo Clin Proc. 90 (2015) 500–4

50 Lauterbach K: Die Krebsindustrie. Wie eine Krankheit Deutschland erobert. Rowohlt 2015

51 Fojo T, Mailankody S, Lo A (2014): Unintended consequences of expensive cancer therapeutics – the pursuit of marginal indications and a me-too mentality that stifles innovation and creativity. JAMA Otolaryngol Head Neck Surg 140: 1225–1236

52 Experts in Chronic Myeloid Leukemia (2013): The price of drugs for chronic myeloid leukemia (CML) is a reflection of the unsustainable prices of cancer drugs: from the perspective of a large group of CML experts. Blood 121: 4439–4442

53 Kantarjian HM, Fojo T, Mathisen M, Zwelling LA (2013): Cancer drugs in the United States: Justum Pretium – the just price. J Clin Oncol 31: 3600–3642

54 Bilanz zum 31.12.2014, Deutsche Krebsgesellschaft. file://psf/Home/Downloads/Anlage%205%20Bilanz%20und%20G+V%20 2014.pdf

55 Lauterbach K: Krebs lehrt mich Bescheidenheit. *Die Zeit* vom 27.8.2015; im Internet (Zugriff am 01.06.2016) unter www.zeit.de/2015/35/karl-lauterbach-spd-krebs-chemotherapie-buch/seite-2

56 Kantarjian H, Fojo T, Mathisen M, Zwelling L: Cancer drugs in the United States: justum pretium – the just price. J Clin Oncol. 2013; 31(28): 3600–3604

57 Glaeske G, Höffken K, Ludwig WD, Schrappe M, Weißbach L,

Wille E: Sicherstellung einer effizienten Arzneimittelversorgung in der Onkologie. Gutachten im Auftrag des Bundesministeriums für Gesundheit. Bremen, August 2010

58 Zylka-Menhorn V: Forschungsbetrug: Jeder Dritte ist unredlich. Dtsch Arztebl 2005; 102(26): A-1853 / B-1567 / C-1475

59 *The New York Times* vom 18.09.2010: New Drugs Stir Debate on Rules of Clinical Trials; im Internet (Zugriff am 01.06.2016) unter www.nytimes.com/2010/09/19/health/research/19trial.html?_r=0

60 Fojo T, Mailankody S, Lo A: Unintended Consequences of Expensive Cancer Therapeutics – The Pursuit of Marginal Indications and a Me-Too Mentality That Stifles Innovation and Creativity: The John Conley Lecture. JAMA Otolaryngol Head Neck Surg. 2014 Jul 28. doi: 10.1001/jamaoto.2014.1570. [Epub ahead of print] PubMed PMID: 25068501

61 Modifiziert nach Aggarwal A, Ginsburg O, Fojo T: Cancer economics, policy and politics: what informs the debate? Perspectives from the EU, Canada and US. J Cancer Policy. 2014; 2: 1–11; im Internet (Zugriff am 01.06.2016) unter www.syndicateofhospitals.org.lb/Content/uploads/SyndicateMagazinePdfs/3237_12–15.pdf

62 Kranfol N: The Cost Impact of New Cancer Medications. HUMAN & HEALTH | N°32 (2015) 12; im Internet (Zugriff am 01.06.2016) unter www.syndicateofhospitals.org.lb/Content/uploads/SyndicateMagazinePdfs/3237_12–15.pdf

63 EMA: Zusammenfassung der Merkmale des Arzneimittels; im Internet (Zugriff am 01.06.2016) unter www.ema.europa.eu/docs/de_DE/document_library/EPAR_-_Product_Information/human/002406/WC500132188.pdf

64 Aggarwal A, Ginsburg O, Fojo T: Cancer economics, policy and politics: what informs the debate? Perspectives from the EU, Canada and US. J Cancer Policy. 2014; 2: 1–11

65 Hämatologen fordern gerechte Preise für Leukämiemedikamente. Deutsches Ärzteblatt, 26.04.2013; im Internet (Zugriff am 01.06.2016) unter www.aerzteblatt.de/nachrichten/54211

66 Vasella D: Magic Cancer Bullet: How a Tiny Orange Pill Is Rewriting Medical History. New York, NY: Harper Collins Publishers 2003: 15–18, 126, 160–163, 171–181

67 Experts in Chronic Myeloid Leukemia: The price of drugs for chronic myeloid leukemia (CML) is a reflection of the unsustainable prices of cancer drugs: from the perspective of a large group of CML experts. Blood: 121 2013(22)

68 National Confidential Enquiry into Patient Outcome and Death: Systemic Anti-Cancer Therapy: For better, for worse?; im Internet (Zugriff am 01.06.2016) unter www.ncepod.org.uk/2008sact.html

69 Priggerson et al: Chemotherapy Use, Performance Status, and Quality of Life at the End of Life. JAMA Oncol. doi:10.1001/jamaoncol.2015.2378 Published online July 23, 2015

70 Kehl KL, Landrum M, Arora NK et al.: Association of actual and preferred decision roles with patient-reported quality of care: Shared decision making in cancer care. JAMA Oncology 2015

71 Härter M, Buchholz A, Nicolai J, Reuter K, Komarahadi F, Kriston L, Kallinowski B, Eich W, Bieber C: Partizipative Entscheidungsfindung und Anwendung von Entscheidungshilfen. Eine Clusterrandomisierte Studie zur Wirksamkeit eines Trainings in der Onkologie. Dtsch Arztebl Int 2015; 112: 672–9.

72 Mack JW, Cronin A, Keating NL, Taback N, Huskamp HA, Malin JL, Earle CC, Weeks JC: Associations Between End-of-Life Discussion Characteristics and Care Received Near Death: A Prospective Cohort Study. J Clin Oncol 2012 Dec 10; 30(35): 4387–95

73 Weeks JC, Catalano PJ, Cronin A, Finkelman MD, Mack JW, Keating NL, Schrag D: Patients' expectations about effects of chemotherapy for advanced cancer. N Engl J Med. 2012 Oct 25; 367(17): 1616–25. doi: 10.1056/NEJMoa1204410.

74 Keerthi Gogineni, Katherine L. Shuman, Derek Chinn, Nicole B. Gabler, PhD, Ezekiel J. Emanuel: Patient Demands and Requests for Cancer Tests and Treatments. JAMA Oncol. 2015; 1(1): 33–39. doi:10.1001/jamaoncol.2014.197

75 Cheek DB (1962): Importance of recognizing that surgical patients behave as though hypnotized. Am J Clin Hypn 4: 227–236

76 *Die Zeit* vom 04.08.2015: Nieder mit der Ärztekorruption; im Internet (Zugriff am 01.06.2016) unter www.zeit.de/gesellschaft/zeitgeschehen/2015–08/aerzte-bestechung-korruption-pharmaindustrie/seite-4

77 *FAZ* vom 28.03.2016: Korruption im Krankenhaus; im Internet (Zugriff am 01.06.2016) unter www.faz.net/aktuell/rhein-main/frankfurt/frankfurter-unfallklinik-korruption-im-krankenhaus-12938217.html

78 FAZ vom 01.10.2009: Pharmaindustrie zahlt für Anwendungsstudien; im Internet (Zugriff am 01.06.2016) unter www.faz.net/aktuell/wirtschaft/wirtschaftspolitik/pharmaindustrie-zahlt-

fuer-anwendungsstudien-bis-zu-1000-euro-extra-fuer-den-doktor-1858134.html

79 Correctiv: Euros für Ärzte: Die Scheinforscher; im Internet (Zugriff am 01.06.2016) unter www.correctiv.org/recherchen/euros-fuer-aerzte/artikel/2016/03/09/die-schein-forscher/

80 Correctiv: Euros für Ärzte. Datenbank https://correctiv.org/recherchen/euros-fuer-aerzte/datenbank/

81 Correctiv: Euros für Ärzte: Die Scheinforscher; im Internet (Zugriff am 01.06.2016) unter www.correctiv.org/recherchen/euros-fuer-aerzte/artikel/2016/03/09/die-schein-forscher/

82 Datenbank des Paul Ehrlich Instituts zu Anwendungsbeobachtungen; im Internet (Zugriff am 01.06.2016) unter www.pei.de/DE/infos/pu/genehmigung-klinische-pruefung/anwendungsbeobachtungen/awb-datenbank-pei/awb-datenbank-node.html

83 Correctiv: Die Daten hinter Euros für Ärzte, https://correctiv.org/recherchen/euros-fuer-aerzte/artikel/2016/03/21/die-daten-hinter-euros-fuer-aerzte/

84 KVWL: Bekanntgabe der Orientierungsfallwerte; im Internet (Zugriff am 01.06.2016) unter www.kvwl.de/arzt/abrechnung/honorar/orientierung_2016_1.pdf

85 Lauterbach K: Die Krebsindustrie. Wie eine Krankheit Deutschland erobert. Rowohlt 2015

86 Zentrum der Gesundheit: Seehofer über die Pharmalobby; im Internet (Zugriff am 01.06.2016) unter www.zentrum-der-gesundheit.de/pharmalobby-ia.html

87 *Der Spiegel* vom 21.01.2010: IQWiG-Chef Sawicki: Oberster Arzneimittelprüfer muss gehen; im Internet (Zugriff am 01.06.2016) unter www.spiegel.de/wissenschaft/medizin/iqwig-chef-sawicki-oberster-arzneimittelpruefer-muss-gehen-a-673239.html

88 Grill M: Affären. Operation Hippokrates. *Der Spiegel* 11/2010; im Internet (Zugriff am 01.06.2016) unter www.spiegel.de/spiegel/a-683761.html

89 Bussmann KD: Unzulässige Zusammenarbeit im Gesundheitswesen durch »Zuweisung gegen Entgelt«; im Internet (Zugriff am 01.06.2016) unter www.gkv-spitzenverband.de/media/dokumente/presse/pressekonferenzen_gespraeche/2012_2/120522_zuweisungen_gegen_entgelt/PK_Studie_Fehlverhalten_20120522_Kurzfassung_19733.pdf

90 *Bild*-Zeitung vom 22.05.2012: Jede 4. Klinik zahlt Ärzten »Fang-Prämie« für Patienten; im Internet (Zugriff am 01.06.2016) unter

www.bild.de/geld/wirtschaft/gesundheitswesen/schock-studie-patienten-handel-jede-4-klinik-zahlt-aerzten-fangpraemien-fuer-patienten-24258156.bild.html

91 *Handelsblatt* vom 02.02.2011: Deutschland ist Weltmeister bei Kernspinuntersuchungen; im Internet (Zugriff am 01.06.2016) unter www.genios.de/presse-archiv/artikel/HB/20110202/deutschland-ist-weltmeister-bei-ker/021102367.html

92 Heier M: Gefährliche Überdosis. *Die Zeit* vom 26.05.2011; im Internet (Zugriff am 01.06.2016) unter www.zeit.de/2011/22/Kostenfaktor-Mensch

93 Vorsicht Operation: Das Informationsportal für eine bessere Gesundheit; im Internet (Zugriff am 01.06.2016) unter www.vorsicht-operation.de

94 Sihvonen R, Paavola M, Malmivaara A, Itälä A, Joukainen A, Nurmi H, Kalske J, Järvinen TL: Arthroscopic partial meniscectomy versus sham surgery for a degenerative meniscal tear. N Engl J Med. 2013 Dec 26; 369(26): 2515–24. doi: 10.1056/NEJMoa1305189; im Internet (Zugriff am 01.06.2016) unter www.nejm.org/doi/full/10.1056/NEJMoa1305189

95 ARD Monitor Nr. 634 vom 24.05.2012

96 Barmer GEK Report Krankenhaus 2015; presse.barmer-gek.de/barmer/web/Portale/Presseportal/Subportal/Presseinformationen/Archiv/2015/150721-Report-Krankenhaus/PDF-Pressemappe-Report-Krankenhaus-2015,property=Data.pdf

97 Landgericht Hamburg verurteilt niedergelassenen Arzt und Pharmareferentin wegen Bestechlichkeit bzw. Bestechung gem. § 299 StGB, fachanwaelte-strafrecht-potsdamer-platz.de/de/news/arztstrafrecht-medizinstrafrecht/133-landgericht-hamburg-verurteilt-niedergelassenen-arzt-und-pharmareferentin-wegen-bestechlichkeit-bzw-bestechung-gem-299-stgb

98 *Die Welt* vom 22.05.2013: Staatsanwalt stellt Ratiopharm-Ermittlungen ein; im Internet (Zugriff am 01.06.2016) unter www.welt.de/regionales/stuttgart/article116431223/Staatsanwalt-stellt-Ratiopharm-Ermittlungen-ein.html

99 Matter-Walstra KW, Achermann R, Rapold R, Klingbiel D, Bordoni A, Dehler S, Jundt G, Konzelmann I, Clough-Gorr KM, Szucs TD, Schwenkglenks M, Pestalozzi BC: Delivery of health care at the end of life in cancer patients of four swiss cantons: a retrospective database study (SAKK 89/09). BMC Cancer. 2014 May 1; 14: 306. doi: 10.1186/1471-2407-14-306.

100 Heier M: Gefährliche Überdosis. *Die Zeit* vom 26.05.2011; im Internet (Zugriff am 01.06.2016) unter www.zeit.de/2011/22/Kosten faktor-Mensch
101 Bertelsmannstiftung: Faktencheck Gesundheit: Können Männer sich den PSA-Test sparen?; faktencheck-gesundheit.de/de/videos/mid/faktencheck-gesundheit-mit-e-von-hirschhausen-koennen-maenner-sich-den-psa-test-sparen/
102 Correctiv (2016): Die Unheiler; im Internet (Zugriff am 01.06.2016) unter www.correctiv.org/recherchen/stories/2015/12/18/alternativ medizin-krebs-leben-der-patienten-gefaehrdet/
103 BGH, Beschl. v. 29.03.2012, Az. GSSt 2/11. openjur.de/u/428459.html
104 ARD vom 18.02.2016: Die Krebsmafia. Korruption bei Chemotherapie; daserste.ndr.de/panorama/archiv/2016/Die-Krebsmafia-Korruption-bei-Chemotherapie,antikorruptionsgesetz100.html

14 Das Sterbeverlängerungskartell

1 Reichsgerichtshof vom 31.05.1894, RGSt 25, 375, 381
2 Hoppe JD: Grundsätze der Bundesärztekammer zur ärztlichen Sterbebegleitung. Dt. Ärzteblatt 108 (2011) A346; im Internet (Zugriff am 01.06.2016) unter www.bundesaerztekammer.de/filead-min/user_upload/downloads/Sterbebegleitung_17022011.pdf

15 Ausblick oder Lichtblick

1 Wolfson D, Santa J, Slass L: Engaging physicians and consumers in conversations about treatment overuse and waste: a short history of the choosing wisely campaign. Act Med 2014; 89: 990–5
2 Osterloh, F: Nutzenbewertung. G-BA folgt oft der Ansicht der Ärzteschaft. Dt. Ärzteblatt 113 (2016) A810; im Internet (Zugriff am 01.06.2016) unter www.aerzteblatt.de/archiv/177836
3 Klingler C, In der Schmitten J, Marckmann G: Does facilitated Advance Care Planning reduce the costs of care near the end of life? Systematic review and ethical considerations. Palliative Medicine 2016, Vol. 30(5) 423–433
4 Glaeske G, Höffken K, Ludwig WD, Schrappe M, Weißbach L, Wille E: Sicherstellung einer effizienten Arzneimittelversorgung in der Onkologie. Gutachten im Auftrag des Bundesministeriums

für Gesundheit. Bremen, August 2010; im Internet (Zugriff am 01.06.2016) unter www.bmg.bund.de/fileadmin/redaktion/pdf_allgemein/Gutachten_Sicherstellung_einer_effizienten_Arzneimittelversorgung_in_der_Onkologie.pdf

5 Loeb S, Bjurlin MA, Nicholson J et al.: Overdiagnosis and overtreatment of prostate cancer. Eur Urol 2014; 65: 1046–55

6 Herden J, Ansmann L, Ernstmann N, Schnell D, Weißbach L: Therapie des lokal begrenzten Prostatakarzinoms im deutschen Versorgungsalltag. Dtsch Arztebl Int 2016; 113(19): 329–36; doi: 10.3238/arztebl.2016.0329; im Internet (Zugriff am 01.06.2016) unter www.aerzteblatt.de/archiv/178781

7 Lauterbach K: Die Krebsindustrie. Wie eine Krankheit Deutschland erobert. Rowohlt 2015

8 IDR: Neue Einrichtung der Palliativmedizin im Ruhrgebiet; im Internet (Zugriff am 01.06.2016) unter www.informationsdienst.ruhr/archiv/detail/archiv/2006/november/artikel/neue-einrichtungen-der-palliativ-medizin-im-ruhrgebiet.html

9 Schäfer T, Zenz M, Thöns M: Spezialisierte palliativärztliche Patientenversorgung durch das Palliativnetz Bochum e.V. Der Schmerz 23 (2009) 518–522; www-brs.ub.ruhr-uni-bochum.de/netahtml/HSS/Diss/SchaeferTorsten/diss.pdf

10 Geck M, Krabbe F: Zu Hause angstfrei sterben. In: Gesundheit und Gesellschaft 2/2014, S. 20–21

11 CNN vom 11.07.2015: Patients give horror stories as cancer doctor gets 45 years; edition.cnn.com/2015/07/10/us/michigan-cancer-doctor-sentenced/

12 BGH-Urteil vom 25.6.2010–2 StR 454/09, BGH-Beschluss vom 8.6.2005 – XII ZR 177/03, BGH 2003, BGH 2005

13 *Die Zeit*: Ich hasse den Tod. 07.06.2007; im Internet (Zugriff am 01.06.2016) unter www.zeit.de/2007/24/Bruno-Reichart

14 Thom (2015): Die orthopädische Zweitmeinung vermeidet 60 Prozent aller geplanten Operationen; im Internet (Zugriff am 01.06.2016) unter www.krankenkassen-direkt.de/news/mitteilung/Deutsche-BKK-Die-orthopaedische-Zweitmeinung-vermeidet-60-Prozent-aller-geplanten-Operationen-948352.html

15 Blech J: Schattenseite der Medizin. *Der Spiegel* vom 29.08.2005; im Internet (Zugriff am 01.06.2016) unter www.spiegel.de/spiegel/print/d-41583134.html

16 Periyakoil VS, Neri E, Fong A, Kraemer H: Do unto others: doctors' personal end-of-life resuscitation preferences and their atti-

tudes toward advance directives. PLoS One. 2014 May 28; 9(5): e98246. doi: 10.1371/journal.pone.0098246. eCollection 2014
17 Blecker S, Johnson NJ, Altekruse S, Horwitz LI: Association of Occupation as a Physician With Likelihood of Dying in a Hospital. JAMA. 2016 Jan 19; 315(3): 301–3. doi: 10.1001/jama.2015. 16976.
18 Weissman JS, Cooper Z, Hyder JA, Lipsitz S, Jiang W, Zinner MJ, Prigerson HG: End-of-Life Care Intensity for Physicians, Lawyers, and the General Population. JAMA. 2016 Jan 19; 315(3): 303–5. doi: 10.1001/jama.2015.17408.
19 Bosch BKK: Zweitmeinungsprogramm; im Internet (Zugriff am 01.06.2016) unter www.bosch-bkk.de/media/bkk_medien/50_service/20_formulare_und_infomaterial/10_kranken_und_pflegeversicherung/Beileger_Zweitmeinungsprogramm.pdf
20 Gesundheitsstadt Berlin: Viele Patienten kennen Recht auf Zweitmeinung nicht; im Internet (Zugriff am 01.06.2016) unter www.gesundheitsstadt-berlin.de/viele-patienten-kennen-recht-auf-zweitmeinung-nicht-5214/
21 Transplantationsgesetz vom 09.08.2013; im Internet (Zugriff am 01.06.2016) unter www.organspende-info.de/sites/all/files/files/Gesetzestext%20Transplantationsgesetz-09_08_13-aktuell.pdf

Anhang II: Schriftliche Stellungnahme vor dem Ausschuss für Recht und Verbraucherschutz des Deutschen Bundestages

1 Schildmann J, Dahmen B, Vollmann J (2014): Ärztliche Handlungspraxis am Lebensende. Ergebnisse einer Querschnittsumfrage unter Ärzten in Deutschland. Dtsch Med Wochenschr; doi: 10.1055/s-0034-1387410
2 DGHO: Stellungnahme der DGHO zur Sterbehilfe-Debatte; im Internet (Zugriff am 01.06.2016) unter www.dgho.de/informationen/nachrichten/stellungnahme-der-dgho-zur-sterbehilfe-debatte
3 Thöns M, Wagner M, Holtappels P, Lux EA: Assistierter Suizid – wie ist die Meinung von Palliativexperten. Der Niedergelassene Arzt 01/2015
4 Zenz J, Tryba M, Zenz M (2015): Tötung auf Verlangen und assistierter Suizid. Einstellung von Ärzten und Pflegekräften. Schmerz 29: 211–216

5 *Tages-Anzeiger*; im Internet (Zugriff am 01.06.2016) unter www.tagesanzeiger.ch/schweiz/standard/Frauen-greifen-zum-Gift-Maenner-erhaengen-sich/story/17894659
6 Inaugural-Dissertation Thomas Sitte 2015
7 Statistik Dignitas bis 2014: Freitodbegleitungen nach Jahr und Wohnsitz; dignitas.ch/images/stories/pdf/statistik-ftb-jahr-wohnsitz-1998–2014.pdf
8 Jaspers B (2011): Ethische Entscheidungen am Lebensende bei Palliativpatienten in Deutschland – Eine prospektive Untersuchung anhand von Daten aus der Kerndokumentation 2005 und 2006. Inaugural-Dissertation, Aachen
9 Deutsche Palliativstiftung: Statt »Sterbehilfe« – Palliativversorgung ist gelebte Suizidprävention; im Internet (Zugriff am 01.06.2016) unter www.presseportal.de/pm/115105/3034457
10 Müller-Busch HC: Terminale Sedierung. Ethik Med. 16 (2004) 369. Beck D: Ist terminale Sedierung medizinisch sinnvoll oder ersetzbar? Ethik Med. 16 (2004) 334
11 Thöns M, Wagner M, Holtappels P, Lux EA: Assistierter Suizid – wie ist die Meinung von Palliativexperten. Der Niedergelassene Arzt 01/2015
12 Minelli LA: Wie wollen wir sterben. Vortrag Oldenburger Kulturzentrum 23.01.2015; im Internet (Zugriff am 01.06.2016) unter www.palliativstiftung.de/fileadmin/user_upload/PDF/2015-01-30_dignitas_referat-wie-wollen-wir-sterben-oldenburg-23012015.pdf
13 *Die Welt*; im Internet (Zugriff am 01.06.2016) unter www.welt.de/politik/deutschland/article127925742/Totschlag-Anklage-gegen-Sterbehelfer-Kusch.html
14 Gamondi et al: Legalisation of assisted suicide: a safeguard to euthanasia? Lancet 2014
15 Lebensschutz in Rheinand-Pfalz; im Internet (Zugriff am 01.06.2016) unter www.cdl-rlp.de/Unsere_Arbeit/Sterbehilfe/Sterbehilfe-in-den-USA.html
16 Ganzini L, Nelsen HD, Lee MA et al. (2001): Oregon Physicians' Attitudes About and Experiences With End-of-Life Care Since Passage of the Oregon Death with Dignity Act. JAMA 285(18): 2363–2369)
17 *Donaukurier*; im Internet (Zugriff am 01.06.2016) unter www.donaukurier.de/nachrichten/topnews/USA-Sterbehilfe-Kalifornien-vor-Legalisierung-der-Sterbehilfe;art154776,3119625
18 Damuth E, Mitchell JA, Bartock JL, Roberts BW, Trzeciak S: Long-

term survival of critically ill patients treated with prolonged mechanical ventilation: a systematic review and meta-analysis. Lancet Respir Med. 2015

19 *Der Bund*; im Internet (Zugriff am 01.06.2016) unter www.derbund.ch/panorama/vermischtes/Kanada-legalisiert-Sterbe hilfe/story/22754358

20 *Die Welt*; im Internet (Zugriff am 01.06.2016) unter www.welt.de/politik/deutschland/article145642944/Neuen-Sterbehilfe-Regeln-droht-Aus-in-Karlsruhe.html

21 Wefelscheid R: Polizei und Palliativmedizin. Palliativforum Ruhr 15.03.2014, Witten

22 Fiedler G: Nationales Suizidpräventionsprogramm für Deutschland 2013; im Internet (Zugriff am 01.06.2016) unter www.naspro.de/dl/Suizidzahlen2013.pdf

23 Jox R (2015): Tagungsbeitrag bei »Assistierter Suizid – Der Stand der Wissenschaft«. Berlin 2015; deutschesstiftungszentrum.de/aktuelles/2015_06_15_assistierter_suizid/index.html

24 Ebd.; deutsches-stiftungszentrum.de/aktuelles/2015_06_15_assis tierter_suizid/index.html

25 Feuerwehr: Neue »Mode« – Gefährliche Suizide; im Internet (Zugriff am 01.06.2016) unter www.feuerwehr-ub.de/neue-%E2%80%9Emode%E2%80%9C-gef%C3%A4hrliche-suizide

26 BGH vom 04.07.1984 (Az. 3 StR 96/84)

Stichwortverzeichnis

Abrechnungssystem DRG 202–210
Anästhesist 17, 233
Anwendungsbeobachtungen 235–240
Apparatemedizin 23, 41, 75, 101, 170, 175, 197, 270
Arzneimittelgesetz 238 f.
Arzneimittelkommission 51, 259, 261
Arzneimittelpreise 221–224
Arztbrief 9, 40, 45, 63, 76 f., 90, 130 f., 160, 173, 187, 208, 215 f., 219
Atemlähmung 27
Atemnot 12, 45, 75, 77, 130 f., 133, 162, 167 f., 171, 187, 189, 192 ff., 254, 268, 278 f.

Bauchspeicheldrüsenkrebs 46, 52, 159, 229
Beatmung 9 f., 15, 20 ff., 25 f., 28–33, 36–42, 45 f., 70, 89 f., 93, 97 f., 106, 163, 169, 172, 176, 194, 197, 204, 211, 266 f., 277, 280, 291 f.
Blutkrebs 56, 222, 228, 230
Bonusvereinbarung 211, 214 f.

Chemotherapie 13, 22 f., 43–60, 63, 125 f., 130, 138, 159 f., 179, 185–188, 192, 197, 211, 230 ff., 242, 245 f., 249, 261, 263–266, 272

Darmkrebs 53, 60, 72, 192, 232, 237
Defibrillator 76 f., 86 f., 106, 169, 171 f.
Delir 175, 218
Demenz 10, 19, 113–123
Depression 51, 58, 119, 131, 188, 197, 241, 268
Deutscher Ethikrat 208, 220
Diagnostik 83 f. 98 f., 154, 160, 175, 240
Dialyse 42, 68, 70, 105–112, 267, 280

DRG *siehe* Abrechnungssystem
Druckgeschwür 30, 44, 68, 90, 114 ff., 118, 121

Epiduralraum 155 f.
Ersticken 19, 21, 30, 64, 71, 100, 118, 123, 132 f., 164, 188 ff., 194
Ethikkommission 59

Fallpauschale 175, 207, 216, 218
Fixierung 18, 83 f, 114, 116 f., 267

Gelenkfehlstellung 28, 39, 90, 99, 122
Gelenkoperation 242

Hautkrebs 54 f., 201, 228
Herzinfarkt 68, 77–80, 84 f., 87, 90, 187
Herzkatheter 15, 66 f., 76 f., 79–86, 187
Herzklappenersatz 86 f.
Herzstillstand 20, 27, 86, 90, 96, 163
Hirntod 37, 101, 251, 272, 283
Hospiz 18, 50, 95, 136 ff., 167, 195 f., 208, 253, 268, 288–291

Igel-Leistungen 245 f.
Indikation 11, 48, 81 f., 85, 88, 92, 101, 110, 122, 136, 155, 207, 211–213, 229, 237, 246 f., 266
Inkontinenz 19, 33, 83, 122
Intensivbehandlung 17, 30, 37, 40, 98 f., 169, 263, 277, 292
Intensivstation 9, 41, 50, 59, 69, 162, 180, 204, 207, 271, 280
Interessenkonflikt 95, 140 ff., 259

Kassenpatienten 218
Katheterisierung 24, 28, 76, 82
Kernspintomographie (MRT) 100, 113, 147, 153, 235, 240 ff.
Klinikinfektion 204
Klinikprüfung 219
Komapatient 35, 37 f., 43, 90, 96–100, 102, 253, 277
Krankenkasse 11, 15 f., 22, 35 f., 72, 85, 87, 96, 99, 129, 146, 150, 152, 157, 174, 197, 199 f., 205, 209, 219, 225, 237 f., 245, 249, 251, 259–263, 271 f.
Krebsmedikament 13, 53 ff., 201, 221 ff., 226–229, 237, 261
Krebspatienten 13, 48, 51, 56, 129, 138, 172, 188, 210, 217 f., 228, 232, 237, 241, 246, 261
Künstliche Beatmung 9, 21, 32, 39, 42, 90, 97, 194, 263, 280

Künstliche Ernährung 22, 39, 44 f., 93 f., 101 f., 115, 118, 120, 135–139, 183, 279

Leidenslinderung 21, 51, 60, 70, 94, 125, 136, 167, 170, 179, 184, 197, 254, 280 f., 289
Leistenbruch 204 f., 264, 271
Leitlinien 45, 82, 87, 118, 129, 139–142, 148 ff., 152, 171 f., 226, 241, 259
Locked-in-Syndrom 98
Luftröhrenschnitt 28, 39, 90
Lungenentzündung 10, 21, 30, 90, 118, 166
Lungenkrebs 43, 54, 60, 229, 237, 241
Lungenversagen 27, 78, 298

Magensonde (PEG-Sonde) 10 f., 19 f., 28, 90 f., 102, 114, 116, 118 ff., 166, 279
Medikamentenkosten 60, 110, 226, 261
Medizinischer Dienst der Krankenkassen (MdK) 96, 219, 260, 265
Morphium 40, 45, 49 f., 57, 71, 91, 106, 115, 117, 162, 169 f., 181, 189 ff.

Nebenwirkungen 12, 43, 49, 52, 56, 125, 128, 146, 175, 186, 191, 201, 227, 229 f.
Nierenkrebs 171, 229, 237 f.
Nocebo-Effekt 147, 240 f.
Notarzteinsatz 20, 162, 171 f., 176, 197

Onkologe 52 f., 158, 187, 225, 231, 233, 237, 239, 243, 246, 249
Organspende 259, 272, 283 f.
Organtransplantation 212, 272

Palliativmedizin 12, 21, 28, 51, 58, 109, 130, 167, 195, 197, 225, 248, 253 f., 262, 268, 270, 290, 293
Palliativversorgung 7, 10, 13 f., 49, 119, 133, 173 f., 179, 188 ff., 196 f., 224, 233, 262 f., 268, 289 ff.
Patientenverfügung 9, 16, 28, 30–34, 50, 60, 70, 83, 91, 93, 95, 102 f., 119, 123, 166 f., 247, 253, 260, 267, 269 f., 275–285
Patientenwille 11, 22, 29, 34, 50, 110, 133, 248, 252, 292
PEG-Sonde *siehe* Magensonde
Pharmaindustrie 13 f., 54 f., 140 f., 168, 192, 222 f., 228, 230, 261 f., 265
Placebo-Effekt 49 f., 241
Portanlage 52
Privatpatienten 50, 56, 58, 67 f., 106, 146, 235, 244 f.

Querschnittslähmung, inkomplette 27, 31

Rasselatmung 167, 183
Reanimation 27, 33, 172
Rückenschmerzen 143, 147 f., 150, 156, 176, 244

Scheininnovation 223
Schmerzkatheter (Racz-Katheter) 155 f., 264
Schmerztherapie 17, 49, 114, 117, 144, 148, 150, 264
Schnittbilduntersuchung 76, 113, 127, 137, 149, 240
Sedierung, palliative 133, 242, 254, 289 f.
Shunt 107 f.
Sterbehilfe 92, 95 f., 102, 184 f., 252, 278, 284, 288–293
Stoma 44
Strahlentherapie 125–133, 157
Suizidhilfe 287–293

Therapiebegrenzung 21, 34 f., 93 f.
Transplantation 101, 112, 212 f., 272, 283
Tumormarker 43 ff., 49, 53, 186

Übelkeit 43 ff., 126, 131, 133, 160, 181 f., 187, 191, 201, 268, 278
Übertherapie 8, 10 f., 14 f., 16, 22 f., 25, 30, 32, 41, 43, 48, 50, 59, 67, 71 ff., 84, 86 f., 102, 118, 127, 175, 197, 217, 232, 243 ff., 257, 261 f., 264 ff., 269 f.

Vorsorgeplanung 16, 259 f., 267 f.
Vorsorgevollmacht 161, 260, 275, 283 f.

Wachkoma 9, 28, 31 f., 37 f., 89 f., 95–103, 276 f., 279
Wiederbelebung 20, 28, 33, 46, 163, 172 f., 197, 267, 279 f.

Zweitmeinung 16, 25, 40, 50, 269, 270 f., 273
Zytostatika 43 f.

Vom Ende der Natur und vom Hochmut des Menschen

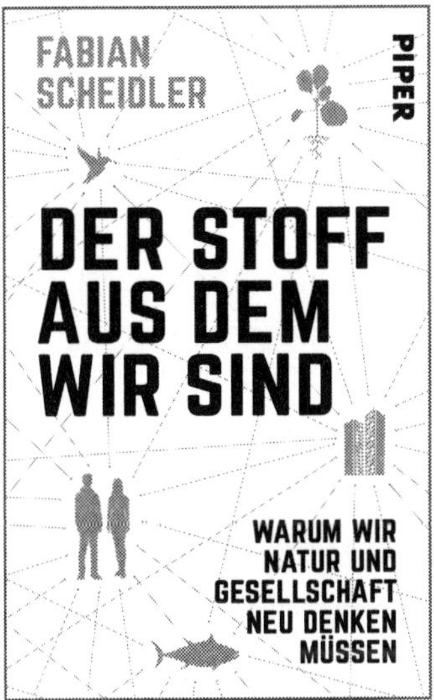

Fabian Scheidler

Der Stoff, aus dem wir sind

Warum wir Natur und Gesellschaft neu denken müssen

Piper Taschenbuch, 304 Seiten
ISBN 978-3-492-32063-4

Die industrielle Zivilisation hat die lebenserhaltenden Systeme der Erde in die größte Krise seit 65 Millionen Jahren gestürzt: Klimachaos und Artensterben bedrohen die Zukunft der Menschheit. Ursache ist ein technokratisches Weltbild, das die Natur zu einer beherrschbaren Ressource degradiert. Dieses Buch zeichnet den Aufstieg und Niedergang dieses Weltbildes nach und plädiert für ein neues Naturverständnis und gegen eine Wirtschaftsweise, die den Planeten an den Rand des Kollapses treibt.

Leseproben, E-Books und mehr unter www.piper.de